急危重症中心建设与实践

Construction and Practice of the Critical and Emergency Care Center

主 编 刘 鹏 杜力文 陆骁臻

中国协和医科大学出版社

北 京

图书在版编目（CIP）数据

急危重症中心建设与实践 / 刘鹏, 杜力文, 陆骁臻主编. -- 北京：中国协和医科大学出版社, 2024. 11. -- ISBN 978-7-5679-2480-2

Ⅰ. R459.7；R197.61

中国国家版本馆CIP数据核字第2024DH9546号

主　　编	刘　鹏　杜力文　陆骁臻
责任编辑	杨小杰
封面设计	邱晓俐
责任校对	张　麓
责任印制	黄艳霞
出版发行	中国协和医科大学出版社

（北京市东城区东单三条9号　邮编100730　电话010-65260431）

网　　址	www.pumcp.com
印　　刷	北京天恒嘉业印刷有限公司
开　　本	787mm×1092mm　　1/16
印　　张	14
字　　数	270千字
版　　次	2024年11月第1版
印　　次	2024年11月第1次印刷
定　　价	85.00元

编者名单

主　编　刘　鹏　杜力文　陆骁臻
副主编　范友芬　吴允钦　冯　聪　蒋　维
编　者（按姓氏笔画排序）

丁海林　复旦大学附属中山医院
巴　立　浙江大学医学院附属第二医院
石永伟　宁波市第二医院
叶　华　宁波市第二医院
叶　琳　宁波市第二医院
叶佳微　宁波市第二医院
乐元洁　宁波市第二医院
冯　聪　中国人民解放军总医院第一医学中心
朱延安　浙江省台州医院
刘　洋　中国医学科学院北京协和医院
刘　鹏　宁波市第二医院
刘承祥　宁波市第二医院
成　绩　宁波市第二医院
江利冰　浙江大学医学院附属第二医院
许士俊　首都医科大学附属北京安贞医院
许永安　浙江大学医学院附属第二医院
严　力　中国人民解放军总医院第四医学中心
杜力文　宁波市第二医院
李立成　宁波市第二医院
李常路　宁波市急救中心

李福军　徐州市第一人民医院

肖耀文　首都医科大学附属北京友谊医院

吴允钦　宁波市第二医院

余旭琦　宁波大学附属妇女儿童医院

张　毅　宁波市第二医院

张方琪　中国人民解放军联勤保障部队第九八七医院

张京臣　浙江大学医学院附属第一医院

张舒宜　上海交通大学医学院附属仁济医院

陆骁臻　宁波市第二医院

陈　薇　宁波市第二医院

范友芬　宁波市第二医院

范丹峰　中国人民解放军总医院第六医学中心

金米聪　宁波市疾病预防控制中心

金鸿锋　浙江省台州医院

周　正　宁波市第二医院

周光居　浙江大学医学院附属第二医院

郑建军　宁波市第二医院

赵　康　中国医学科学院阜外医院

荀　凯　宁波市第二医院

高玉芝　浙江大学医学院附属第一医院

高贤珠　宁波市第二医院

唐占凯　兰州大学第一医院

诸雪琪　宁波市第二医院

蒋　维　宁波市第二医院

蒋守银　浙江大学医学院附属第二医院

蔡珂丹　宁波市第二医院

熊　亮　宁波市镇海中医院

潘慧斌　湖州市第一人民医院

鞠　帆　中国医学科学院阜外医院

前　言

　　随着医学科技的迅猛发展及急诊医学领域的不断成熟，急诊医疗服务已然成为现代社会中至关重要且不可或缺的重要组成部分。急诊医学作为一门涉及范围广泛、综合性极强的医学专业，对医院提出了极高的要求，不仅需要医生具备极为迅速的反应能力，能够在瞬息万变的紧急状况下迅速做出应对，还要求他们具备在高压力的环境中精准做出准确判断和决策的能力。急诊医学的实践环节是医学领域中极具挑战性的部分，因其直接关乎患者生命，故而要求从业者始终不懈地追求卓越，不断提升自身的专业素养和应对能力。

　　近年来，国家持续大力推进全面提升医疗质量计划，明确要求医疗机构根据自身实际情况，针对危及生命的创伤患者的急诊手术60分钟达标率、急性ST段抬高心肌梗死再灌注治疗率、急性脑梗死再灌注治疗率、急性脑卒中患者到院至静脉溶栓时间（door-to-needle time，DNT）、急性脑卒中患者到院至动脉穿刺时间（door-to-puncture time，DPT）等关键目标值，通过一系列科学、系统的质量改进举措，致力实现持续优化。同时，还要求通过精心制订急性心肌梗死、急性脑卒中、肺动脉栓塞、主动脉夹层等急危重症的识别及实战指南，开展分层分级培训及涵盖全要素的演练活动，以此进一步提升基层医疗机构救治创伤、胸痛、脑卒中患者的能力。在此前景下，各级质控中心持续开展专项技术指导工作，全力推动医院的"中心建设"。这里所说的中心建设，是指整合调动更为丰富的医疗硬件资源与软件资源，积极开展多学科协作，旨在为那些如果救治延迟可能导致严重危害的急危重症患者（除五大中心所收治患者外，还包括上消化道出血、中毒、烧伤等患者）提供更为优质、高效的医疗服务，从而最大限度地保障患者能够获得更为良好的预后效果。

　　《急危重症中心建设与实践》的编写旨在为急诊医学人才培养提供一套系统化、标准化且具有高度科学性和实用性的理论及实践指导。本书以现代急危重症中心建设概述为起点，简述急诊"五大中心"的建设与运行，详细介绍急危重症中心的诊疗技术，同时探讨急危重症中心所涉及的伦理问题及教学模式。本书不仅详细剖析了急诊医学的现状，介绍了常见疾病及危重症疾病，还对需要立即采取集束化抢救措施的疾病，如急腹症、热射病、脓毒症等进行了深入且严谨的探讨。其目的在于帮助急诊医生全面掌握急诊医学的基本理论知识，熟练掌握基本临床技能和处置技能，熟悉急诊诊疗流程和操作规范，并且在实践中锻炼良好的团队协作和沟通能力。

本书的编写团队由来自不同急危重症亚专业领域的专家组成，他们凭借丰富的临床实践经验和深厚的学术造诣，为本书的内容赋予了极高的权威性和实用性。我们殷切希望本书能够成为医疗工作者在急危重症救治领域的得力助手和良师益友，为切实提升医疗服务质量、全力保障患者生命安全做出积极贡献。希望急诊科医生能够通过对本书的深入学习和实践应用，深刻感受急诊工作的紧张氛围，切实体会急诊工作所具有的挑战，积极传扬博爱坚韧的急诊文化，并将"仁心仁术，救死扶伤"的急诊精神不断发扬光大。

最后，诚挚感谢所有参与本书编写和审校工作的专家和工作人员，正是他们的辛勤付出和严谨工作，本书才得以顺利完成。同时，我们热切期待广大读者能够提出宝贵意见和建议，以便我们能够不断对本书进行改进和完善，使其更好地服务于急诊医学领域的发展和实践。

编　者

2024 年 7 月

目 录

第一章
急危重症中心建设和分级诊疗

医学技术的进步和社会需求的增加，极大地促进了我国急诊医学的发展。目前，我国建立了较为完善的院前急救－院内急诊－急危重症监护的急诊医疗体系，科室规模与专业人员数量已发展到一定高度。卫生部2009年下发的《急诊科建设与管理指南（试行）》从制度上规范了人员准入、设备配备及区域布局，尤其强调急诊重症监护病房（emergency intensive care unit，EICU）的建设，使急危重症序贯救治成为可能，也标志着急诊从功能科室向专业学科蜕变。

急危重症中心是为了构建快速、高效、全覆盖的急危重症医疗救治体系，通过建立和落实胸痛中心、卒中中心、创伤中心、危重孕产妇救治中心及危重儿童和新生儿救治中心等"五大中心"与"分级诊疗"，实现对急危重症患者的连贯性一体化救治。这些中心通过院前急救、院内急诊、EICU和急诊综合病房等环节，形成完整的救治链。因此，随着急危重症中心的建设，急诊医学也迎来了快速发展的好时机。无论是在突发公共卫生事件的医学救援，还是常态下的急危重症的救治，急诊所发挥的作用已得到广泛认可。

第一节　急诊医学与急危重症中心

急诊医学包括院前急救（现场急救、复苏和创伤学）、院内急诊、急危重症监护、毒物学、灾难医学、急诊医疗服务体系（emergency medical service system，EMSS）管理学及急诊医学教学等内容。EMSS是近些年发展起来的一种急诊急救医学模式，主要由院前急救、医院急诊医学科急救和重症监护病房（intensive care unit，ICU）急救三个部分组成，三者既分工明确，又相互联系。急诊医学科是医院急症诊疗的首诊场所，也是社会医疗服务体系的重要组成部分，始终扮演着至关重要的角色。

急诊医学的核心在于"急",这要求医生能够迅速准确地诊断和处理突发疾病或伤害。为了达到这一要求,现代急诊医学强调时效性。这意味着从患者入院到接受治疗的每一步都必须高效、快速。近年来,国家卫生健康委员会要求,通过急诊急救"五大中心"建设,构建急危重症救治体系和院前院内信息共享网络,打造现代化急诊就诊平台,为患者提供医疗救治绿色通道和"一站式急救"服务,重点提升急危重症救治能力。同时,急诊医生需要不断更新知识,掌握最新的诊疗技术,以便在第一时间内做出正确的决策。

急诊急救大平台承担衔接院内院外的职责,是急危重症中心建设的关键环节。通过信息化建设,院前急救与院内急救实现实时信息交互和共享,实现患者院前院内急救无缝衔接。急危重症中心在疾病诊断方面可起到枢纽作用。借助先进的医疗设备,医生能够快速准确地完成对患者的初步诊断。急危重症中心是急危重症患者沟通的重要平台,在危重症患者转运和交接过程中扮演着重要角色。对于需要进一步治疗或手术的患者,急危重症中心负责与相关科室进行沟通,安排患者的转科事宜。急危重症中心是救治生命的战场,通过高效的资源整合和专业的医疗服务,确保患者得到及时、准确的救治,展现了现代医疗服务的人性化和专业化。

急诊医学是一个充满挑战和机遇的领域。值得进一步关注的是,目前中国急诊急救大平台建设正逐步推进,围绕医疗服务能力提升和资源整合共享提出的任务,提升急危重症救治及突发公共卫生事件应急处置能力、"五大中心"建设这两项任务与急危重症中心建设直接相关,而资源整合共享正是急危重症中心建设的核心理念。随着技术的进一步发展,急诊医学与急危重症中心将更加高效、智能,为人类健康保驾护航。

(刘　鹏)

第二节　急诊医学科与急危重症中心建设

急诊医学科是医院中最具有挑战性的科室之一,抢救室又是急诊医学科里最惊心动魄的场所,因其涉及各种医疗紧急情况,如心脏病发作、脑卒中、外伤、烧伤、严重感染等。抢救室是EMSS的重要组成部分,也是突发公共卫生事件医疗救援的核心。急危重症中心是以急诊急救大平台为理念,形成院前急救-院内急诊-EICU-急诊综合病房等连贯性一体化的"急诊医学科中心化"的急危重症救治和管理体系。

一、急诊医学科与急危重症中心建设的硬件关系

急诊医学科应设置在一楼,有醒目的路标和标识,急诊区域为独立功能区,设立

医疗区及支持区。新建或改建的急诊医学科应在同一区域内实现急诊患者的就诊需求，避免患者在就诊、检查过程中跨越露天空间或在不同建筑物间穿行。

急诊医学科的硬件建设是急危重症中心的依托，其位置与检验、影像检查及各重症抢救区域相邻且绿色通道标识清楚、明显。支持区包括挂号、候诊、急诊检验、影像检查、急诊药房、收费等部门；在支持区各个窗口应有相应急危重症中心患者优先的标识与措施（如胸痛优先、卒中优先等）。急危重症中心建设区域依托在急诊分诊区、急诊诊断区、急诊抢救室、急诊创伤处置室、急诊留观室、急诊综合病房、EICU等（图1-1）。

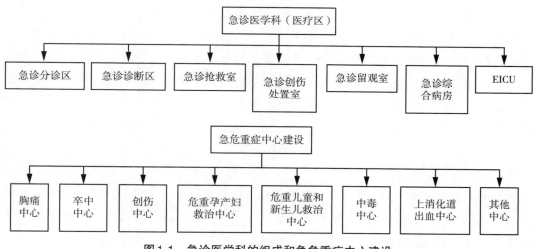

图1-1 急诊医学科的组成和急危重症中心建设

急诊分诊区（台）应有病情分诊的设备，能够检查体温、血压、血氧饱和度等生命指标，应按照《医院急诊科规范化流程》（WS/T 390—2012）严格执行病情分诊程序，按患者的疾病危险程度进行分诊，特别是能够识别急危重症患者并能为之开通相应的诊疗快速通道。

急危重症中心建设要依托完善的急诊抢救室（含创伤中心复苏单元、复苏中心复苏单元）、急诊手术室、EICU、急诊综合病房，满足急诊危重症中心患者抢救需要；急诊手术室与抢救室之间要有快速转运通道；急诊抢救室应邻近急诊分诊区（台），并根据医院急救患者数量设置相应数量的抢救复苏床，最少不低于2张，每张床位使用面积≥15m²；抢救室墙壁上有心肺复苏（cardiopulmonary resuscitation，CPR）流程及休克、创伤、中毒等常见急危重症中心时限依赖性疾病的抢救流程。

各急诊诊室使用面积应≥10m²；医生工作台可单间式或开放式，须有保护患者隐私和避免就诊干扰的设置，同时急诊诊室也要有识别急危重症患者的能力，随时启动中心流程救治患者。

急危重症中心应设有即时检验（point-of-care testing，POCT）、床旁超声等诊断、监测手段，以保证患者得到及时救治。

急诊超声、X线检查及急诊CT检查室应设置在抢救室毗邻区域（50m半径范围）内，急诊检验原则上设置在急诊区域内，若医院实施集中检验，应当有物流系统解决标本传送，以减少急危重症患者因检验检查周转时间过长而耽误病情。

二、急危重症中心建设内涵

以"胸痛中心、卒中中心、创伤中心"建设为契机，积极主动参与，并依照医院实际需求开展"危重孕产妇救治中心及危重儿童和新生儿救治中心"等多中心建设。按照胸痛中心、卒中中心、创伤中心等的相关建设标准，逐步做实、做强、做大急诊医学科"中心化"建设，尽快完成从主动参与者到主导者的角色转变。按照国家卫生健康委员会要求，完成五大中心建设；同时根据自身医院特点，增加中毒中心、消化道出血中心、急诊介入中心等其他诊疗中心，逐步实现"5＋N"中心化建设。

（一）胸痛中心建设

1. 成立胸痛中心的组织机构，包括医院层面的胸痛中心委员会，制订胸痛中心管理制度，优化建立院前急救与院内急诊、院内急诊与心血管专科之间救治流程，提供医疗救治绿色通道，实现相关专业统筹协调。

2. 急诊医学科承担胸痛中心建设任务，是静脉溶栓的首选场所。设置胸痛中心的功能分区，包括分诊台、急性胸痛诊室、抢救室、急性胸痛观察室等区域，可以开展床旁快速检测肌钙蛋白，具备24小时开展CT血管造影（CT angiography，CTA）检查的能力。建立指导急性胸痛快速识别与分诊、快速诊疗及急性冠脉综合征规范诊疗的流程图并可执行；对于所有急性胸痛患者，能够在首次医疗接触后10分钟内完成首份心电图检查；抢救室具备急救处置能力。

3. 与具备经皮冠脉介入术（percutaneous coronary intervention，PCI）条件的区域核心医院胸痛中心建立紧密的快速转诊转运机制，做到高效衔接。

4. 医院具备部分PCI技术条件，具备急诊PCI能力，导管室基本设备能满足急诊PCI需要，具有接受基层医疗机构胸痛患者紧急会诊和收治的能力。按照《中国胸痛中心认证标准》开展工作，并持续改进；完成中国胸痛中心网站注册过程，填报急性胸痛数据；通过省级以上胸痛中心认证。

（二）卒中中心建设

1. 成立卒中中心组织机构，包括医院层面的卒中中心委员会，制订卒中中心管理制度。以急诊医学科与神经内科、神经外科、介入科、影像科为主体，成立卒中诊疗相关专业医务人员为依托的卒中急救小组，做到24小时在岗。

2. 可实施脑卒中急性期规范化救治。对于确诊的急性脑卒中患者，及时接诊评估，完善相关检查并开展救治。建立急诊绿色通道，保证全天候开展心电图、X线胸片、头CT检查，能够开展脑卒中基本病因学及常见相关危险因素检查，对缺血性脑卒中患者使用卒中量表进行评估。

3. 按照适应证选择溶栓等治疗，急诊医学科是静脉溶栓的首选场所。具备满足重症脑卒中患者救治标准的重症监护病床，有条件的医院应设立卒中单元。建立与基层医疗机构对口帮扶和协作关系，建立与院外急救体系对接和接受上级医院会诊、远程脑卒中救治及患者转诊的机制和制度。

（三）创伤中心建设

1. 急诊医学科主导创伤中心建设。根据医院实际情况建立以急诊外科为核心的实体化创伤救治团队或虚拟创伤救治团队。虚拟创伤救治团队是指在严重创伤救治时能快速抽调外科各专科、相关辅助检查科室等的人员，形成抢救小组［即院内多学科诊疗团队（multiple disciplinary team，MDT）］，以急诊医学科为平台，为严重创伤患者建立多学科综合救治模式，提供及时、全面、系统的诊疗和监护服务。

2. 具备收治本区域内严重创伤患者的条件和水平，承担收治下级创伤急救中心或其他医疗机构转诊的严重创伤患者，参与本区域创伤急救知识宣传教育和突发公共卫生事件应急救援工作。创伤中心医生应获得中国创伤救治培训标准版（China Trauma Care Training，CTCT）或基层版（China Trauma Care Training basic，CTCT-b）的培训证书。建立区域"120"院前急救中心与医院创伤急救中心联动协作机制，无缝衔接，做到快速转运、救护协同、分级分流、处置及时。

3. 医院建立创伤急救保障制度，设立创伤急救中心委员会，构建创伤中心可持续发展机制，明确创伤中心与医院其他学科间的边界和协作关系。设有急诊创伤病房和留观室，配备≥3张的抢救床位，其中设1张为创伤复苏单元，要求具有深静脉置管、保温、加温快速输液设施；急诊超声、急诊X线、急诊CT、急诊检验等应当设置在急诊区域内或急诊毗邻区域（50m半径范围）内。

4. 急诊区域内配置有独立急诊手术室，可开展损伤控制性手术或确定性手术，可开展手术包括腹部创伤、颈面部创伤、四肢创伤及创伤骨科等。急救信息共享平台完备，与当地"120"急救中心进行制度化对接，建立实时信息传输系统、可视化远程会诊系统。可及时为下级医院提供技术支持。救护车人员、设备配置齐全，具备运送严重创伤患者至上级医院救治的能力。

（杜力文　郑建军）

第三节　急诊分诊

急诊分诊（triage）是指急诊患者到达急诊医学科后，由预检护士快速、准确地评估其病情严重程度，判断分诊级别，然后根据不同级别安排就诊顺序及就诊区域，科学合理地分配急诊医疗资源的过程。急危重症中心的建设对急诊分诊有了更高的要求，要求中心患者在院前就能接受分诊，达到上车即入院是今后急危重症中心分诊的目标。

一、急诊分诊的起源

1812年，法国战地医生Baronominique Jean Larrey首先意识到对战场上的伤病进行鉴别、分类的重要性，而最早的分诊概念起源于第一次世界大战。随着医学的发展，分诊理念在急诊医学中得到延伸。20世纪50年代后期至20世纪60年代早期，美国通过这种有效手段，达到优先处理急危重症患者的目的。时至今日，包括美国、加拿大、英国、法国在内的世界各地急诊医疗机构已普遍实行急诊分诊。

二、分诊区域的设置

为使急诊患者在第一时间获得急救服务，并能够有效地做好院前急救衔接工作，分诊区域的地理位置、物品配备与人员设置对识别急危重症中心患者是十分重要的。

（一）地理位置

分诊区域一般设在急诊医学科入口处，通风良好，有救护车的直达通道；需设置明显的分诊标志，使患者进入急诊医学科第一眼就能立刻看到；同时，急诊分诊护士也能够清楚地看到每一位前来就诊的急诊患者，根据患者需要主动提供服务，同时要在分诊台显著部位显示中心患者优先的标识。

（二）物品配备

1. **基本评估用物**　如体温计（耳温计）、血压计（多功能监护仪）、血氧饱和度仪、心电图机。

2. **患者转运工具** 如轮椅、平车、脊柱板。

3. **简单伤口处理用品** 如无菌敷料、包扎用品、固定骨折用品。

4. **防护用品** 如一次性手套、外科口罩、防护口罩、面屏。

（三）人员设置

1. **分诊护士** 分诊区根据急诊患者就诊数设置1名或数名急诊分诊护士，负责急诊患者的信息收集和病情评估。部分医院的分诊护士还承担急危重症中心数据员的工作。

2. **其他人员** ①财务人员可负责提供挂号收费等服务。②工勤人员陪同患者检查、入院等。③安保人员协助维护现场工作秩序，保障医护人员与患者安全。

三、急诊分诊分级标准

急诊分诊分级标准是根据患者病情急危重程度制定的等级标准，也是辅助分诊人员分诊的工具。目前国内急诊医学科多以《急诊预检分诊专家共识》（2018年）为评判标准，此标准共分4级，级别的确定是依据客观指标、联合人工评级指标共同确定疾病的急危重程度，每级均设定相应的响应时限和分级预警标识。

Ⅰ级为急危患者，需要立即得到救治。急危患者是指正在或即将发生生命威胁或病情恶化，需要立即进行积极干预的患者。

Ⅱ级为急重患者，需要评估与救治同时进行。急重患者是指病情危重或迅速恶化的患者，如不能进行即刻治疗则会危及生命或造成严重的器官功能衰竭，或短时间内进行治疗可对预后产生重大影响。

Ⅲ级为急症患者，需要在短时间内得到救治。急症患者是存在潜在生命威胁的患者，如短时间内不进行干预，病情可能进展至威胁生命或产生十分不利的结局。

Ⅳ级为亚急症或非急症患者。亚急症患者可能存在潜在的严重问题，此级别患者到达急诊一段时间内如未给予治疗，患者情况可能会恶化或出现不利的结局，或症状加重及持续时间延长；非急症患者具有慢性或非常轻微的症状，即使等待较长时间再进行治疗也不会对结局产生大的影响。

四、急危重症中心患者分诊评估方法和工具

胸痛中心患者分诊评估临床比较常用的方法为PQRST（provokes，quality，radiate，sevenrity，time）分诊法和BLADE（background，location and nature of the pain，assotiation，duration，examination）评估法。PQRST分诊法从疼痛的诱因、性质、部位、程度、时间进行多维度、流程化评估；BLADE评估法分为病史评估和六步检查法两个部分，协助分诊护士辨别疼痛来源并筛查隐性内脏损伤。

创伤中心患者预检分诊评估方法也可采用ABCDE评估法（A，airway，气道；B，breathing，呼吸；C，circulation，循环；D，disability，残疾；E，exposure，暴露）。ABCDE评估法为识别心搏骤停患者ABC方法的延伸，可使分诊护士聚焦于创伤胸痛患者目前最主要的临床问题。

对于卒中中心患者，及时识别对于改善患者预后极为重要，分诊时可使用辛辛那提卒中分诊评估工具（C-STAT），包括可快速进行的三项查体：面肌运动、上肢运动和言语。让患者保持微笑，举起双臂并维持，连贯说短句（1分钟内识别脑卒中）。

在急诊分诊过程中，要抓住威胁患者生命的主要矛盾，分清轻重缓急，遵循从重到轻、从病情迅速变化到相对稳定的就诊原则。同时，分诊护士要对患者的病情及潜在的危险有所预判，并对采取的医疗护理措施予以动态评估，如设定可控的最短响应时限、急诊患者就诊信息提醒、诊间巡回评估护士，要及时将急危重症患者引导至相应中心诊疗流程。另外，要求分诊护士及时发现候诊患者的病情变化和实现及时预警的效果。

（陈 薇）

参 考 文 献

［1］王立强，苏伯固. 从急诊学科的现状谈急诊医师的培训［J］. 中华医学科研管理杂志，2011，24（3）：188-189，194.

［2］中华医学会急诊医学分会，中国医师协会急诊医师分会，中国县级医院急诊联盟，等. 中国县级医院急诊科建设规范专家共识［J］. 中华危重病急救医学，2019，31（5）：528-535.

［3］中华医学会急诊医学分会，中国医师协会急诊医师分会，中国县级医院急诊联盟，等. 中国县级医院急诊科建设规范专家共识［J］. 中华急诊医学杂志，2019，28（5）：553-559.

［4］李春盛. 我国急诊医学的展望：对"急诊科建设与管理指南"的解读［J］. 中华急诊医学杂志，2010，19（1）：5-5.

［5］朱功绪，李云妹，陈晓辉，等. 基于大数据的急诊临床科研一体化平台建设［J］. 中华危重病急救医学，2023，35（11）：1218-1222.

［6］中华医学会急诊医学分会县域急诊急救学组，中国县级医院急诊联盟，中华急诊医学杂志社，等. 中国县级医院急诊急救服务能力评价体系建设［J］. 中华急诊医学杂志，2023，32（12）：1721-1724.

［7］伍宝玲，徐恩，陈晓辉. 卒中中心救治体系的形成与发展［J］. 中华急诊医学杂志，2023，32（11）：1434-1437.

［8］刘立新，和渝斌. 胸痛中心：诊治急诊胸痛患者的新模式［J］. 中华急诊医学杂志，2007，16（2）：220-222.

［9］张茂，王天兵，白祥军，等. 以创伤性心脏骤停复苏引导创伤中心能力建设［J］. 中华急诊医学杂志，2022，31（5）：577-581.

第二章
急危重症中心的平台介绍

急危重症中心建设需要依托急诊医学科，急诊抢救室是急危重症中心建设平台的关键，也是急诊医学科一个重要的功能区域。围绕着"救命"这一核心功能，急诊抢救室发挥着承接院前，联系院内，快速诊断、各类复苏、生命支持等作用。抢救室内应各种抢救设备齐全，备有各种急救所需药品；抢救室医生应接受规范化培训，务必诊疗思路清晰，救治操作得当，善于组织和利用各类抢救资源，同时还应积极与院前医务人员进行信息沟通，通过高度的信息化和数字化手段，实现院前与中心的无缝对接，从而大幅提升急危重症中心患者的急救效率和救治成功率。

第一节　院前急救与交接

院前急救是指在医院或其他固定医疗机构外开展的急救医疗服务。各种危急重症、意外伤害和突发灾难事故，均需要在现场进行医疗急救，以挽救和维持患者的基本生命，防止发生继发性损伤。快速安全转运患者，为院内急诊抢救赢得宝贵时间。院前急救在我国起步较晚，是一门比较新兴的亚专业，近年来得到了突飞猛进的发展，尤其是胸痛、卒中、创伤等"五大中心"建设的需要和信息化技术的创新，让院前急救和院内急诊一体化建设成为急救医疗服务体系发展的重要趋势。院前急救医疗现场标准化救治、院前院内信息传输和规范交接的重要性日趋凸显。

一、院前急救现场救治

任何院前急救患者在现场必须经过规范的急救医疗处理之后才能安全转送。院前急救人员在确保现场安全的情况下，对患者病情进行充分评估后开展现场医疗救治。现场院前医疗救治措施主要包括止血、包扎、固定、搬运、心肺复苏、体外除颤、气道管理等。随着院前急救医疗技术的不断发展，掌上超声、深静脉穿刺、呼吸机辅助通气等新技术在院前急救工作中也逐步开展。

二、院前急救患者转运

虽然在国内部分地区根据患者病情和实际情况需要，已经开展航空医疗转运工作，但救护车转运仍然是将患者送到医院急诊最常用的方式。院前急救转运医院遵循就近、就急、病情需要并兼顾患者意愿的原则。在转运医院途中，院前急救人员应做好患者病情监护工作，随时了解患者病情变化并做出对症处理。

三、院前急救与院内急诊信息传输

院前急救与医院急诊应建立快速、便捷、稳定的信息传输方式和工作机制，以确保急诊抢救室在第一时间获取救护车和患者的相关信息，做好抢救准备。同时急救中心通过信息传输系统，及时了解院内急诊的接诊能力，必要时通过调度指挥系统分流患者。

院前急救人员在完成现场医疗救治，确定送往医院后，急救中心通过信息传输将转运患者的救护车号及定位、预计到达时间、患者基本信息、主要病情及处理措施传输至院内急诊。转运途中实时生命体征、心电图、超声图像等数据通过信息化系统或其他方式提前告知医院急诊。

四、院内急诊接诊准备

急诊医护人员应时刻关注院前急救传输至急诊的急救患者信息，尤其要关注胸痛、脑卒中、严重创伤或院前心搏骤停等急危重症患者，及时通知急诊抢救小组做好接诊准备，并提前准备好床位、抢救仪器设备和药品，必要时开通绿色通道，通知相关科室会诊。

五、院前急救与急诊现场交接

救护车到达急诊后，随车医生与接诊医护人员进行现场口头和书面交接，内容包括患者生命体征、初步诊断、病情变化、治疗措施和用药情况等，并将患者私人物品同步移交。交接双方应该在交接单上规范签字，各自留存。院前急救人员协助将患者安置妥当。如遇患者病情紧急，应以抢救病情为先，先进行口头交接，待患者安置妥当后再行书面交接签字。

六、院际转院交接

院际转院应以患者为中心，在知情同意、综合评估、充分准备的前提下，结合患者病情和患方意见，经由患者或家属、转出单位、转运单位、接收单位共同决策。转院涉及的三方单位应进行口头和书面交接，交接内容包括患者的一般信息、患者病情、检查及治疗情况、转院途中的病情变化、治疗措施及转院时间等，交接后进行签字确认。

（李常路）

第二节　抢救区域设置

急危重症中心建设首站就在急诊医学科，是承担医院院前急救和急危重症首诊、抢救任务的科室。急诊分区采取"三三二分区"的原则，根据急诊患者就诊流程，急诊医学科分为三个区域：首诊区、留观区和住院区。首诊区细分为抢救区、快速就诊区和普通就诊区。住院区包括急诊综合病房、EICU。EICU是危重症抢救的依托，而抢救室区域的规范、迅速、准确又是急危重症中心建设的重中之重。本节重点阐述抢救室作为急危重症抢救区域的设置。

一、抢救区域的位置设置和功能要求

1. 抢救区域应当邻近急诊分诊处，根据需要设置相应数量的抢救床。抢救区域应当备有急救药品、器械及心肺复苏、监护等抢救设备，并应当具有必要时施行紧急外科处置的功能。

2. 抢救区域主要为危及生命和重要脏器功能障碍患者提供紧急救治和高级生命支持。一旦生命体征稳定，脱离危险，要及时转到相应专科，不得滞留在抢救室。抢救区域始终保持有空抢救床，以备其他危急重症患者使用。

3. 抢救区域根据不同的中心建设需要，设置不同的功能。作为国家级或区域创伤中心的医院，宜根据创伤中心建设相关要求设置创伤（外科）复苏室及急诊手术室。作为国家级或区域胸痛中心、卒中中心的医院，宜根据建设相关要求统一设计和部署，并确定急诊导管室的设置。

二、抢救区域及抢救单元的基本设置

1. 急诊抢救区域宜按照急诊医学科每日就诊患者不低于4%的规模设定抢救床位，

每床净使用面积宜≥12m²，每床建筑面积宜≥30m²。抢救床的四周都应留有足够空间，平行排列床位的间距宜≥1.5m。抢救床沿与墙面的距离宜1.0m，床与床之间宜设置分隔。抢救区域应直通门厅，有条件时宜直通急救车停车位，门的净宽宜≥1.2m；设置移门时，门的净宽宜>1.4m，急救的主要出入口宜设无坡度出入口。

2. 抢救区域抢救单元和抢救床位数量根据医院等级及实际需要确定。急诊留观区宜根据急诊日患者流量和专业特点设置留观床位数，观察床位数宜为日急诊患者数的8%～12%或占医院总床位数的2%～3%。医院可根据本地区患者情况及医院需求做上限调整。急诊患者留观时间不宜超过72小时，之后应根据病情离院、住院或转院。

3. 抢救监护区应设置抢救室、洗胃室、复苏室等，二级以上医院宜设置急诊手术室（或急诊清创室）、EICU及配套用房。没有条件单独设立洗胃室的医院，洗胃功能可以安置在抢救区域中。急救复苏室宜在抢救室内独立设置，面积宜≥20m²；设置急诊手术室宜与抢救室相邻，面积宜>25m²，并设立配套的准备间和污物暂存间等用房。每个抢救单元应设氧气、吸引、压缩空气等医疗气体的管道系统终端和多功能电源插座。抢救室内宜设抢救床位、护士站、治疗室、处置室等。急诊流量较小的医院的治疗室、处置室也可与留观区域、EICU区域合用。

4. 抢救区域内应设有电话、对讲机、传呼、群呼等装置，可与整个医院或城市通信网络联通。通过专线、无线电系统与指挥中心联系，也可以配有心电传输系统。根据常见病例病种可选择性设置创伤、脑卒中、心血管疾病、休克、心肺复苏、中毒等抢救单元，设置抢救单元应具有明确的地面标识、保证抢救单元的面积、配置抢救单元专用的墙式抢救的物品、抢救单元内物件的摆放及保护患者隐私等措施。制作相应的抢救流程图并上墙。根据相关的抢救制度和抢救指引制定抢救手册，并将其放置在方便查看的位置。

三、抢救区域设备配置

抢救区域设备配置见表2-1。

表2-1 抢救区域内设备

设备分类	具体设备
基本设备	应配置中心供氧设备、中心负压吸引设备、医用冰箱、空气消毒机、床单元臭氧消毒机、多功能抢救床、查体床、清创床、听诊器、手电筒、体重秤。三级综合医院或有需求的医院还可配备可移动无影灯、多功能清创仪等

设备分类	具体设备
监护设备	应配置耳温仪、多功能监护仪、便携式转运监护仪、便携式指脉氧仪、电子血压计。宜配置有创血压监测设备。三级综合医院或有需求的医院还可配备PiCCO、床边ACT监测设备，颅内压监测仪，脑电图监测仪，脑功能监测仪，连续动态血糖监测仪，气囊压力持续监测仪，肺生物电阻抗成像设备，连续经颅多普勒成像设备
救治设备	应配置输液泵/微量泵、有创呼吸机、无创和便携式转运呼吸机、除颤仪、洗胃机、心肺复苏仪、可视喉镜、体温管理设备、雾化器、振动排痰仪、电子止血带等。宜配置纤维支气管镜、高流量吸氧设备、主动脉内球囊阻断设备、ECMO设备、快速加温输液设备。三级综合医院或有需求的医院还可配备床边血液净化仪、临时起搏器、电子胃镜、肠内营养泵、振动筛孔雾化器、呼吸振荡排痰设备、主动脉内球囊反搏设备等
诊断设备	应配置心电图机、床旁超声机、POCT设备（应至少配置床边血气、胸痛相关指标床旁检测设备，血糖仪）等。三级综合医院或有需求的医院还可配备凝血功能监测仪、血栓弹力图仪、酮体监测仪等POCT设备、床边X线设备
转运设备	应配置转运床、转运箱、转运板、平车、轮椅、担架
防护设备	三级综合医院或有需求的医院可配置生物安全柜
其他	宜配置有线/无线通信设备，三级综合医院或有需求的医院宜配置5G网络信息系统

注：PiCCO，脉搏指示连续心输出量；ACT，活化凝血时间；ECMO，体外膜肺氧合；POCT，即时检验。

四、抢救区域仪器及物品的布局原则

抢救区域内各种仪器及物品按使用部位和无菌区及污染区来分，如患者胸部以上使用的仪器放在患者头侧，四肢使用的物品放在患者足侧，无菌物品放在患者右侧，污染物品放在患者左侧。抢救区域床旁仪器及物品摆放位置相对固定，不得轻易改变，以免影响使用。

五、抢救区域仪器及物品摆放位置及要求

1. 按照布局原则并考虑抢救区域物品使用方便、快捷、利于操作。治疗车共分3层：上层摆有急救药品，如抗休克药、中枢兴奋药、止血药、解毒药、镇静药，分类放置；中层摆常用无菌器材，如输液器、输血器、注射器、套管针、三通管；下层摆吸氧管、导尿管、胃管、敷贴、网帽、手套等。

2. 抢救床需有万向脚轮，还应有自动升降装置，可直接推患者去手术室或病房，以减少患者的搬动。无菌柜内物品摆放必须固定、整齐，标签必须明显清晰。特别重要的器材如气管插管（开口器、舌钳、氧气罩）、应急灯、静脉切开包等必须放在醒目位置并必须在有效使用期内。抢救区域应备有各种型号的电源插座和各种型号的电池，

并有一定数量的紫外线灯管、阅片灯、缝合灯，还应有通往检验、放射、超声等辅助检查室的绿色通道及联络系统。

3. 抢救区域内任何仪器及物品均应处于备用状态，仪器的调节阀均在常用使用指数位置上，使之接通电源即可使用；各种医疗书写单据应放在固定位置。抢救区域内仪器及物品不得随意外借，不得随意更换位置。

4. 重大抢救仪器及物品要做到"一专""四定"，即专人维修保养，定位、定数、定卡片、定消毒时间。抢救区域内一切仪器及物品要做到"三无""两及时"，即无药品过期变质、无器材性能失灵、无责任性损坏，及时补充维修、及时检查领取。

（冯　聪）

第三节　急危重症抢救制度和中心人员岗位职责

一、急危重症抢救制度

1. 抢救使用的任何仪器及物品的位置绝对固定，不得随意改变，以免影响使用，并且标志醒目，随手可取，便于及时抢救之用。并做到定人保管，定位放置，定量储存，定期检查维修，定期消毒灭菌，用后及时补充归位。

2. 各种急救药品、敷料、抢救包（如气管切开包、静脉穿刺包、胸腹腔穿刺包、腰椎穿刺包、脑室减压包）和紧急救命手术包均应放在指定位置并有明显标识。消耗部分应及时补充、清理和消毒。班班交接，每日核对。无菌物品需注明灭菌日期，超过保存时间应重新灭菌。

3. 对常见的急危重症应制订抢救预案或流程图。医护人员必须熟练掌握各种急救仪器设备的使用方法，熟记急救药品的药理作用、剂量、用法等，做到抢救时有条不紊，忙而不乱，密切配合，切实提高抢救成功率，并定期做好回顾和总结。

4. 应固定有经验的医护人员在危重症抢救室工作，科主任和护士长要对日常工作进行具体指导。对于复杂的急危重症患者，要立即请相关专科的高年资医生会诊协助抢救。医护人员要及时、认真填写各种危重症患者抢救记录。抢救过程中注意与患者家属或联系人取得沟通，详细交代病情，避免各类纠纷。特殊患者或跨科协同抢救的患者应及时报告医务科，以便组织有关科室共同进行抢救工作。

5. 危重症患者抢救工作不得推诿，必须全力以赴，分秒必争，紧密合作，各司其职，并及时、准确、全面地做好各种记录。医生未到前，护理人员应根据病情及时给予吸氧、心电监护、建立静脉通路，必要时给予吸痰和心肺复苏等抢救措施。医生到达后，护理人员应及时、正确执行医嘱。医生下达口头医嘱时，护士应复述1遍，医生确认无误后方可执行。抢救结束半小时内应补齐药物，6小时内补齐抢救病历。

二、急危重症中心工作人员职责

急危重症中心的工作人员一般都由经验丰富的抢救室医护人员担任，急诊科会挑选有实践经验、技术熟练、反应灵敏、动作迅速、工作态度认真仔细、协调性强、责任心强的医务人员，组成胸痛、卒中、创伤等专病救治团队。参加抢救的医护人员要相对固定，并各司其职。

1. **分诊护士**　负责120迎接工作，问诊快速、有针对性，分诊及时、准确，根据病情轻重缓急合理安排就诊顺序，遇急危重症患者（包括胸痛、卒中、创伤等有时间节点要求患者）时应立即开通绿色通道。认真做好三无人员信息登记工作，遇成批患者救治时应及时汇报上级领导并启动应急预案。

2. **抢救医生**　一线接诊医生仔细问诊，快速诊断，制订治疗方案，下达医嘱，填写各种单据，及时准确记录抢救病历等。做好患者病情和转运风险的告知工作，签署各类知情同意书。进修医生及规培医生辅助一线医生进行必要的临床诊疗工作。二线医生定期对抢救室疑难危重症患者的诊断进行鉴别，对治疗进行回顾并实时进行效果评价，对就诊住院科室不明的患者及时开展和组织多学科会诊。二线医生在做好诊疗工作的同时注意临床带教和科研工作。

3. **抢救护士**　清点、检查各类抢救物品和药品。熟练掌握各种抢救技术和各类急危重症急救流程，掌握各类急诊医学科应急预案，配合医生进行抢救工作。及时、准确、真实做好抢救记录，做好危重症患者的转运护送工作并与相关科室做好交接班。严格执行消毒隔离制度，做好终末消毒，防止发生院内感染。做好抢救患者的信息登记工作，正确填写各类登记本。

一线抢救护士根据患者病情给予适当处置，在没有医嘱的情况下，以循环障碍为主的患者应首先建立静脉通道；然后根据医嘱采血、静脉注射、肌内注射、输血、洗胃、导尿等。二线抢救护士由资深护士（或护士长）担任，负责全局的抢救任务，遇有重大抢救及时上报上一级医务部门并协调各科室之间关系，同时对患者进行生命体征的监测。在没有医嘱的情况下，以呼吸困难为主的患者应首先给予氧气吸入，呼吸道阻塞患者给予吸痰；然后根据医嘱实施心电图、心电监测及胸外心脏按压、人工呼吸、电除颤等复杂操作。

4. **记录联络员**　负责挂号，记录、核对医嘱，与各科室的电话联络，取血、取药等，防止差错发生。

抢救室每个班次至少保证2名护士在岗，特殊情况下可据实际情况随时调整分工，以便迅速、有效地抢救患者生命。

三、抢救小组角色设置及分工

在紧急抢救中，抢救小组的高效运作是救治患者生命的关键。一个结构合理、分工明确的抢救小组能够迅速响应，准确执行医疗程序，最大限度地提高患者生存率。下面将详细阐述抢救小组的角色设置及其各自的职责分工，确保在紧张的抢救过程中，每个成员都能发挥其最大的效能。

抢救小组通常由多学科专业人员组成，包括但不限于急诊医生、护士、麻醉师、呼吸治疗师、放射科技师和其他辅助人员。抢救小组角色设置要相对固定，综合高级生命支持及创伤初次评估等角色分配，结合城区及县域抢救室角色分配和医疗资源合理化配置，建议抢救小组至少由A、B、C、D、E等角色担任，具体职责如下。

A角色（医生）：抢救小组指挥者（统称leader），抢救现场最高指挥者，对患者的抢救和转归负有最终责任，全面领导和指挥现场抢救，向抢救小组成员下达各种诊疗任务。

B角色（医生）：接诊医生，听从leader的指挥，对患者进行各项查体，实施既定的治疗方案和各种抢救措施，必要时担负麻醉插管的责任，同时兼开具各类化验检查单，完善抢救病历，有特殊情况须及时请示上级医生。

C角色（护士）：抢救室高年资护士/N3级以上护士/主管护师，迅速判断患者神志，及时清除口咽鼻分泌物，开放气道，给予吸氧，保持呼吸道通畅。使用简易呼吸球囊辅助呼吸，协助医生行气管插管，检查并连接呼吸机，有些医院抢救室护士还能胜任医生的部分工作，能够设置呼吸机及心电监护的报警范围，密切观察患者病情变化。同时，负责抢救现场护理工作的全程指挥，与主管医生保持良好沟通。

D角色（护士）：中年资护士，负责心电监护、循环系统管理，快速建立2条以上静脉通路，采集血标本，给药，执行口头医嘱，协助医生完成各类治疗和检查。

E角色（护士）：低年资护士，做好抢救记录，准备所需抢救仪器，负责送检标本，清点财物并保管，联系患者家属，联系相关会诊科室，维持抢救秩序。

在抢救小组中，每个成员都必须清楚自己的职责，并在紧急情况下迅速行动。团队成员之间的有效沟通和协调是保证抢救顺利进行的关键。因此，定期的团队训练和模拟演习是必不可少的，以确保每个成员都能做到心中有数、手中有准。

总之，抢救小组的角色设置和分工是急危重症中心救援成功的基石。每个成员都是团队不可或缺的一部分，团队成员的专业技能、紧密合作和无私奉献，共同构筑起了抢救生命的坚固防线。通过不断的培训和实践，为患者提供最优质的医疗服务。

（冯　聪　高贤珠）

第四节　急危重症中心医疗核心制度

医疗质量直接关系到人民群众的健康权益和对医疗服务的切身感受，是医院的生命及生存、发展的根本。住院医师即使经过相应管理培训，对急危重症中心的内部组织架构及运行的认知情况也存在差异。因此，熟练掌握急危重症救治环节所涉各项核心制度，可同质化规范诊疗行为，确保医疗救治质量，杜绝医疗事故发生，是医务人员在正常医疗行为中必须遵守的重点规范制度。

一、首诊负责制度

为强化患者在医疗机构就诊时的医疗质量和安全，应对该患者实施明确的、连续的全流程诊疗管理，覆盖医疗机构内所有医务人员的行为，并在患者医疗记录上可追溯。首诊负责制明确了承担相应诊疗义务和法律责任的医疗活动的责任主体，即医疗行为中涵盖的医师、科室或医疗机构。

急危重症患者抢救，首先接诊的科室为首诊科室，首位接诊医师为首诊医师。首诊医师接诊患者后，应当对其实施的诊疗行为履行告知义务，并及时完成医疗记录，以保障医疗行为可追溯。如果就诊患者借用他人信息挂号，医师有权拒绝接诊，不承担首诊负责制的主体责任。

在未明确由哪一科室主管之前，除首诊科室主持诊治外，所有的有关科室须根据急危重症患者抢救制度，协同抢救，不得推诿，不得擅自离开。

在诊疗过程中，可能涉及急诊阶段及住院阶段，当患者接受各种诊疗措施时，由每一个诊疗手段的实施者对这个诊疗阶段承担首诊职责：在急诊阶段一般由急诊出诊医师负责，住院阶段由所在科室的主管医师负责。

二、会诊制度

现代医院的细化专科发展决定了目前院内主要诊疗的方式是专科专治。抢救室患者往往多种疾病并存，需要多学科协同治疗，规范诊疗和保障医疗质量及患者安全。故由本科室以外或本机构以外的医务人员协助提出诊疗意见或提供诊疗服务的行为，即为会诊。可以电话呼叫、电子或纸质申请单等形式发起会诊申请。

为便于受邀会诊医师尽快并准确了解会诊患者的病情，申请会诊人员应全程陪同受邀会诊医师，介绍患者基本病情和诊疗过程，清晰准确表明会诊目的，提高会诊效率。

当患者罹患随时可能危及生命的疾病，超出本科室诊疗范围和处置能力，需要院内其他科室医师立刻协助诊疗、参与抢救的情况下，可以发出急会诊申请，并要求受邀科室会诊医师10分钟内到达。受邀会诊医师必须到现场亲自诊查患者，不得以电话形式进行会诊。若遇有紧急抢救，受邀会诊医师无法在10分钟内到达现场时，可以在电话中先进行病情交流，随后再到现场确诊完成会诊。

抢救室会诊单至少应由以下要素组成：姓名、性别、年龄、简要病情及诊疗情况、会诊目的、申请人签名、申请时间（时间记录到分）、会诊意见或建议、会诊人签名及会诊完成时间（时间记录到分）。

医疗管理部门应负责组织监督会诊，以提高会诊的效率和及时性，有效协调院内相关医疗资源，对会诊质量进行有效监管，对参与多学科会诊医师的资质进行把关，对急会诊的申请是否合乎指征予以监管等。

请求会诊和受邀会诊医师的业务水平是会诊质量的重要保障，普通会诊应由主治及以上技术职称医师发起；受邀医师应当具有主治医师资质或被医疗管理部门认定。急会诊的请求医师和受邀医师不受资质限制，但应首选在岗的最高资历医师。

三、值班和交接班制度

医疗机构中的医师间、护士间及医护间的患者诊疗信息传递须通过值班和交接班机制保障患者诊疗过程的连续性。

值班住院医师须明确值班岗位职责及值班起止时间，不得擅自离岗造成医疗安全隐患，休息时应当在指定地点休息。值班人员应当确保手机电量充足及通信畅通。值班期间所有的诊疗活动必须及时记入病历。急诊抢救室涉及病情复杂且危及生命，非特殊情况，不建议在本机构执业注册的住院规培医师单独值班，须在上级医师的带领下参与值班。

急危重症患者必须床旁交接班。交接班内容应当专册记录，交班医师应对需要交班的患者入院日期/时间、姓名、性别、年龄、主诉、入院情况、入院诊断、以往及本次简要诊疗经过（尤其值班期间患者的重要处置）及相关的注意事项进行口头详尽叙述，重要检查提示、检验危急值需要重点交接，并将交接班内容及注意事项及时记录到值班记录册，在交班前由交班医师书写完成；接班医师应在交接班记录上签字确认，并注明签字时间（精确到分钟）以体现交接班时间可追溯。

四、急危重症患者抢救制度

为控制病情、挽救生命，对急危重症患者进行抢救并对抢救流程进行规范，需执行该制度。结合科室绿色通道机制，确保急危重症患者优先得到救治。急危重症患者的范围包括但不限于出现以下情形的患者：病情危重，不立即处置可能危及生命或重要脏器功能受到严重损害的患者（出现检验或检查结果危急值，必须紧急处置的患者），生命体征不稳定并有恶化倾向的患者等。

所有住院医师均应接受抢救技能的培训，并定期以个人或团队形式进行演练，紧急状态时应立即到位实施救治。须掌握抢救基本理论知识、基本抢救用药流程及用法、抢救设备位置及使用，并有意识地培养各类抢救技能，包括胸腹腔及心包穿刺术、气道开放技术、动/静脉穿刺置管术、心电除颤/复律术，以及呼吸机、心电图机、心电监护仪、洗胃机、便携式超声仪及快速床旁检验设备等的使用。

当相关的抢救人员、药品、设备等抢救资源不能满足本区域临时抢救所需时，医疗机构应有相关紧急调配制度，保证人员、药品、设备等抢救资源能够迅速调用。

急危重症患者的抢救由现场级别和年资最高的医师主持。紧急情况下医务人员参与或主持急危重症患者的抢救，不受其执业范围限制。抢救完成后6小时内应当将抢救记录记入病历，抢救记录内容包括病情变化情况、抢救时间及措施、参加抢救的医务人员姓名等，要做到及时记录，抢救时间应当具体到分钟。主持抢救的人员应当审核并签字。

五、绿色通道制度

绿色通道是指医疗机构为急危重症患者提供的快捷高效的服务系统。其救治患者的理念是：以患者为中心，对急危重症患者按照"优先处置转运"及"先及时救治，后补交费用"的原则救治，确保急诊救治及时有效。绿色通道开放范围分为4类。

1. 急危重症　各类休克、循环呼吸骤停、急性心肌梗死、时间窗内的脑卒中、多发伤、复合伤及其他疾病的危重情况须急诊处理的患者。

2. 重大交通事故患者及因交通逃逸事故无家属陪同者。

3. 指令性任务、突发公共卫生事件、重大灾难事故，如台风、爆炸、火灾、传染病、中毒等自然或人为灾难造成的人身伤亡。

4. 无家属陪同且须急诊处理的患者。

六、转运制度

抢救室患者转运前应完成患者评估，履行告知义务，根据评估结果决定转运方式。

转运途中配备可及的生命支持设备，由有资质的医护人员全程陪同，并完成病情资料的口头及文书交接，保障患者得到连贯抢救。

七、危急值报告制度

1. 对处于生命危急状态的患者的相关检查、检验结果建立复核、报告、记录等管理制度，以保障患者安全。医护人员根据情况需要给予积极干预措施或治疗。

2. 危急值可来自检验科、临床实验室、医学影像科、电生理室、内镜室、血液药物浓度检测部门等从事各种检查、检验的医技科室及开展床边检验项目的科室。各住院医师需熟悉本单位制订的符合实际需要的危急值项目和阈值。

3. 检查、检验者将核实后的危急值以最快的通信方式立即通知临床科室（如电话），并可同时通过医院电子病历系统界面进行提醒告知。危急值报告实行"谁报告谁记录，谁接收谁记录"原则，报告及接收双方需记录对方身份信息（如工号、姓名）以便此环节经过可追溯。

4. 抢救室住院医师在获取危急值后，需核实危急值报告结果，在危急值信息登记本上登记危急值相关信息，并在做出临床处置后以电子或书面形式记录在相关病程记录文书中，密切观察病情变化，做好交接班，完成闭环管理。

5. 如患者已离院、住院或去非本医疗机构就诊，而无法联系到患者或其家属时，应及时向医疗管理部门报备，并积极协助寻找患者，做好相应记录。

八、病历管理制度

1. 急诊病历须准确反映医疗活动全过程，实现医疗服务行为可追溯，维护医患双方合法权益，保障医疗质量和医疗安全。急诊病历保存时间为自患者就诊之日起不少于15年，故医疗文书的书写、质控、保存、使用等环节须遵照国家病历相关规定严格管理。

2. 使用电子病历系统进行病历书写时，应做到客观、真实、准确、及时、完整和规范，即患者信息记录客观；记录的信息与实际发生的一致；按照时限要求完成相应的病历内容书写；对诊疗活动全过程相关信息进行记录；医学术语应用得当，记录顺序符合逻辑，并及时进行电子签名。医务人员修改住院电子病历时，系统应进行身份识别、保存历次修改痕迹、标记准确的修改时间和修改人信息。电子病历随患者出院经上级医师审核确认后归档，归档后原则上不得修改。

九、越级应用特殊使用级抗菌药物制度

《抗菌药物临床应用指导原则》（2015年版）规定，抗菌药物临床应用实行分级管理。特殊使用级抗菌药物的选用应从严控制。临床应用特殊使用级抗菌药物应当严格

掌握用药指征，经抗菌药物管理工作机构指定的专业技术人员会诊同意后，按程序由具有相应处方权医师开具处方。

有下列情况之一可考虑越级应用特殊使用级抗菌药物：①感染病情严重。②免疫功能低下患者发生感染时。③已有证据表明病原菌只对特殊使用级抗菌药物敏感。

因抢救生命垂危的患者等紧急情况，医师可以越级使用一日剂量的抗菌药物。越级使用抗菌药物应详细记录用药指征，并应于24小时内补办越级使用抗菌药物的必要手续，并由具有处方权限的医师完善处方手续。

十、用血审核制度

1. 在临床用血全过程中，对与临床用血相关的各项程序和环节进行审核和评估，以保障患者临床用血安全。临床用血人员需完善输血前评估工作，按照输血适应证申请与审核用血，注意节约血液资源，合理应用，杜绝不必要的输血，并保证患者临床用血全程记录无缺失。

2. 对准备输血的患者进行ABO、Rh血型、抗体筛选及感染筛查［肝功能、乙肝五项、丙型肝炎病毒（hepatitis Virus C，HCV）、人类免疫缺陷病毒（human immunodeficiency virus，HIV）、梅毒抗体］的相关检测。输血前医师向患者、近亲属或委托人充分说明使用血液成分的必要性、使用的风险和利弊及可选择的其他替代办法，并记录在病历中。取得患者或委托人知情同意后，签署输血治疗知情同意书。抢救生命垂危的患者等特殊情况需紧急输血，不能取得患者或者其近亲属意见的，经医疗机构负责人或者授权的负责人批准后实施。

3. 输血治疗病程记录包括输血原因，输注成分、血型和数量，输血前评估（实验室指标＋临床表现），输注过程观察情况，有无输血不良反应，不良反应的处置，输血后评估（实验室指标＋临床表现）等。

4. 熟练掌握输血不良反应的标准和应急措施，一旦出现可能为速发型输血反应症状时（不包括风疹和循环超负荷），立即停止输血，并调查其原因，同时记录在案。

（荀　凯）

参　考　文　献

［1］卫生部. 急诊科建设与管理指南（试行）［EB/OL］.（2009-06-10）［2018-10-16］. http：//www. nhc.gov.cn/bgt/s9509/200906/1239a65afOd04b64af703e9704cf856e.shtml.

［2］上海市卫计委医政医管处，上海市急诊，ICU质量控制中心. 上海市医疗机构急诊科建设与管理指南（试行）［J］. 中华急诊医学杂志，2018，27（2）：133-136.

［3］国家卫生和计划生育委员会办公厅. 创伤中心建设与管理指导原则（试行）［EB/OL］.（2018-06-

21）［2018-10-16］. http：//www.nhc.gov.cn/ewebeditor/uploadfile/2018/07/20180703123740704.pdf.

［4］李桐杨，祝伟，祝雯珺，等. 我国医疗质量安全核心制度体系的发展及其启示［J］. 中华医院管理杂志，2018，34（10）：797-800.

［5］吕婧，陈敏生，沈晓思，等. 基于风险防控的现代医院管理核心制度研究［J］. 中华医院管理杂志，2018，34（3）：177-180.

第三章
急危重症中心常用诊疗技术和血管活性药物

急危重症中心诊疗技术在现代医疗体系中发挥着至关重要的作用，高级生命支持术、深静脉置管术、气管插管术均为维持危重症患者的生命体征提供了便捷手段；急诊超声技术则以其无创性和即时性，成为重要的辅助诊断工具。此外，目标体温管理技术能够有效预防脑损伤，体外膜肺氧合（extracorporeal membrane oxygenation，ECMO）技术则为心肺功能衰竭患者提供了宝贵的生存机会。血管活性药物在抢救急危重症患者过程中亦是必不可少的重要组成部分。综合运用上述技术与药物，将为急危重症患者的治疗开辟新的方向，为实现最佳临床效果奠定坚实基础。

第一节　心搏骤停判断及心肺复苏术

一、心搏骤停的定义

2022年，中国标准化研究院与山东大学齐鲁医院联合发布《健康信息学心搏骤停调查基本内容与数据规范》（20221933—T—424），将心搏骤停（sudden cardiac arrest）定义为心脏泵血功能停止，全身血流供应中断。心搏骤停常分为目击者下心搏骤停与非目击者下心搏骤停。依据心搏骤停事件发生地点，可分为院外心搏骤停与院内心搏骤停。心搏骤停是一种严重的医疗紧急情况，其发生可能由多种原因引起：①心源性因素。这是心搏骤停最常见的原因，包括冠心病、心肌梗死、心律失常、心肌病、心脏瓣膜病等心脏疾病。冠心病患者中，有较高比例的人死于心搏骤停，且许多患者以心搏骤停为首发症状。心肌梗死时，心肌缺血可能导致致命性心律失常，如室性心动过速（ventricular tachycardia，VT）或心室颤动（ventricular fibrillation，VF），进而导致心搏骤停。②非心源性因素。心搏骤停也可能由非心脏疾病引起，如严重的肺部疾病、电解质紊乱（如低钾血症或高钾血症）、药物不良反应、严重感染（如感染性休克）、肺栓塞等。③其他因素。长期不良的生活习惯，如吸烟、酗酒、肥胖、过度疲劳、情绪压力，都可能增加心搏骤停的风险。极端的环境条件，如过冷或过热；溺水、触电、严重过敏反应等理化因素；某些遗传性心律失常综合征，如长QT综合征、Brugada综合征，也可能导致心搏骤停。导致心搏骤停的病理生理学机制最常见的为室性快速型心律失常，如VF和无脉型VT，其次为缓慢型心律失常或心室停博，无脉性电活动（pulseless electrical activity，PEA）较为少见。

心搏骤停救治管理的核心在于生存链管理，院内救治生存链主要包括早期识别、早期高质量心肺复苏、早期电除颤、早期高级生命支持及复苏后管理。本节主要探讨心搏骤停救治的早期识别、早期高质量心肺复苏部分。

二、心搏骤停的早期识别

在抢救室内接诊昏迷患者后，应迅速判断患者意识，推荐采取AVPU意识状态分级评估患者意识水平（AVPU意识状态分级：A为警觉状态，V为对语言有反应，P为对疼痛有反应，U为无反应）。如患者意识状态为U级，应立即评估患者呼吸与脉搏（建议检查脉搏的同时评估呼吸，且该环节耗时不超过10秒），同时连接心电监护，抢救设备（包括气道管理设备、抢救车、电除颤设备、心电监护设备、呼气末二氧化碳分压监测设备、无创血流动力学监测设备）就位。

如果患者无呼吸或仅为濒死叹气样呼吸，则被认为是非正常呼吸，高度提示心搏骤停。濒死叹气样呼吸可能发生于心搏骤停后的数分钟内，此时脑干的呼吸中枢尚存有呼吸反射，会驱动呼吸肌收缩，使患者突然呼吸，但其频率往往较慢且不规则，伴随有张口、头颈部随叹气样呼吸移动，常伴鼾声、喘气声或呼噜声。

心搏骤停的判断步骤：①使用2根手指（建议示指与中指指腹）查找气管（靠近救治者一侧）。②将手指滑动至气管和颈部侧肌肉之间的沟内，此处可以触摸到颈动脉搏动（解剖标志：甲状软骨旁开两横指，胸锁乳突肌内侧）。③使用示指与中指指腹至少感觉颈动脉搏动5秒，但不要超过10秒，如果没有明确触及颈动脉搏动，为心搏骤停。

三、心搏骤停后的院内高质量心肺复苏术

（一）救治人员站位

明确患者为心搏骤停后，救治团队明确进行站位，推荐组建五人救治团队，至少

需要组建四人救治团队，包含：A位，负责气道、氧合管理；B位，负责心肺复苏、查体评估；C位，负责电除颤、交替按压；D位，负责给药、记录、配药；E位，负责主导救治节奏、联系上级医生及主管部门。如人力资源充沛，可以额外增加胸外按压人员、超声实施人员、计时人员等。

（二）院内高质量心肺复苏流程

1. 患者颈动脉搏动未触及——立即开始高质量胸外按压

（1）在识别心搏骤停后10秒内启动按压。

（2）用力快速胸外按压，频率100～120次/分。

（3）成人按压深度至少为5cm，尽量不要超过6cm。

（4）每次按压后，让胸廓充分回弹（胸廓回弹过程中胸腔内压迅速下降，低于大气压，使血液回流心脏，胸廓回弹不完全将减少按压之间心脏的充盈量，并降低胸外按压所产生的血液流动，胸外按压和胸部回弹/放松时间应大致相同）。

（5）按压过程尽量减少中断（将中断控制在10秒以内）。

（6）可在心肺复苏中使用视听反馈装置，以实时优化心肺复苏效果。

2. 无正常呼吸或仅濒死叹气样呼吸——开启高质量人工通气

（1）开放气道，同时给予有效的人工呼吸，使胸廓隆起，同时避免过度通气。

（2）建立高级气道前，依据30∶2的按压通气比例进行气囊加压通气，通气时保证100%吸入氧浓度。

（3）目前，建立高级气道确切时间窗尚未明确，依据当前指南流程，建议可除颤电节律患者2个周期心肺复苏后（不可除颤电节律患者1个周期心肺复苏后）未获得自主循环恢复（restoration of spontaneous circulation，ROSC）者予以建立高级气道。

（4）高级气道建立前关注患者口腔分泌物引流及口腔内活动性义齿情况。

（5）高级气道的选择（气管插管或声门上气道）依据抢救团队技术熟练程度而定，原则是尽快完成高级气道建立，减少并发症的发生并缩短按压暂停时长（＜10秒）。

（6）一旦建立高级气道，应在不中断按压的情况下进行通气。

（7）高级气道建立后建议呼吸机参数设置：容量控制通气模式（或心肺复苏通气模式），潮气量6～8ml/kg，呼气末正压（positive end expiratory pressure，PEEP）2cmH$_2$O，呼吸频率6次/分，同时关闭高压报警及流速触发。

（8）建立高级气道后应尽快连接呼气末二氧化碳分压监测，协助明确高级气道位置并指导急救团队实施急救。

3. 如评估患者心电节律为可除颤电节律：VF或VT——尽快使用除颤仪进行电除颤

（1）成人单相波360J、双相波150～200J、非同步电除颤（如未知除颤仪类型，可选择最大能量）。

（2）除颤前确认清场并再次确认患者心电节律。

（3）除颤后继续进行心肺复苏。

（4）2次电除颤，患者心电节律未转复，予以首剂肾上腺素1mg静脉推注，注意推注后继续推注20ml生理盐水，此后每3分钟给予1剂肾上腺素1mg。

（5）3次电除颤，患者心电节律未转复，考虑难复性VF/无脉性VT，予以首剂胺碘酮300mg静脉推注或利多卡因1～1.5mg/kg静脉推注。如应用后仍未转复，可考虑给予第2剂抗心律失常药物（胺碘酮150mg或利多卡因0.5～0.75mg/kg）。

（6）如VT心电波形为多型性室性心动过速或尖端扭转型室性心动过速，需关注患者QT间期，谨慎使用胺碘酮，优先使用利多卡因，可考虑应用硫酸镁。

4. 如评估患者心电节律为不可除颤电节律——PEA或心搏骤停

（1）尽快给予首剂肾上腺素1mg静脉推注。

（2）继续心肺复苏，尽快建立高级气道并描记呼气末二氧化碳分压。

5. 每2分钟心肺复苏进行患者循环状态评估

（1）依据评估结果实施救治流程；如患者未获得ROSC，则重复1和2步骤，同时评估患者心电节律，依据心电节律判断实施3和4步骤。

（2）治疗可逆性病因：①依据"5H5T"法则进行可逆性病因筛查，对于创伤相关性心搏骤停患者，需要及时寻找导致心搏骤停的直接病因及出血部位。②技术成熟情况下可考虑使用床旁超声协助心脏形态学扫查，需要注意的是床旁超声检查不应延长按压暂停时长（＜10秒）。

（3）患者ROSC的临床表现：①出现大动脉搏动和血压。②超声可见明确心脏收缩。③呼气末二氧化碳分压监测突然上升至40mmHg左右。

（潘慧斌）

第二节　电除颤术

当心搏骤停由VF或无脉性VT引起时，早期电除颤对患者存活至关重要。VF或VT发生后应尽快实施电除颤，除颤前给予即刻合理的治疗且时间要短暂，此时电除颤最容易成功。反之，当VF或VT持续时间长，心脏能量储备的消耗会影响除颤的有效性，除非在评估心律前进行规定时间的心肺复苏给予补充。在实施电除颤时尽量减少心肺复苏的中断也是当务之急。

一、除颤器的类型

除颤机制是以一定能量电流瞬间通过心脏，使绝大部分心肌细胞发生同步去极化，从而恢复窦性节律。目前用于心搏骤停抢救的除颤器均为非同步体表除颤器，有手动除颤器和自动体表除颤器（automatic external defibrillator，AED）两大类，按所输出的除颤电流特征又可分为单向波除颤器和双向波除颤器。目前，更推荐使用双向波除颤器，因其除颤成功率高，安全性高。

二、电除颤的适应证

VF和VT。

三、电除颤的技术要领

1.　**除颤电极有手柄式和粘贴式**　手动除颤器多为手柄式电极，最常用的电极安放部位是前外侧位，两个电极分别置于胸骨右缘第2肋间和左侧第5肋间腋中线。AED多为粘贴式电极，常用前后位，两个电极分别位于左侧心前区和背部左肩胛骨下角处。

2.　**除颤能量**　双向波除颤器初始除颤使用120～200J，其后选用相同或更大能量，一般除颤器均在显著位置标明有效除颤能量，如不了解设备的有效剂量范围，可以使用最大能量。单向波除颤器初始及后续除颤均采用360J。若成功除颤后VF再发，采用先前成功除颤的能量再次进行除颤。

3.　**除颤前的心肺复苏**　对于院外心搏骤停者，应立即开始心肺复苏，并尽早实施电除颤。院内心搏骤停一般发生于目击或监测下，获取除颤设备时间短，可考虑先实施电除颤。

四、除颤次数

对于VF和无脉性VT，均采用单次除颤。

五、电除颤操作过程

1.　**开启除颤仪并评估**　节律旋钮旋至"手动通""非同步"并确认位置，有心电监护时通过监护仪，无心电监护时通过除颤仪Paddles导联，将除颤电极置于前外侧位确认为需除颤心律。在准备好除颤前继续进行心肺复苏。

2.　**选择能量**　成人双向波选择120～200J或默认能量200J，单向波选择360J。

3.　**涂导电糊**　在2块电极板上涂抹C或O形导电糊，分别将其安置于胸骨右侧第

2肋间和左侧第5肋间腋中线区并抹匀。

4. 电极板充电　双手持电极板并放好位置后，一手指按电极板侧面黄色按钮或除颤仪上充电按钮进行充电，屏幕上跳动数字静止时充电完成。

5. 清场并放电　环顾四周并提醒大家离开，确认无人与患者直接或间接接触，移开接氧气的呼吸球囊，使电极板与皮肤紧密接触，并施加一定的压力，同时按下2块电极板的红色放电键。

6. 继续5个循环心肺复苏后评估　移开电极板，继续完成5个30∶2周期的心肺复苏后，再暂停（不超过10秒）检查是否恢复自主心律及脉搏。如有必要再次实施电除颤。

7. 除颤后处理　除颤成功后，妥善安置患者，关闭除颤器电源，清除导电糊并归位。

（叶　琳）

第三节　深静脉穿刺术

深静脉穿刺的目的通常是通过置入中心静脉导管，对急危重症患者的监测、侵入性操作、药物治疗、液体复苏及血液净化治疗等提供可靠的静脉通路。中心静脉通路的位置和入路方式取决于置入指征、血管解剖结构和其他因素。中心静脉导管根据留置时间，分为短期、中期、长期；急诊最常建立短期/临时中心静脉导管。短期中心静脉通路主要是使用非隧道式中心静脉装置来短期给予药物、液体或血液净化等，使用期限一般最多为2周。建立短期中心静脉导管以颈内静脉、锁骨下静脉或股总静脉为直接穿刺点，可采取经皮穿刺和Seldinger技术建立通路，一般需要超声引导。

一、适应证

1. 为采血、补液、输血和给药提供可靠的静脉通路。

2. 给予很可能引起外周静脉血栓性静脉炎或外渗损伤的治疗（如血管活性药物、高渗溶液等）。

3. 血流动力学包括中心静脉压、中心静脉血氧饱和度（central venous oxygen saturation，$ScvO_2$）检测及肺动脉导管置入和测量。

4. 许多体外治疗需要大口径静脉通路支持治疗所需的大容量血流，如肾脏替代治疗（如血液透析、血液滤过）、血浆置换和ECMO等。

5. 通过中心静脉通路辅助紧急置入经静脉起搏导线。

二、相对禁忌证

中心静脉置管只有相对禁忌证，取决于病情紧急程度和备选静脉通路。虽然中重度凝血疾病是建立中心静脉通路的相对禁忌证，但严重出血并不常见，并且在需要紧急或尽快建立静脉通路时，即使存在中重度凝血功能异常可能也需要置管，最好选择容易监测出血情况的部位进行深静脉穿刺。

三、穿刺部位

不同的置管部位（颈内静脉、锁骨下静脉、股静脉）有各自的优缺点，应根据个体情况确定最适合的置管部位（表3-1）

表3-1　不同置管部位的优缺点

穿刺部位	优点	缺点
颈内静脉	● 气胸风险低 ● 操作相关出血可直接压迫止血 ● 便于超声定位或引导	● 误穿颈动脉风险 ● 舒适度低，不易于管路护理 ● 左侧穿刺胸导管损伤风险 ● 肥胖或水肿患者体表标志不显著 ● 低血容量时静脉可塌陷 ● 紧急情况建立人工气道时往往难以进行颈内静脉操作
锁骨下静脉	● 舒适度较高，敷料易于维护 ● 体表定位标志相对清晰，特别是对肥胖患者 ● 建立高级气道同时可操作 ● 导管相关感染发生率低	● 气胸风险高 ● 操作相关出血不易直接压迫止血 ● 导管错置更常见 ● 与胸外按压相干扰 ● 狭窄、闭塞风险，影响后续血液净化的进行
股静脉	● 快速建立，成功率较高 ● 不干扰气管插管、胸外按压 ● 无气胸风险	● 影响患者下肢活动 ● 髂、股静脉血栓形成风险 ● 保持无菌难度大，感染风险相对高 ● 难以行肺动脉置管

四、深静脉穿刺操作步骤

首选Seldinger导丝法。先将导引针穿刺入血管，然后经导引针将适配的导丝送入中心静脉，拔出导引针后导丝会维持静脉通路。将导管套在导丝外，沿导丝推入目标位置，随后退出导丝。所有中心静脉通路置入术都应采用无菌技术。具体步骤如下。

1. 准备好置管所需要的套装、器材和装置。

2. 患者准备（签署知情同意书、镇静、生命体征监测等）和患者体位摆放。头低足高仰卧位有助于颈静脉和锁骨下静脉充盈，并可降低静脉空气栓塞的风险。

3．找出相应的体表标志，尤其是目标穿刺点的标志。

4．有条件时通过超声确认目标静脉的位置和通畅情况，以及与体表标志的关系。在可行的情况下，推荐深静脉穿刺时使用超声定位或引导。置管前使用超声有助于确认静脉是否通畅，明确有无解剖学变异等。

5．采用无菌技术，为患者备皮和铺巾。

6．用无菌生理盐水冲洗无菌静脉导管管腔，整理并摆放好中心静脉通路用品。

7．用局麻药（如1%～2%利多卡因）浸润皮肤。

8．使用穿刺针穿刺入目标静脉，可在实时超声图像的引导下进行。置入导丝前应充分确认穿刺针进入目标静脉。抽出鲜红色或高压力的搏动性血液往往提示误穿刺入动脉。怀疑穿刺针的位置，可将穿刺针直接连接到压力传感器上，以确认是否置入静脉。

9．确认静脉回血后，将导丝插入穿刺针送入静脉。导丝应始终能平滑地穿过穿刺针，切勿过度用力，以免造成导丝变形及血管损伤。注意导丝置入深度，导丝过深可能导致心律失常。保持导丝不动，退出穿刺针。

10．将组织扩张器套在导丝外进行扩皮，然后保持导丝不动，退出扩张器。

11．将静脉导管套在导丝外，沿导丝推进，同时控制好皮肤入口处的导丝。导管推进至皮肤入口处时，将导丝通过导管往后撤，直至从导管远端露出导丝。导丝一头从导管远端穿出时抓住并固定导丝，将导管沿导丝推入静脉。注意，术者应持续抓住导丝末端，避免置入导管后无法拔出导丝的情况，这是造成导丝滞留在血管内的常见差错。

12．导管置入适当位置后，拔出导丝。从导管每个接头处回抽血液并用无菌生理盐水冲洗，以确认导管功能正常。右侧颈内静脉置管初始深度一般为12～15cm，股静脉导管为20cm。

13．使用皮肤缝线固定导管并用敷料覆盖穿刺部位。通过X线胸片确认导管尖端位置（适用于颈内静脉和锁骨下静脉入路）。

（刘　洋）

第四节　气管插管术

气管插管术是指将一种特制的气管内导管经上呼吸道插入气管从而建立气体通道，为气道的通畅、有效引流及机械通气提供条件，通常用于手术中、严重呼吸困难、昏迷或气道阻塞等情况。急诊患者病情复杂，头颈部外伤、肥胖、颈部结构异常等困难气道逐年增多，目前可视喉镜因其声门暴露清晰、插管时间短、插管并发症少、成功率高等优点，已逐步代替普通喉镜，广泛应用于紧急气管插管中。

一、适应证

1. **呼吸心搏停止**　当患者呼吸心搏骤停时，呼吸道管理是至关重要的，而经口气管插管几乎没有禁忌证。早期经口气管插管建立人工气道，可提高急诊心肺复苏患者的抢救成功率与存活率。

2. **气道梗阻**　口鼻咽喉部软组织损伤、异物或分泌物潴留、大咯血均可造成气道梗阻，从而威胁患者生命。需要及时建立人工气道，保证呼吸道通畅，拯救患者生命。

3. **气道保护性机制受损**　正常情况下，咽喉、声带、气道及隆突通过生理反射对呼吸道发挥保护作用。当患者意识改变或麻醉时，正常的生理反射受到抑制，导致气道保护性机制受损，易发生误吸及分泌物潴留，严重时可能导致肺部感染和通气障碍。因此，对于此类患者，有必要建立人工气道，防止误吸，保持气道通畅。

4. **无法保证氧合**　虽然无氧代谢可在短时间内维持骨骼肌等组织的功能，但人体大多数组织器官（特别是神经组织、心肌组织）都依赖氧气，如果得不到充足的氧气，数分钟后这些组织器官将会发生不可逆损伤，严重者会出现心搏骤停。这类患者在接受辅助供氧仍无法氧合的情况下，需要给予紧急气管插管。

5. **急性二氧化碳潴留**　慢性阻塞性肺疾病（chronic obstructive pulmonary disease，COPD）患者在急性发作时造成二氧化碳潴留，严重时可导致昏迷。选择有创通气时需要行气管插管，有利于祛痰排痰，解除上呼吸道梗阻。另外，机械辅助通气为高碳酸血症引起的呼吸中枢抑制提供了保障。

6. **疾病需要**　某些特殊疾病，如严重创伤、感染性休克、大面积烧伤、热射病，需要尽早建立人工气道，帮助患者度过疾病急性期。

7. **实施机械通气**　需要接受机械通气的患者，首先应建立人工气道，提供与呼吸机连接的通道。

二、禁忌证

（一）经口气管插管禁忌证

1. **喉水肿**　喉头水肿时插管容易失败，导致患者缺氧加重。

2. **急性喉炎**　喉头急性炎症时，插管可导致炎症扩散。

3. **胸主动脉瘤压迫气管**　插管可能导致动脉瘤破裂，加速患者死亡。

4. **颈椎损伤**　对于颈椎骨折或颈椎稳定性不确定的患者，气管插管可能会引起颈椎移位或加重颈椎损伤。

5. 严重面部或口咽部创伤　存在严重面部或口咽部创伤的患者，气管插管可能会加重损伤或导致进一步的出血。

6. 食管破裂　对于已知或怀疑存在食管破裂的患者，气管插管可能会导致气体或液体进入食管，加重破裂并引起严重感染。

7. 气管断裂　气管部分横断的患者，直接喉镜下经口气管插管在某种程度上是禁忌的，因为这种操作可能导致完全气管横断和呼吸道丧失。在这种情况下，可能需要外科的呼吸道管理。

（二）经鼻气管插管禁忌证

1. 凝血功能障碍　插管可能导致出血不止，严重时可能危及生命。

2. 颅底骨折　颅底骨折患者行经鼻气管插管可能导致导管插入颅内和颅内感染等严重并发症。

3. 其他　同经口气管插管。

但作为抢救生命时必须采取的呼吸支持措施，上述禁忌证有时仅为相对禁忌。

三、并发症

1. 缺氧　一般情况下，每次操作时间不超过40秒，监测血氧饱和度，一旦低于90%，应立即停止插管，保证氧气供应。

2. 损伤　如果插管有阻力，不可暴力猛插，这样会损伤声门或喉头等部位，造成水肿和出血，严重时甚至会将导管插入黏膜下组织，造成出血。

3. 误吸　插管时可引起呕吐和胃内容物误吸，严重者可导致肺部感染和呼吸衰竭。必要时可在插管前放置胃管，尽可能吸尽胃内容物，避免误吸。

4. 插管位置不当　气管导管远端开口嵌顿于隆突、气管侧壁或支气管，多见于导管插入过深或位置不当等，应立即调整气管插管位置。

四、经口气管插管术操作步骤

（一）插管前准备

1. 洗手，戴帽子、口罩，签署知情同意书，核对患者身份。如果时间和条件允许，评估患者状态，判断是否存在困难插管可能性，给予患者生命体征监护。

2. 根据患者年龄、性别、体型选择不同型号气管导管（男性7.5～8号，女性7～7.5号），并检查气囊是否通畅，有无漏气；准备普通或可视喉镜、导丝、注射器、牙垫、胶布及呼吸机管路、吸引器、呼末二氧化碳探测器、听诊器等。

（二）操作过程

1. 将患者仰卧，头后仰，颈上抬，使口、咽和气管成一直线以便直视插管。球囊、面罩、高流量或无创呼吸机100%浓度给氧3分钟，进行预氧合。部分患者需要给予少量肌松药和/或镇静药改善声带的视觉效果，并防止患者呕吐和吸入胃内容物。

2. 右手拇指推开患者下唇和下颌，示指抵住门齿，必要时使用开口器，清除呼吸道内异物。如果预计患者存在困难插管的情况，需要另行准备替代的插管技术，如使用弹性橡胶探条、喉罩、纤维支气管镜或外科技术。

3. 喉镜查看前取下患者活动义齿，左手持喉镜沿右侧口角进入口腔，压住舌背，显露悬雍垂。慢推镜片达舌根，找到会厌，以45°角向上和向前提起喉镜，暴露声门。

4. 气管导管沿喉镜压舌板凹槽放入，到声门时轻旋导管进入气管，同时取出导芯，把气管导管轻轻送入，气管插管的末端应位于气管中部，隆突上方3～7cm（插管深度一般距门齿男性21～23cm，女性20～22cm），安置牙垫，拔出喉镜。

5. 将呼气末二氧化碳探测器放在气管导管上，连接呼吸袋，进行几次潮气量呼吸来判断导管是否在气管内。在一些心搏骤停患者中，没有发生气体交换的情况下，可以使用食管探测仪或光纤内镜来显示气管环以确定导管位置。或者给予正压通气，观察胸廓起伏情况，并且用听诊器听双肺呼吸音有无对称，以确定导管已在主气道内。还可在插管后行胸部X线检查，并确保嵌入气管内的不透明尖端位于气管中段水平，而不是在两侧支气管内。

6. 胶布固定气管导管与牙垫，负压吸引清理气道内异物，予镇静镇痛，确定机械通气方案。

（丁海林　蒋　维）

第五节　机械通气术

机械通气（mechanical ventilation，MV）是通过使用呼吸机来辅助或代替患者呼吸功能的方法。通常用于治疗急、慢性呼吸系统疾病或呼吸衰竭患者，或在手术过程中维持患者的氧气供应和二氧化碳排出。机械通气的基本原理是通过呼吸机引入气体（氧气）到患者的气道中，提供压力变化来辅助或控制患者呼吸的过程。原则上讲，凡呼吸系统不能维持正常通气，呼吸衰竭经常规治疗效果不佳且在继续发展的患者，就应给予机械通气。

一、无创机械通气

无创机械通气（non-invasive mechanical ventilation，NIV）通过面罩或鼻罩提供持续的气道正压，以改善患者的通气和氧合情况，减轻呼吸负荷，并避免氧合不足和二氧化碳潴留等并发症。NIV优点包括避免气管插管和机械通气的相关并发症，如气压伤和呼吸机相关性肺炎；提高患者的舒适度和配合性；方便，易于操作等。

（一）适应证与禁忌证

1. **适应证** COPD急性加重、心力衰竭、肺水肿、睡眠呼吸暂停低通气综合征、神经肌肉疾病等。

2. **禁忌证** 呼吸骤停、意识障碍、循环不稳定、严重面部和胃食管手术、无法耐受面罩或鼻罩、需要急诊插管等其他情况。

（二）基本操作流程

1. 正确连接呼吸机管路及传感器。

2. 设置呼吸机模式及参数。无创呼吸机多选用自主呼吸/时间控制（spontaneous/timed，S/T）模式、双水平气道正压（bilevel positive airway pressure，BiPAP）模式、持续气道正压（continuous positive airway pressure，CPAP）模式；起始呼气相气道正压（expiratory positive airway pressure，EPAP）或CPAP或PEEP设置为 $2 \sim 4cmH_2O$，吸气相气道正压（inspired positive airway pressure，IPAP）或压力支持通气（pressure support ventilation，PSV）设置为 $8 \sim 12cmH_2O$；睡眠呼吸暂停综合征患者可直接使用CPAP模式。

3. 固定面罩或鼻罩，患者舒适前提下尽量减少漏气；维持患者半卧位，床头抬高45°以上。

4. 启动通气并修正通气参数。根据患者耐受程度及呼吸状况，逐渐上调支持力度，维持较正常的血气参数；二氧化碳潴留患者可适当提高IPAP或PSV，以增加潮气量改善通气；低氧血症患者可适当提高EPAP或PEEP；吸入氧浓度（fraction of inspired oxygen，FiO$_2$）调节至维持动脉血氧饱和度（arterial oxygen saturation，SaO$_2$）$\geqslant 90\%$；一般情况下，IPAP-EPAP $> 4cmH_2O$，面罩峰压 $< 25cmH_2O$。动态复查动脉血气分析，根据结果适时调整。

（三）撤机

患者呼吸衰竭改善、病情稳定后，可逐渐降低支持力度，或间断断离机械通气，观察患者耐受性及其他客观指标；当患者耐受低水平压力支持（5 ~ 8cmH₂O）时，可撤机或改为鼻导管吸氧。

（四）中断

当NIV调整支持力度后，患者仍表现为下列情况时表示NIV失败，应尽早建立人工气道：①血流动力学不稳定。②意识水平减低。③呼吸频率＞35次/分。④呼吸性酸中毒进行性加重。⑤不能维持SaO₂＞90%。⑥不能耐受面罩。⑦不能排除气道分泌物等。

二、有创机械通气

有创机械通气（invasive mechanical ventilation，IMV）是通过气管插管或气管切开等方式将气管导管插入呼吸道，以协助患者进行呼吸的治疗方法。通常用于严重呼吸衰竭、麻醉或重症监护等情况，以维持患者的气体交换和供应足够的氧气。呼吸机会按照预设的参数和模式，控制或辅助患者的吸气和呼气过程。同时，由于气管插管或气管切开等操作本身具有一定风险，需要严密监测患者的呼吸参数和配合护理措施，以降低并发症的发生，并逐步减少机械通气的时间，以尽早恢复患者自主呼吸功能。

（一）主要参数

开始通气时预设呼吸机参数，先依据患者理想体重（身高）、疾病和病情及通气需要设置，后根据患者通气疗效、血气、临床病情等调整。

1. **潮气量（tidal volume，TV）**　一般8 ~ 12ml/kg（理想体重），男性理想体重（kg）＝50＋0.91×［身高（cm）-152.4］，女性理想体重（kg）＝45.5＋0.91×［身高（cm）-152.4）］，目前多数呼吸机直接输入身高可自动算出理想体重。TV的设置尽量保证气道峰压不超过40cmH₂O，平台压不超过30cmH₂O，这样一般可避免肺泡过度膨胀所致相关肺损伤。急性呼吸窘迫综合征（acute respiratory distress syndrome，ARDS）时建议使用小潮气量（起始TV＝6ml/kg）的肺保护性通气策略（见后述）。

2. **通气频率（f）**　一般12 ~ 20次/分，老年人、急慢性限制性肺疾病患者预设频率可为20 ~ 25次/分。

3. **吸气流速**　一般定容型通气可直接设置吸气流速，成人为40 ~ 60L/min，平均60L/min。控制型通气时，流速可低于40L/min，以便建立特殊的吸气时间。

4. **吸气时间（Ti）或吸呼比（I：E）**　一般设置Ti为0.8 ~ 1.2秒，或者I：E为1：（1.5 ~ 2.5）。阻塞性通气障碍（如COPD）患者可设置为1：3或延长呼气时间，限制性通气障碍（如ARDS）患者可设置为1:（1～1.5）。

5. FiO$_2$　初始FiO$_2$可设置为高浓度迅速纠正缺氧，后下调FiO$_2$至50%以下并设法维持SaO$_2$ > 90%即可；若氧合困难，50%FiO$_2$无法维持SaO$_2$ > 90%，可适当增加PEEP，应用镇静或肌松剂。

6. PEEP　一般为3～5cmH$_2$O。急性左心衰竭时可设置为5～10cmH$_2$O，ARDS时可设置为8～12cmH$_2$O，一般不高于15cmH$_2$O。严重哮喘发作时慎用PEEP，避免诱发严重动态过度充气。

（二）常用模式

1. **控制通气（control mechanical ventilation，CMV）**　呼吸机完全代替患者自主呼吸的通气方式，有利于呼吸肌休息，但不利于呼吸肌锻炼。包括：①压力控制通气（pressure control ventilation，PCV）。机械通气以固定的压力水平、预设的压力上升速率和吸气时间进行通气，特点为控制患者的平均气道压力。②容量控制通气（volume control ventilation，VCV）。机械通气以固定的潮气量、预设的吸气流速及吸气时间来进行通气，特点为保证分钟通气量。

2. **辅助－控制通气（assist-control ventilation，ACV）**　此模式是患者自主呼吸或者时间（自主呼吸频率低于预设频率时）触发呼吸机送气，呼吸机会自动给予预设参数（TV、f、Ti）维持通气。特点为具有CMV的优点，同时提高了人机协调性。

3. **同步间歇指令通气（synchronized intermittent mandatory ventilation，SIMV）**　机械通气以预设的频率提供固定的潮气量或压力，但同时允许患者自主呼吸。患者自主呼吸时，机械通气会检测并与之同步，为其提供支持。SIMV为临床上目前受欢迎的通气模式，常用SIMV＋PSV。

4. **PSV**　在每一次患者的自主呼吸开始时，机械通气会提供一定的压力支持，以减轻患者的呼吸功。特点是患者自主呼吸，有利于呼吸肌锻炼和休息，有较好的人机协调性，可作为撤机前模式。PSV模式常与其他模式联合使用。

（三）常见呼吸疾病IMV策略

1. **ARDS**　采用小潮气量肺保护性通气策略，减少通气引起的肺泡过度膨胀及气压伤害，同时防止呼吸机相关肺损伤（ventilator-associated lung injury，VALI）的发生。初始TV为6ml/kg（理想体重），平台压控制在30cmH$_2$O以下，驱动压控制在15cmH$_2$O以下。若平台压 > 30cmH$_2$O或驱动压 > 15cmH$_2$O，按照1ml/kg的速度逐步降低TV，直至平台压 < 30cmH$_2$O和驱动压 < 15cmH$_2$O或TV降至4ml/kg。降低TV的同时，为保证肺泡分钟通气量，避免CO$_2$潴留，可相应增加通气频率，每降低1ml/kg TV，通气频

率可增加5次/分，调整通气频率后注意观察流速时间曲线呼气末流速是否归零，如未归零，可通过调整Ti或I：E，避免发生内源性PEEP。在肺保护性通气策略下，FiO_2仍大于50%才可维持氧合时，需要评估肺可复张性，评估方法包括CT、超声、压力－容积（P-V）曲线、电阻抗断层成像（electrical impedance tomography，EIT）等技术。为提高急诊医生的可操作性，床旁简易操作为将呼吸机PEEP从基础值增加到$15cmH_2O$，15分钟后评价氧合指数是否改善、动脉血二氧化碳分压是否下降、肺顺应性是否改善。如氧合指数改善、动脉血二氧化碳分压下降、肺顺应性改善满足2条即可认为肺具有可复张性。肺可复张患者均应实施肺复张，肺复张方法较多，此处简单介绍压力控制法：同时提高高压水平及PEEP水平，一般高压升高到$40 \sim 45cmH_2O$，PEEP升高到$15 \sim 25cmH_2O$，维持$1 \sim 2$分钟。如果肺复张有效，说明原设置PEEP低，不足以避免肺泡塌陷，因此，需滴定PEEP，一般以最佳氧合法确定合适的PEEP水平，将PEEP设置为$20cmH_2O$，每2分钟减少$2cmH_2O$，直至氧合出现明显下降，氧合下降的前次PEEP可认为是患者需要的最佳PEEP，再次实施肺复张后将PEEP设置为最佳PEEP值。如此设置下，SaO_2持续低于90%仍进行性恶化，建议行俯卧位通气（prone position ventilation，PPV）或ECMO治疗。

2. 慢性阻塞性肺疾病急性加重（acute exacerbation chronic obstructive pulmonary disease，AECOPD）　动态肺过度充气（dynamic pulmonary hyperinflation，DPH）及内源性呼气末正压是导致患者呼吸衰竭最重要的呼吸力学改变，机械通气参数设置应以缓解其影响为主，可参考SIMV＋PSV＋PEEP模式：TV $6 \sim 8ml/kg$；f $10 \sim 15$次/分，需与TV配合，既保证分钟通气量又避免DPH加重；吸气流速$40 \sim 60L/min$，使I：E$\leq$1：2，延长呼气时间，确保呼气末流速为0；FiO_2维持$SaO_2 > 90\%$；PEEP值根据最佳氧合法或P-V曲线低位拐点设置，一般为$5 \sim 8cmH_2O$。

3. 重症哮喘　重症哮喘急性发作时，同样存在DPH及内源性PEEP。可参考SIMV＋PSV＋PEEP模式：TV $6 \sim 8ml/kg$；f $10 \sim 12$次/分，Ti $0.7 \sim 1.0$秒或I：E$\leq$1：2，延长呼气时间，确保呼气末流速为0；FiO_2维持$SaO_2 > 90\%$；PEEP值根据最佳氧合法或P-V曲线低位拐点设置，严重气道痉挛时，加用PEEP需慎重，避免DPH加重。

4. 其他疾病所致呼吸衰竭　①严重低氧血症：主要由通气/灌注（V/Q）不匹配及分流增加导致，常见疾病有肺实质与肺间质疾病（如肺炎、间质性肺病）、肺血管疾病（如肺栓塞、血管炎、肿瘤、畸形）、心脏疾病（如大面积心肌梗死、急性左心衰竭）。处理原则：减少氧耗，降低呼吸功能（镇静、降温），提高吸氧浓度，提高呼气末正压，增加吸气压力/潮气量，延长吸气时间等。②严重二氧化碳潴留：主要由肺泡通气量过低或无效腔通气导致；常见疾病除COPD、哮喘外，还见于呼吸中枢功能障碍、神经肌肉疾病如重症肌无力等。处理原则：增加潮气量，合适的呼吸频率（呼吸比）、延长呼气时间等。

（四）常见报警处理

1. 气道压力过高报警 ①当生命体征平稳，先行呼吸力学分析：峰压高、平台压不高，说明气道阻力增加，可能存在呼吸机管路问题（扭曲、打折、受压）、冷凝水积聚、患者气道因素（气道痉挛、气道分泌物等）、人工气道因素（痰液堵塞、导管打折扭曲、导管末端贴壁等）等情况。峰压高、平台压高，说明患者肺顺应性下降，可能存在肺水肿、气胸、肺过度充气、胸腔积液、腹腔压力升高等情况。②如果患者生命体征不平稳，断开呼吸机，简易气囊辅助通气，若通气顺利，血氧饱和度维持，说明是呼吸机及管路因素，更换呼吸机或处理管路；若通气依旧不顺利，说明是人工气道/患者因素，须继续呼吸机通气，再次行呼吸力学分析。

2. 气道压力过低报警 检查气管插管位置是否适合、气囊是否漏气、连接管路是否漏气或脱落。

3. 分钟通气量过高报警 可能自主呼吸过强、呼吸频率过快、潮气量过大、触发灵敏度设置过低、报警设置过低等。

4. 分钟通气量过低报警 检查管道是否漏气、呼吸支持力度过低、呼吸频率过低等。

5. 氧浓度报警 检查氧传感器、供氧系统是否故障等。

（五）撤机

机械通气是一种呼吸支持技术，不能消除呼吸衰竭病因，只能为各种治疗争取时间和创造条件。当呼吸衰竭病因去除后，患者自主呼吸能力恢复适当水平时，就应及时撤机。

1. 撤机前评估 患者被充分告知，做好心理准备；原发疾病及诱发因素基本控制；心血管状况稳定；适当的氧合（$FiO_2 \leqslant 40\%$，$SaO_2 > 90\%$，$PEEP \leqslant 8cmH_2O$，$TV > 5ml/kg$，$f < 35$次/分）；未用镇静剂或小剂量镇静剂下有适当的意识水平。

2. 自主呼吸试验（trials of spontaneous breathing，SBT） 目前多个学会推荐 T 形管呼吸、CPAP 或低水平的 PSV 模式作为 SBT 撤机方案，三种途径 SBT 和拔管成功率无明显差异，SBT 时间为 30 分钟。在此介绍 PSV 法：呼吸机调整至 PSV 模式，逐渐下降支持力度，成人患者直至 $5 \sim 8cmH_2O$，$PEEP \leqslant 5cmH_2O$，开始观察是否 $TV > 5ml/kg$，$f/TV < 105$次/（升·分），如无法达到为失败，继续原有通气模式，如 SBT 成功，进入拔管前阶段。

3. 拔管 SBT 成功的患者，可否去除人工气道应评估患者气道通畅性及气道保护能力。气道通畅性可通过气囊漏气试验评价，方法是充分清理口腔及声门下分泌物后，气囊放气，漏气量超过110ml或（吸入潮气量−呼出潮气量）/吸入潮气量［（VTi-VTe）/VTi］＞15%，说明气道通畅。评估气道保护能力的方法是观察咳嗽质量及分泌物的量，咳嗽峰流速＞160L/min预示拔管成功率高；分泌物过多没有确切定义，可用气道吸痰频次作为参考，每2小时需要吸引一次，可认为分泌物过多。如果患者气道通畅性及气道保护能力尚可，可拔出人工气道，如有必要可序贯无创辅助呼吸或高流量湿化氧疗。

（张方琪）

第六节　目标体温管理技术

目标体温管理（targeted temperature management，TTM）是一种重要的治疗策略，旨在通过控制患者的体温，以减轻脑损伤并改善预后。近年来，越来越多的研究关注于TTM在各种临床情况中的应用，包括心搏骤停、创伤、脑卒中和其他神经系统疾病。然而，在实施TTM时，医生需要根据患者的具体情况和当地的实际情况权衡各种因素，并密切监测体温变化，以确保安全有效地实施。

一、TTM的生理机制

体温调节是一个复杂的生理过程，人体通过自主神经系统和激素调节来维持恒定的核心温度。然而，在某些情况下，如心搏骤停、脑卒中和严重创伤，患者可能经历低温、发热或体温过高。这些体温失调可能导致进一步的器官损伤和功能障碍。TTM通过主动降温和/或被动复温，将患者的体温维持在特定的目标范围内。这一过程有助于减少脑部再灌注损伤和细胞凋亡，最终可改善患者脑功能，减少并发症，改善预后。

二、TTM的实施方法

TTM的实施包括主动降温和被动复温两个阶段。

1. **主动降温**　是通过散热、使用冰袋、冷水浴、冰盐水灌肠等方式将患者体温降低到目标温度的过程。这一过程通常需要数小时到数天，根据患者的病情和临床目标而定。在主动降温过程中，需要密切监测患者的体温、神经系统状态和其他生命体征，以避免过度降温和不适当的低温。

2. **被动复温**　是在患者体温达到目标温度后，通过自然复温或使用加温设备将患者体温维持在目标温度的过程。这一过程通常需要数小时至数天，取决于患者的病情和临床目标。被动复温过程中，需要密切监测患者的体温和其他生命体征，以避免体温过高或过低。

三、TTM 在各种临床情况中的应用

（一）心搏骤停

心搏骤停是一种严重的临床情况，可能导致脑损伤和其他器官功能障碍。多项研究表明，TTM 可降低心搏骤停患者脑损伤的发生概率和改善预后。一项对心搏骤停患者实施 TTM 的多中心随机对照试验显示，与常规治疗相比，TTM 可将患者发生昏迷的概率降低 50%，并显著改善患者预后。

国际复苏联合会和美国心脏学会提出了以下建议。

1. 对于院外心搏骤停患者，如果初始心律为可除颤心律（如 VF 或无脉性 VT），在自主循环恢复后仍然昏迷时，强烈推荐使用 TTM。这有助于提高生存率和改善神经功能预后。

2. 对于院外心搏骤停患者，如果初始心律为非可除颤心律（如心搏骤停或无脉性电活动），在自主循环恢复后仍然昏迷时，建议使用 TTM 治疗，尽管证据质量较低。

3. 对于院内心搏骤停患者，不论初始心律类型，建议使用 TTM 治疗，尽管证据质量仍然较低。

4. 推荐维持稳定的目标体温（32 ~ 36℃）。但对于特定人群，是否从较低（32 ~ 34℃）或较高（36℃）的目标体温中获益还不清楚，需要进一步研究阐明。

5. 不推荐院前常规采用在自主循环恢复后立即快速、大量静脉输注冰液体的降温方式。

6. 采用 TTM 时，建议持续时间至少为 24 小时。

（二）脑卒中

脑卒中是一种脑血管意外，导致脑组织缺血缺氧性损伤。多项研究表明，TTM 可以改善脑卒中患者的神经功能和预后。一项对脑卒中患者实施 TTM 的多中心随机对照试验显示，与常规治疗相比，TTM 可以显著改善患者脑水肿和脑组织损伤等并发症的症状，改善患者神经功能预后。然而，不同的指南/共识对于脑卒中患者的体温管理提出了不同的建议。

1. 欧洲卒中组织指南建议，目前尚不推荐退热治疗用于高热的缺血性脑卒中患者，因为目前的证据不足以支持这一做法。

2. 美国心脏协会/美国卒中协会的《急性缺血性脑卒中早期管理指南》建议，对于体温过高的脑卒中患者，可以考虑使用退热药物来降低体温，但也指出这一建议的证据质量有限。

3.《中国急性缺血性脑卒中诊治指南》建议，对于体温升高的脑卒中患者，可以采取退热措施，以降低脑组织的代谢需求和减轻脑水肿。

4.《中国重症脑血管病管理共识》建议，在重症脑血管病患者中进行体温监测，并在治疗脑血管病的基础上，可以考虑降温治疗，尽管降温的具体方法和目标温度仍需要更多的研究支持。

由于不同指南/共识之间存在差异，急诊医生在脑卒中患者的体温管理中需要根据患者的具体情况和当地的实际情况权衡各种因素。

（三）创伤

创伤可能导致全身炎症反应和多器官功能障碍。多项研究表明，TTM可以降低创伤患者并发症的发生率和死亡率。一项对创伤患者实施TTM的多中心随机对照试验显示，与常规治疗相比，TTM可显著降低创伤患者的并发症发生率。

创伤性颅脑损伤是一种常见的急症情况，对于成人和儿童重型颅脑损伤患者，法国重症医学会提出了以下建议。

1. 成人重型颅脑损伤患者建议考虑目标体温为35～37℃的TTM，可降低颅内压和脑组织代谢，改善神经功能预后，减少并发症的发生。

2. 儿童重型颅脑损伤患者建议实施维持正常体温的TTM。儿童在颅脑损伤后的体温管理与成人有所不同，因此，需要根据年龄和生长发育特点来确定目标体温范围。

四、注意事项

1. **目标体温范围** 根据患者的具体情况和疾病类型，确定适当的目标体温范围。一般来说，32～36℃是常见的目标体温范围。

2. **中心体温监测** 在降温和复温期间，应连续监测中心体温，以确保稳定的体温管理。

3. **监测位置** 建议使用多种监测中心体温的位置，包括食管、膀胱或鼓膜等，以获得准确的体温数据。

4. **降温手段** 在实施TTM时，不需要采用特殊的降温手段。常用的方法包括冷却毯、冰块敷在腋下和大腿根部等。

5. **复温** 建议在达到目标体温后至少进行24小时的复温。复温的过程应逐渐进行，以防止体温波动过大。

6. **心搏骤停后的体温升高** 心搏骤停后，患者可能会出现体温升高的情况，因此，需要采取措施预防体温升高，如使用止痉挛药物。

（张京臣）

第七节 急诊超声技术

随着超声技术的发展，超声仪器越来越小巧化、智能化，床旁超声检查越来越方便、快捷，再结合超声检查本身的无创、无辐射特点，为急诊超声的迅猛发展提供了坚实的基础。急诊超声是从临床需求出发，以目的为导向，联合多器官、多部位的床旁超声检查，由医护人员结合临床信息解读图像，为急诊患者的临床诊疗提供实时依据。

一、急诊超声技术的发展进程

20世纪50—70年代，超声技术开始应用于临床医学的诊疗工作中；20世纪80—90年代，外科医生开启了床旁超声快速评估胸腔积液/腹水的创伤重点超声评估法（focused assessment with sonography in trauma，FAST）；20世纪90年代末，肺超声检查的应用突破了传统超声检查的禁忌，拓展了床旁超声检查的应用范畴；2005年，医学界有了急诊超声（emergency ultrasound）的概念，且不局限于简单的胸腔积液/腹水、肺超声检查的应用内容，还涉及简单心脏超声、急腹症超声等；2010年，因非超声专科医生对心脏超声检查应用的需求越来越大，心脏超声协会简化了心脏超声检查的应用，提出重点心脏超声检查（focused cardiac ultrasound）的概念，为后续针对危重症患者的重症超声检查（fritical care ultrasound）奠定了基础。随着临床医生对床旁超声检查应用内容的不断拓展，针对急危重症患者的床旁超声检查，2015年提出了从头到足的快速超声检查（whole body of ultrasound）和2020年提出了重点超声检查（point of care ultrasound）的概念。因此，无论是急诊超声、重症超声、创伤超声、复苏超声，其实质都是针对急危重症患者，基于临床需求，以目的为导向，不局限单一器官或部位的快速超声检查，为临床诊疗提供实时依据。

二、急诊超声技术的应用范畴

（一）快速识别病因

1. **隐匿性出血**　针对胸腹部钝性伤的患者伴低血压休克，可通过床边FAST/扩展的FAST（extended FAST，e-FAST）检查，快速明确有无胸腹腔、心包腔、盆腔积液/积血。

2. **急性呼吸困难**　针对创伤或非创伤患者，可通过联合心肺的超声检查，如以肺超声为基础的床旁急诊肺超声（bedside lung ultrasound emergency，BLUE）流程，快速识别急性呼吸困难或急性低氧血症患者的病因，明确有无胸腔积液、肺不张、肺实变、肺水肿、气胸、肺栓塞等。

3. **低血压休克** 针对创伤患者或非创伤患者，可通过联合心肺及大血管超声检查，如肺超声介导的限制性液体管理（fluid administration limited by lung sonography，FALLS）方案、超声导向的休克快速评估（rapid ultrasound in shock，RUSH）方案等，快速识别低血压休克病因，明确有无心包填塞、张力性气胸、急性心力衰竭（左心/右心/瓣膜病变）、容量不足、分布性休克等。

4. **急性少尿** 针对创伤或非创伤患者，可通过联合肾脏、膀胱、心肺及血管超声检查，快速识别少尿病因（如泌尿系梗阻、容量不足、急性肾性损伤）。

5. **急性意识障碍** 针对创伤或非创伤患者，突发意识障碍，可通过视神经超声及颅脑血管超声检查，快速识别有无颅高压危象、脑死亡趋势等。

（二）动态评估诊疗效果

1. **血流动力学监测** 基于心肺及血管超声检查的无创血流动力学超声监测技术，其临床应用价值备受青睐，近年来在急危重症患者诊疗中得到极大的普及推广。不仅可通过重点心脏超声检查动态监测心脏泵血功能、心脏前负荷、心排血量，还可通过肺超声检查半定量血管外肺水、下腔静脉超声检查评估液体反应性等，为优化容量管理提供动态监测依据。

2. **呼吸机参数优化** 区别传统肺部影像学评估工具，肺超声检查不仅可提供形态学异常依据，如有无气胸、肺不张、胸腔积液、肺水肿等，还可提供肺功能影像学变化指标，且联合膈肌超声检查，指导呼吸机支持参数、最佳PEEP设定，预测ARDS进展或脱机失败风险等。

3. **胃肠道功能评估** 急危重症患者，尤其在疾病的急性期阶段，或多或少存在胃排空障碍、胃肠营养不耐受等，目前临床主要基于胃肠道症状进行胃肠功能评估，相对滞后。超声可直视下评估胃肠道有无胃腔潴留、肠道扩张/积液、肠壁水肿、胃肠蠕动减弱等，为早期启动肠内营养提供客观依据。

4. **重要器官灌注评估** 联合多普勒超声及超声造影技术，可半定量或量化评估心、脑、肾等重要器官的灌注情况。以颅脑创伤患者为例，适当的脑灌注是精准脑保护治疗的先决条件，动态脑血流多普勒超声监测为脑保护治疗提供实时依据。

（三）引导有创操作

1. **动静脉穿刺** 超声解剖定位、可视化引导各种有创穿刺已成为临床医生，尤其是急诊、重症、麻醉等专科医生必须掌握的技能。

2. **气道管理** 气道管理是急诊急救必备技能，气道超声不仅使气管前壁解剖结构可视化，快速确认气管插管，还可辅助环甲膜穿刺、气管切开等有创操作。

三、急诊超声需要掌握的基本技能

（一）针对创伤患者的FAST/e-FAST检查

1. **FAST检查** 针对腹部钝性损伤患者的快速超声检查，包括肝肾间隙、脾肾间隙、盆腔、心包腔四个部位，明确腹盆腔及心包腔有无积血/积液。

（1）选择低频凸阵探头或相控阵探头，放置探头至右腹壁第7肋间水平、腋中线与腋后线之间，探头标记点朝向头侧，获取肝肾隐窝图像；放置探头至左腹壁第7肋间水平、腋中线与腋后线之间，探头标记点朝向头侧，获取脾肾隐窝图像；放置探头至剑突下，探头标记点朝向患者右侧，获取剑突下心包图像；放置探头至耻骨上方，探头标记点朝向患者头侧，获取膀胱长轴图像（图3-1）。

（2）掌握FAST阴性的超声图像（图3-2），进而可快速识别FAST检查阳性的超声图像（图3-3），明确有无肝肾积液、脾肾积液、心包积液等。

（3）针对腹部钝性损伤，尤其伴有血流动力学不稳定、低血压休克患者，需动态

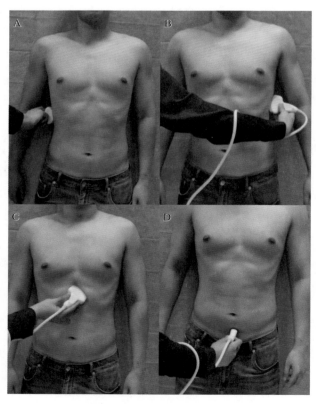

图3-1 超声探头放置位置

注：A.肝肾隐窝；B.脾肾隐窝；C.剑突下心包；D.膀胱。

进行FAST检查，为及时明确病因、尽早手术干预提供依据。研究表明，针对血流动力学不稳定的腹部钝性损伤患者，FAST检查阳性可不予行腹部CT检查，直接进行手术干预（图3-4）。

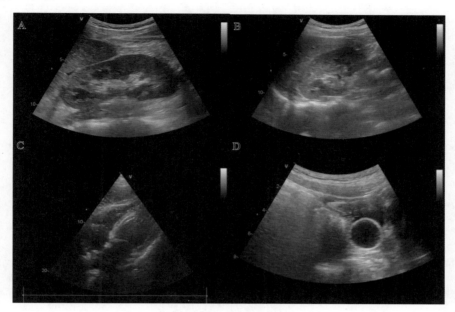

图3-2　FAST阴性图像

注：A.肝肾隐窝；B.脾肾隐窝；C.剑突下心包；D.膀胱。

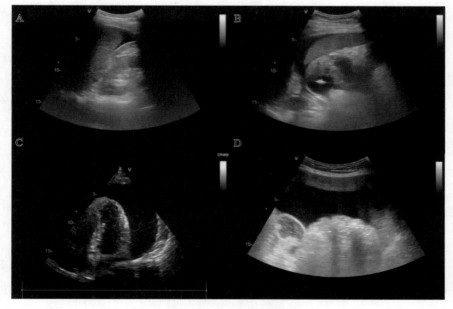

图3-3　FAST阳性图像

注：A.肝周积液；B.脾周积液；C.心包积液；D.腹水。

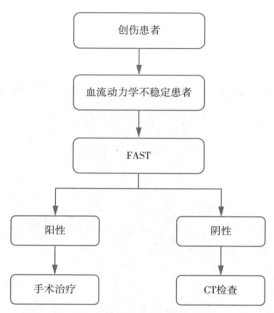

图3-4　血流动力学不稳定创伤患者FAST检查流程

2. e-FAST检查　随着肺超声应用的进展，针对胸腹部钝性损伤患者的FAST检查拓展了应用内容，在FAST检查基础上增加了两侧胸腔积血/积液及气胸的探查，可快速明确有无胸、腹、盆腔及心包腔积血/积液，有无气胸。

（1）选择低频凸阵探头或相控阵探头，根据图3-1所示位置放置探头，获取肝肾间隙、脾肾间隙、盆腔、心包腔超声图像；根据图3-5及图3-6所示位置放置探头，分别获取两前肺及两侧肺超声图像。还可选择高频线阵探头，将探头放置于两前胸壁（图3-5），联合M-mode评估有无气胸。

（2）掌握正常胸腔及肺超声图像，快速识别有无胸腔积液、肺不张/实变、气胸等e-FAST检查阳性超声图像。

（3）针对胸腹部钝性损伤，尤其伴有呼吸困难或血流动力学不稳定患者，快速、动态e-FAST检查为临床诊疗节约时间，尽早干预挽救生命。

（二）针对非创伤患者的心肺及重点超声检查

1. **肺超声检查**　肺超声检查操作门槛低，不同疾病状态的超声图像识别及解读至关重要。选择低频凸阵探头或相控阵探头，体型消瘦患者或重点探查有无气胸时也可选择高频线阵探头。通过直接超声征象识别的肺部病变包括胸腔积液、肺不张、肺实变等，通过间接超声征象识别的肺部病变包括气胸、肺间质性病变（肺水肿）、肺栓塞等。

（1）正常肺超声图像：探头与肋间隙垂直，获取正常肺超声图像（图3-7），包括胸膜线、肋骨影、A线；探头与肋间隙平行，获取正常肺超声图像（图3-8），包括胸膜线、A线。

（2）胸腔积液：探头置于图3-6所示位置，正常PLAS点肺超声图像如图3-9所示，超声图像上积液为无回声暗区，若胸腔积液浑浊或有漂浮物，超声图像上可见泥沙样改变或高亮条索影（图3-10）。

（3）肺不张（图3-11）/肺实变（图3-12）：不同病因所致肺不张/肺实变，其超声图像也各不相同，有完全肝样变实变肺组织，也有肺泡或支气管内残存未吸收气体，超声图像可见碎片征（图3-13）、支气管充气征等。

（4）肺间质性病变：正常肺泡含气99%以上，随着肺泡含气比例减少，肺超声上异常征象（B线，图3-14）逐渐增多。有研究表明，肺部病变程度及分布与B线多少及分布相关，根据间接征象（B线）多少进行肺超声评分赋值，进而可半定量评估血管肺水。

（5）气胸：肺超声通过间接超声征象可进行气胸的快速排除与诊断。其理论基础是脏壁层胸膜腔因气胸分隔，超声无法探查到脏层胸膜，因而肺滑行消失（图3-15）。肺实变、B线等超声征象也能快速排除气胸（图3-12，图3-14，图3-16）。

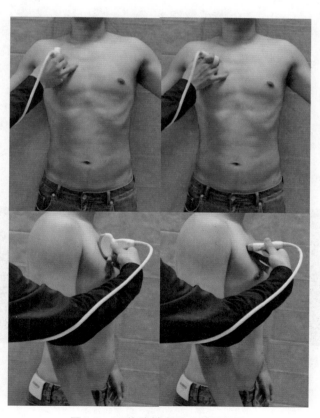

图3-5　两前肺超声探头放置位置

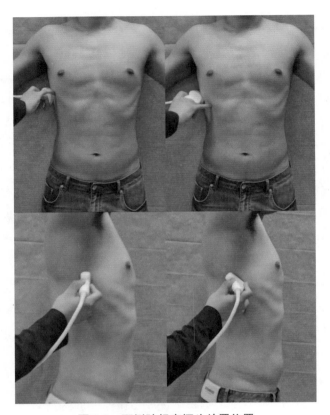

图 3-6　两侧肺超声探头放置位置

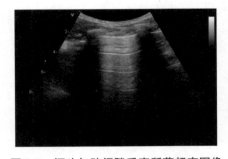

图 3-7　探头与肋间隙垂直所获超声图像

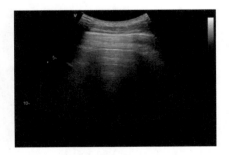

图 3-8　探头与肋间隙平行所获超声图像

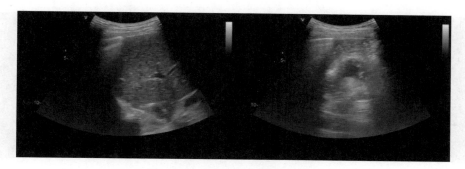

图3-9　PLAS点正常肺超声图像

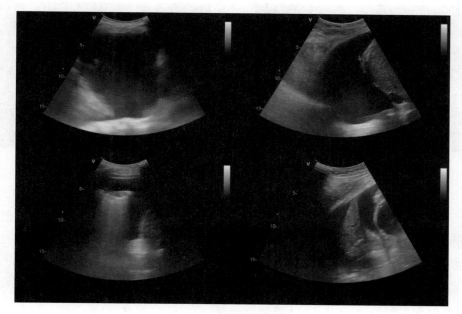

图3-10　胸腔积液

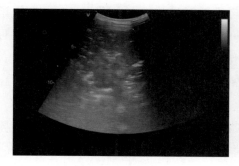

图3-11　肺不张

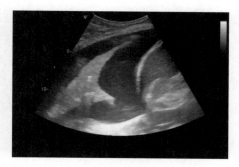

图3-12　肺实变

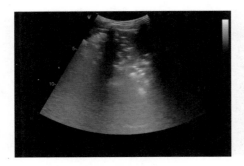

图3-13　肺碎片征

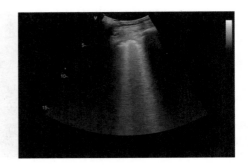

图3-14　肺B线

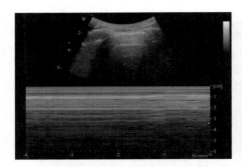

图3-15　条码征

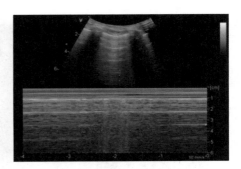

图3-16　沙滩征

2. 心脏超声检查　可选择相控阵探头或低频凸阵探头。重点心脏超声检查包括5个标准切面，不同切面的评估内容不同，根据临床需求，选择不同的切面，如评估左心泵血功能可选择胸骨旁长轴切面、胸骨旁短轴切面、心尖四腔心切面、剑突下四腔心切面。

（1）胸骨旁长轴切面：探头置于胸骨左缘第3～4肋间（图3-17），探头指向右肩方向，获取图像包括左心房、二尖瓣、左心室、主动脉瓣、右心室部分（图3-18）。此切面可用于评估左心系统流入流出道是否通畅，左心前负荷是否不足或过负荷，左心泵血功能等。

（2）胸骨旁短轴切面：在胸骨旁长轴基础上顺时针旋转90°（图3-19），探头指向左肩方向，沿心脏长轴平行移动，可获取不同水平的胸骨旁短轴切面（包括乳头肌水平左心室短轴切面、二尖瓣水平左心室短轴切面、主动脉短轴切面、心尖水平左心室短轴切面等），获取图像包括右心室、室间隔、左心室、降主动脉等（图3-20）。此切面可用于评估左右心泵功能，有无急性右心衰竭表现等。

（3）心尖四腔心切面：探头置于心尖搏动体表投影外1～2cm处（图3-21），探头指向右肩方向，调整探查深度，获取图像包括左心房、二尖瓣、左心室、右心房、三尖瓣、右心室等（图3-22）。此切面可用于评估左右心泵功能、前负荷、瓣膜反流、肺动脉高压等。

（4）剑突下四腔心切面：探头置于剑突下，探头指向左肩方向（图3-23），调整探查深度，获取图像包括肝脏、右心房、右心室、左心房、左心室等（图3-24）。此切面可用于特殊场景下心脏超声评估，如心肺复苏期间心脏评估。

（5）剑突下下腔静脉切面：探头置于剑突下，探头指向头侧，探头声束朝向胸后壁（图3-25），获取图像包括肝脏、肝静脉、下腔静脉等（图3-26）。此切面可用于容量及液体反应性评估。

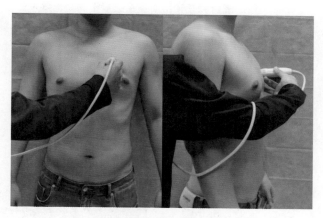

图3-17　胸骨旁长轴切面探头放置正侧面位置

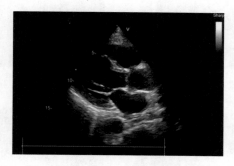

图3-18　胸骨旁长轴切面超声图像

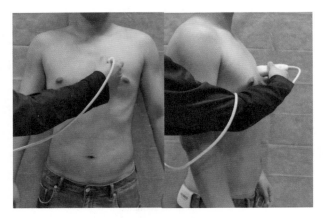

图 3-19　胸骨旁短轴切面探头放置正侧面位置

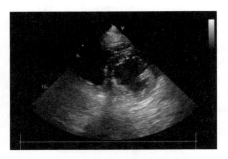

图 3-20　胸骨旁短轴切面超声图像

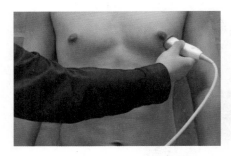

图 3-21　心尖四腔心切面探头放置位置

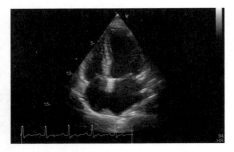

图 3-22　心尖四腔心切面超声图像

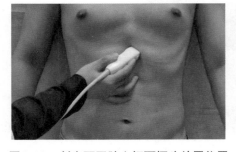

图 3-23　剑突下四腔心切面探头放置位置

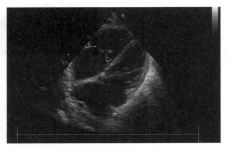

图 3-24　剑突下四腔心切面超声图像

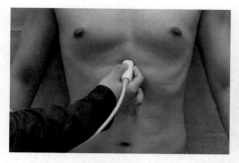

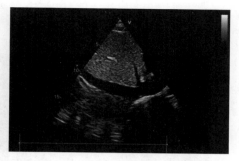

图3-25　剑突下下腔静脉切面探头放置位置　　图3-26　剑突下下腔静脉纵切面超声图像

3. 急腹症超声检查

（1）肾脏：选择低频凸阵探头，探头置于脊肋角或侧腹壁（图3-27），避开肋骨影，获取肾脏长轴切面图像，可见肾皮质、肾髓质、肾门，联合彩色多普勒超声模式下，可见肾血管树杈样分布（图3-28）。通过脉冲多普勒获取肾内叶间动脉多普勒频谱及多普勒参数肾脏动脉阻力指数（renal resistive index，RRI），正常成人RRI参考值0.4～0.65，若RRI＞0.7预警急性肾损伤，RRI＞0.79预警不可逆肾损伤。

（2）膀胱：选择低频凸阵探头，探头置于耻骨联合上方1～2cm，可与身体长轴垂直，也可与身体长轴平行探查，若留置导尿管，超声下可见导尿管球囊（图3-29）。

（3）胆囊：选择低频凸阵探头，探头置于右锁骨中线与肋弓交点处，探头指向右肩方向，扇面探查可及胆囊（图3-30）。胆囊大小受进食影响明显，正常胆囊大小6～10cm，胆囊壁光滑，胆汁透声佳。胆道梗阻、感染时，可见异常形态胆囊及胆汁透声差表现（图3-31）。

（4）腹部血管：选择低频凸阵探头，体型消瘦或儿童也可选择线阵探头，探头与身体长轴平行或垂直均可（图3-32）。从剑突下开始，平行移动探头，可获取腹部大血管超声图像，包括腹主动脉、腹腔干、肠系膜上动脉等（图3-33）。

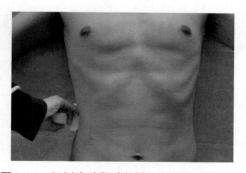

图3-27　经侧腹壁肾脏长轴切面探头放置位置

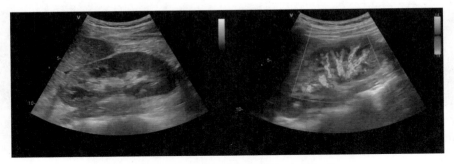

图 3-28　经侧腹壁肾脏长轴切面超声图像

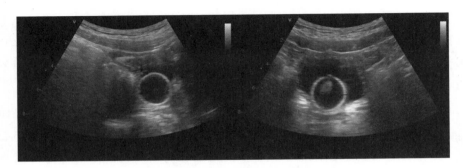

图 3-29　膀胱切面超声图像（见导尿管球囊）

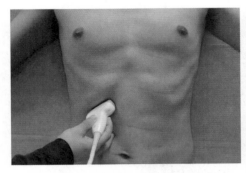

图 3-30　胆囊长轴切面探头放置位置

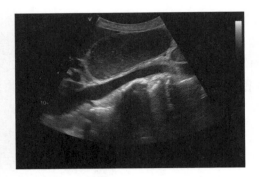

图 3-31　胆囊长轴切面超声图像

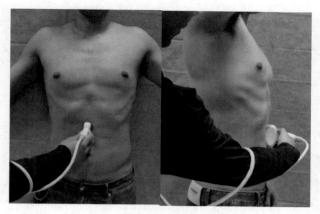

图3-32　腹主动脉、肠系膜上动脉长轴切面探头放置位置

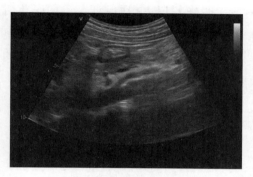

图3-33　腹主动脉、肠系膜上动脉长轴切面超声图像

（三）急诊超声技术需掌握的基本应用流程

1. 创伤超声流程（FAST/e-FAST检查）

2. 急性呼吸困难病因筛查流程（BLUE流程）　以肺超声为基础，快速呼吸困难病因筛查流程。

3. 急性休克病因筛查流程（RUSH流程）　以心肺血管超声为基础，快速休克病因筛查流程。

（高玉芝　石永伟）

第八节　体外心肺复苏与体外膜肺氧合技术

一、概念

体外心肺复苏（extracorporeal cardiopulmonary resuscitation，ECPR）是指在潜在的、可逆病因能够去除的前提下，对已使用传统心肺复苏不能恢复自主心律或反复心搏骤停而不能维持自主心律的患者快速实施静肺−动脉体外膜肺氧合（venous-arterial extracorporeal membrane oxygenation，V-A ECMO），提供暂时的循环及氧合支持的技术。

二、适应证与禁忌证

目前国际国内指南均无明确的ECPR适应证，不同医疗机构实施ECPR的入选标准也不尽相同。但成人ECPR专家共识强调，心搏骤停患者CPR持续40分钟以内实施ECPR。对于年轻、有目击者、无终末期疾病且评估病因可逆的心搏骤停患者，在初始60分钟内，应积极考虑ECPR。

（一）目前认同度较高的ECPR的适应证

1. 年龄18～75周岁。

2. 心搏骤停发生时有目击者，并有旁观者进行心肺复苏，从患者心搏骤停到开始持续不间断高质量心肺复苏时间间隔不超过15分钟。

3. 导致心搏骤停的病因为心源性、肺栓塞、严重低温、药物中毒、外伤、急性呼吸窘迫综合征等可逆病因。

4. 常规心肺复苏进行20分钟自主循环未恢复、血流动力学不稳定或自主循环恢复但自主心律不能维持。

5. 心搏骤停患者作为器官捐献的供体或即将接受心脏移植。

6. 初始心律为室性心动过速或心室颤动的心搏骤停患者。

（二）ECPR的禁忌证

1. 心搏骤停前意识状态严重受损。

2. 多脏器功能障碍。

3. 创伤性出血无法控制，消化道大出血，活动性颅内出血。

4. 有明确地拒绝心肺复苏的意愿。

5. 左心室血栓。

6. 严重的主动脉瓣关闭不全。

（三）ECPR的相对禁忌证

1. 主动脉夹层伴心包积液。

2. 严重的周围动脉疾病。

3. 严重脓毒症。

4. 心搏骤停时间已超过60分钟。

三、辅助方式

（一）静脉-动脉ECMO（V-A ECMO）

同时支持循环和呼吸功能，维持较高的动脉血氧分压，为患者提供足够的氧供和有效的循环支持。尽量采用外周血管插管，以减少出血和感染的概率。

按插管位置，V-A ECMO分为3种。

1. **股静脉-股动脉ECMO**　因为操作方便，并发症少而最常用。但存在上半身冠状动脉和脑组织灌注不充分的缺点，一般用于成人或体重较大的儿童。

2. **颈内静脉-颈动脉ECMO**　婴幼儿常用。不足之处是非搏动灌注成分较多，血流动力学不易保持稳定。

3. **右心房-升主动脉ECMO**　插管及撤除操作复杂，但由于在主动脉根部灌注，有利于改善心肌供血。

（二）静脉-静脉ECMO（V-V ECMO）

适用于肺部病变，仅需要呼吸功能支持的患者。代替肺功能，为低氧的血液提供氧合。插管位置一般采用左股静脉-右股静脉或颈内静脉-右股静脉。

四、穿刺与置管

由于ECPR的时效性及复杂性，需要迅速置管，在预定的程序下进行有效的多学科合作。如果患者符合ECPR的入选标准且无禁忌证，则在床旁或手术室进行置管并连接管路。置管方法有经皮置管和外科直视下切开置管两种，使用方法取决于操作者的经验和偏好。由于经皮置管快速，出血并发症较少，可由非外科医生（如重症医生、急诊医生、心血管介入医生等）操作，且不需要结扎动脉，因此，成为置管的优选方案。

心搏停止后经皮穿刺动静脉血管难度大，可采用直接切开，暴露血管后再采用Seldinger（经皮穿刺）法穿刺置管，操作方便，并发症少，节约时间。移动的超声设备可广泛应用于ECMO股动脉置管，提高时间利用率及成功率，并减少置管相关的并发症，如血肿、血管损伤、心脏压塞及下肢缺血。

五、ECMO设备

ECMO设备包括血管内插管、连接管、动力泵、氧合器、供氧管、热交换水箱及监测系统。患者静脉血液经静脉置管进入氧合器进行气体交换，排出CO_2，吸收O_2，在动力泵的驱动下返回动脉。

成人通常使用内径3/8英寸（9.525mm）管路，离心泵使用内径3/8英寸流入和流出管路，膜肺氧合器的型号是3/8英寸内径，膜肺氧合器的流速至少是患者需要达到的最大流速的1.5倍。ECPR中使用的管路必须能够提供足够的循环流量。成人经皮股静脉导管为17～21F，且能够从股静脉置管位置延伸至右心房。股动脉导管通常较短，型号为15～17F。

体外循环使用渗透压平衡的电解质溶液进行预冲，根据临床实际可加用血制品及人工胶体液，体外循环开始时使用白蛋白来减少渗透压变化，预冲量推荐600～800ml，体外循环的容量不超过患者血容量的30%。仅使用电解质溶液预冲的管路可以在ECPR前准备好并储存起来。预冲好的管路在30天内是安全的。

六、ECMO设备的维护管理

1. 患者置入ECMO导管后需要转入监护病房接受进一步治疗。一组专门人员负责ECMO设备的系统调试、运行管理及紧急情况处理。ECMO设备运行后，仍需积极进行心搏骤停的病因筛查和针对性治疗。急性心肌梗死患者需尽早进行PCI。已实施体外心肺复苏但仍昏迷的患者，需进行目标体温管理来改善神经系统功能预后。

2. ECMO辅助刚开始的15分钟应尽量提高灌注流量，机体缺氧改善后，根据心率、血压、中心静脉压等调整最佳流量，并根据血气结果调整酸碱、电解质平衡。心、肺功能恢复后逐渐降低流量，直至脱离ECMO。灌注流量以全身流量的50%为佳，氧耗多时可适当增加流量。流量过大会增加血液破坏。ECMO辅助期间血压可偏低，特别是在ECMO辅助初期，ECMO辅助过程中平均动脉压维持在50～60mmHg即可。组织灌注的情况主要根据静脉血气、经皮血氧饱合度来评估。

3. 低频低压呼吸机辅助呼吸常采用呼吸频率5～10次/分，通气量7～10ml/kg，吸入氧浓度21%～40%，峰值压力15～18mmHg，根据实际情况调整。定期膨肺以防止发生肺不张和肺炎。氧供和氧耗的比值一般情况维持在4∶1。如果动脉血氧合完全、机体的代谢正常，最佳的静脉血氧饱和度应为70%。氧供明显减少时，氧耗量也会下降，并伴有酸中毒、低血压等。定时检测患者血气情况，PaO_2维持在80～120mmHg，

$PaCO_2$维持在35～45mmHg。

4. 抗凝治疗。ECMO全程使用肝素抗凝。肝素首剂（插管前）100IU/kg；辅助开始后每小时追加5～30IU/kg，使活化凝血时间维持在140～160秒（中空纤维氧合器）或180～220秒（硅胶氧合器）。适当应用止血类药物，如氨基乙酸等以减少出血。

5. 补充血容量，维持水、电解质平衡。成人血细胞比容维持在30%～35%，胶体渗透压维持在20～24mmHg。及时补充血小板及凝血因子，血小板＞5×10⁹/L，纤维蛋白原＞100mg/dl。ECMO辅助期间过多的水分应尽量由肾脏排除，可用呋塞米、利尿酸、丁脲胺、甘露醇等促进肾脏排尿，尿量＞1ml/（kg·h）；也可用人工肾滤水。同时应重视机体水分的丢失，及时补充。高钠血症时可考虑零平衡超滤。

6. 维持患者处于镇静、镇痛状态，减少对患者的精神刺激。

7. 应用广谱抗菌药物预防感染，注意无菌操作及清洁护理。

8. ECMO辅助期间尽量减少血管活性药物用量，以使心脏得到充分休息。同时禁用脂性药物，如异丙酚、脂肪乳，以减少膜式氧合器血浆渗漏的发生。

9. 注意泵、管的维护。离心泵底座发热时易出现血栓。当离心泵转数与流量不相符、出现血红蛋白尿等情况时，提示可能有血栓形成，此时可用听诊器听到泵运转声音异常。静脉管路引流不畅时，管道会出现抖动；管道内负压过高（＞-30mmHg）时易出现溶血。管路必须固定牢固，避免滑脱和扭折；对负压管道系统进行操作时，必须先停泵。长时间ECMO辅助，当膜式氧合器出现血浆渗漏、气体交换不良、栓塞或患者出现严重血红蛋白尿时，应及时更换膜式氧合器。更换氧合器和管道应事先设计好，循环管道上应预留有排气的循环通路程。

10. ECMO为短期心、肺辅助手段，一般支持4～5天后要考虑更换膜式氧合器和管道。随辅助时间延长，并发症增加。

11. ECMO辅助期间出现特殊情况，需停止循环紧急处理：首先应钳夹动、静脉管路，开放管路桥；接着将呼吸机设置增加至全支持；排除和更换故障部位；快速评估是否需要重新开始ECMO支持。

七、ECPR的撤机

（一）撤机指征

1. 小剂量血管活性药物即可维持血流动力学稳定。

2. 无致命性心律失常。

3. 无酸碱失衡及电解质紊乱。

4. 辅助流量减少到正常心排血量的10%～20%。

5. 超声心动图显示左心室射血时间＞200ms、左心室射血分数＞40%。

（二）注意事项

撤机时，使用额外肝素后，将循环管路夹闭10分钟，观察心律、血压、肺动脉压、血氧饱和度，以及是否出现致命性心律失常等重要指标。如果上述参数在可接受的范围内，且未出现致命性心律失常，则可断开体外循环支持。如果患者撤除ECMO导管后又发生难治性休克，则需要重新启动ECMO治疗。合并严重周围动脉疾病的患者再次置管难度很大。如果出现不可逆的器官衰竭、难以控制的出血、不可逆性神经系统损伤及不可控制的感染，则需要终止ECPR治疗。

需要注意，符合撤机指征时才可谨慎考虑撤除静脉−动脉体外膜肺氧合支持。去除导管的方法取决于置管方法，需警惕拔出导管后形成血管并发症。

八、并发症

1. **出血** 颅内出血，置管部位出血，消化道出血。出血是ECPR最常见的并发症。

2. **血管并发症** 动静脉瘘，腹膜后血肿，肺栓塞。

3. **感染** 肺部感染，置管部位感染，血行感染。

4. **血栓栓塞** 脑梗死，肢体动脉栓塞。

5. **溶血**

6. **插管侧肢体并发症** 缺血，横纹肌溶解，骨筋膜室综合征。

7. **南北综合征** V-A ECMO一般选择股静脉作为引流通路，股动脉作为灌注通路，心脏泵出的顺向血流与外周V-A ECMO的逆向血流存在交会平面。氧合充分的逆向血流往往很难供应机体上半身，而顺向血流氧合不良，导致机体出现上半身缺氧，影响重要脏器供氧，可导致脑缺血及心肌缺血，称为南北综合征（又称Harlequin综合征或Blue Head综合征）。南北综合征通常发生在心脏本身的收缩能力逐渐恢复的过程中。可使用脉搏血氧饱和度测定法或动脉血气测量法密切监测头臂动脉，如右手、手臂或面部的血氧饱和度。在大多数情况下，南北综合征可以通过调整呼吸机参数（如提高呼吸机吸入氧体积分数、增加呼吸机呼气末正压等）改善顺行血液的氧合来预防，或者可添加单独的静脉灌注套管，以创建静脉−动脉−静脉ECMO回路。

九、预后及危险因素

目前尚无大规模随机对照临床试验来明确体外心肺复苏与常规心肺复苏患者结局有何不同，但回顾性分析和荟萃分析均提示体外心肺复苏患者的生存率和神经系统的恢复率更高。

体外心肺复苏的不良预后因素包括高龄、男性、心肺复苏开始时间延迟、心肺复苏持续时间长、门到ECMO实施时间延迟、ECMO开始后血压低、肾功能不全、pH低、乳酸升高、氧分压低、神经元特异性烯醇化酶升高、全身感染相关性器官功能衰竭评分（sepsis-relatedorganfailureassessment，SOFA）高。其中门到ECMO的时间长短是最主要的因素。

十、小结

体外心肺复苏对于常规心肺复苏失败的心搏骤停患者是非常重要且临床可行的治疗措施。需要严格掌握体外心肺复苏的适应证，该技术的实施依赖于综合性的技术熟练的团队合作。从心搏骤停到ECMO开始转机的时间窗是体外心肺复苏预后的决定性因素。

（鞠　帆）

第九节　血管活性药物的应用

血管活性药物在急诊抢救室的应用非常广泛，其通过对血管舒张和收缩状态进行调节而促进血管功能改善，并进一步促使微循环血流灌注改善，对于抢救急危重症患者具有至关重要的作用。

一、血管活性药物的定义

血管活性药物是指通过改变血管平滑肌收缩和舒张、调节心肌收缩能力的强弱、改变心率的快慢来影响血压和血流，从而起到升压和降压作用的药物。血管活性药物在维护人体正常的生理功能中扮演着关键的角色。当人体遭遇如休克、高血压、心绞痛、严重创伤等急危重症疾病时，血管活性药物的应用就显得尤为重要。

二、血管活性药物的分类

血管活性药物按照其作用方式可以分为三大类，包括血管收缩药、血管舒张药及正性肌力药。血管收缩药包括去甲肾上腺素、肾上腺素、多巴胺等，通过激活血管平滑肌上的α受体，使血管收缩，血压升高。血管舒张药包括硝酸甘油、硝普钠、乌拉地尔、酚妥拉明等，通过激活血管平滑肌上的β受体或释放一氧化氮等方式，使血管舒张，降低血压。正性肌力药包括强心苷类、磷酸二酯酶抑制剂及钙增敏剂等，代表药物如去乙酰毛花苷、米力农、左西孟旦等，通过增加心肌细胞内Ca^{2+}浓度，从而增加心肌收缩力。

三、常用血管活性药物的药理作用、适应证及用法用量

（一）血管收缩药（图3-34）

1. 肾上腺素

（1）药理作用：主要激动α和β受体。激动α受体使皮肤、黏膜和内脏小血管收缩；激动β受体增强心肌收缩力，加快心率，加速传导，增加心排血量及心肌耗氧量，兴奋心肌细胞，使收缩压升高。

（2）适应证：主要适用于因支气管痉挛所致的严重呼吸困难，迅速缓解药物等引起的过敏性休克，各种原因引起的心搏骤停进行心肺复苏的主要抢救用药。

（3）用法用量：支气管哮喘时予0.25～0.5mg皮下注射；严重过敏时予0.3～0.5mg皮下或肌内注射；心肺复苏时，肾上腺素1mg用10ml生理盐水稀释后静脉推注，3～5分钟重复使用。

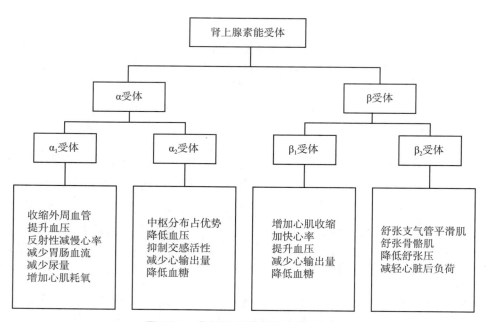

图3-34　常见肾上腺素能受体及作用

2. 去甲肾上腺素

（1）药理作用：激动α受体（对α_1和α_2无选择性），对β_1受体作用较弱。激动α受体使全身小静脉和小动脉收缩，以皮肤黏膜血管收缩最为显著，其次是肾血管，对冠

状动脉及骨骼肌血管作用小。激动 β_1 受体增强心肌收缩力，加快心率，增加心输出量。大剂量使用时外周血管剧烈收缩。

（2）适应证：用于治疗急性心肌梗死、嗜铬细胞瘤切除等引起的低血压；对血容量不足引起的休克可作为扩容的辅助治疗；是治疗感染性休克的首选血管活性药；用于治疗椎管内阻滞时的低血压及心搏骤停复苏后的血压维持；在消化道出血时，适当稀释口服，可用于局部止血。

（3）用法用量：体重（kg）×0.3mg 配制到 50ml 液体，1ml/h ＝ 0.1μg/（kg·min）；常用剂量为 0.01 ～ 2μg/（kg·min）（0.1 ～ 20ml/h）静脉微泵维持。

3. 多巴胺

（1）药理作用：可兴奋多巴胺受体、α受体及β受体。2 ～ 5μg/（kg·min）时，以激动多巴胺受体（使肾脏、肠系膜、冠状动脉和脑血管扩张）和β受体（对心脏有轻至中等程度的正性肌力作用）为主。5 ～ 10μg/（kg·min）时，明显激动 β_1 受体（兴奋心脏，增强心肌收缩力），同时也兴奋α受体，使外周血管轻度收缩。＞ 10μg/（kg·min）时，主要兴奋α受体，也兴奋β受体，发挥收缩血管效应。

（2）适应证：主要用于心肌梗死、创伤、感染性休克、心脏手术、肾衰竭、充血性心力衰竭等引起的各种休克。

（3）用法用量：体重（kg）×3mg 配制到 50ml 液体，1ml/h ＝ 1μg/（kg·min）；常用剂量为 2 ～ 20μg/（kg·min）（2 ～ 20ml/h）静脉微泵维持

4. 间羟胺

（1）药理作用：直接激动α受体，对 β_1 受体作用较弱。间羟胺收缩血管、升高血压的作用较去甲肾上腺素弱而持久，对心率影响不明显，有时因血压升高，可反射性引起心率减慢，但较少引起心律失常。对肾血管的收缩作用较去甲肾上腺素弱，但也可显著减少肾脏血流。

（2）适应证：用于防治椎管内阻滞时发生的急性低血压；对于出血、药物过敏、手术并发症及脑外伤或脑肿瘤合并休克而发生的低血压，本品可用于辅助性对症治疗；用于心源性休克或感染性休克所致的低血压早期。

（3）用法用量：注射给药时成人极量 100mg/次；肌内或皮下注射时 2 ～ 10mg/次，因为最大效应不是立刻显现，在重复用药前对初始量效应至少应观察 10 分钟；静脉注射时初始量 0.5 ～ 5mg，继而静脉滴注，用于重症休克；静脉滴注时将间羟胺 15 ～ 100mg 加入 5% 葡萄糖注射液或生理盐水 500ml 中滴注，调节滴速以维持合适的血压。

5. 多巴酚丁胺

（1）药理作用：相对选择性 β_1 受体激动剂，对α和 β_2 受体作用较弱，对多巴胺受体无作用。直接作用于心脏，产生较强的正性肌力作用，显著增加心输出量，降低肺

毛细血管压，而心率增加不明显。

（2）适应证：用于心输出量低和心率慢的心力衰竭患者，其改善左心力衰竭的作用优于多巴胺。

（3）用法用量：体重（kg）×3mg配制到50ml液体，1ml/h＝1μg/（kg·min）；常用剂量为2～15μg/（kg·min）（2～15ml/h）静脉微泵维持。

6. 异丙肾上腺素

（1）药理作用：β_1受体、β_2受体激动剂。前者显著增加心肌收缩力，使心率加快、传导加快，同时心输出量增加，收缩期和舒张期缩短，兴奋性提高。与肾上腺素相比，加快心率和加快传导的作用较强，对心脏正位起搏点的兴奋作用也较强，引起心律失常的机会比肾上腺素少；后者能舒张血管，降低外周阻力，舒张支气管平滑肌的作用较肾上腺素强，也具有抑制抗原引起的组胺及其他炎症介质释放的作用。

（2）适应证：治疗支气管哮喘，房室传导阻滞，因自身节律缓慢、高度房室传导阻滞或窦房结功能衰弱而引起的心搏骤停。

（3）用法用量：1mg配制到50ml液体；常用剂量以1μg/min（3ml/h）开始渐增。

（二）血管舒张药

1. 硝酸甘油

（1）药理作用：通过血管内皮细胞产生一氧化氮，松弛全身平滑肌，舒张全身血管，其中以扩张静脉系统的作用更显著。降低心脏前后负荷，减少心肌耗氧量，扩张冠状动脉和改善侧支循环，增加心肌血供，改善心肌缺血。

（2）适应证：防治心绞痛、心力衰竭，急性心肌梗死合并心力衰竭，高血压危象及难治性高血压。

（3）用法用量：30mg配制到50ml液体，1ml/h＝10μg/min；常用剂量为5～200μg/min（0.5～20ml/h）静脉微泵维持。

2. 硝普钠

（1）药理作用：通过血管内皮细胞产生一氧化氮，能猛烈扩张全身小动脉和小静脉，减轻心脏前后负荷，降低外周血管阻力，使血压下降，可使血压下降至任何水平，故需避免静脉推注。用于心力衰竭，能增加心输出量，使肺毛细血管压力下降，有效缓解心力衰竭。

（2）适应证：高血压危象首选药，急性左心衰竭、肺水肿，难治性心力衰竭。

（3）用法用量：50mg配制到50ml 5%葡萄糖注射液，0.6ml/h＝600μg/h＝10μg/min；常用剂量为5～400μg/min（0.3～24ml/h）静脉微泵维持。溶液需临时配置，需要避光处理。建议6～8小时更换溶液，不可长时间使用，避免氰化物中毒。

3. 乌拉地尔

（1）药理作用：主要阻断突触后α_1受体，中等程度阻断α_2受体，激活5-羟色胺受体，降低延髓心血管中枢的反馈调节。对心率影响小，剂量大时有抗心律失常的作用。对高血压者效果显著，对血压正常者没有降压作用。

（2）适应证：起效快，作用强，常用于高血压危象和手术前后的降压治疗。可用于治疗急性肺水肿、难治性心力衰竭、重度和极重度高血压及难治性高血压。

（3）用法用量：125mg配制到50ml液体，1ml/h＝2500μg/h＝40μg/min；常用剂量为5～25mg首剂，继以100～400μg/min（2.5～10ml/h）静脉微泵维持。

（三）正性肌力药

1. **强心苷类：代表药物地高辛**

（1）药理作用：强心苷与心肌细胞膜上的Na^+-K^+-ATP酶结合并抑制其活性，减少Na^+、K^+的转运，使细胞内Na^+浓度增加，之后又通过Na^+-Ca^{2+}双向交换机制使细胞内的Ca^{2+}浓度升高，从而增强心肌收缩力；可兴奋迷走神经，减慢心率、负性传导；通过抑制肾素－血管紧张素－醛固酮系统，降低血浆肾素活动，减少血管紧张素Ⅱ及醛固酮的分泌，产生对心脏的保护作用。

（2）适应证：经治疗后仍有症状的心力衰竭，心力衰竭伴快速性心房颤动首选强心苷类药物；可改善心房颤动、心房扑动、阵发性室上性心动过速等快速型心律失常。

（3）用法用量：用药先给全效量即"洋地黄化"，而后逐日给予维持量。强心苷类药物的用量应做到个体化，同一患者在不同病情下，用量也应增减。强心苷类药物治疗剂量与中毒剂量接近，易导致致命性心律失常，故使用时需要监测血药浓度。

2. **磷酸二酯酶抑制剂：代表药物米力农**

（1）药理作用：抑制磷酸二酯酶活性，使细胞内cAMP浓度增加，促进细胞内Ca^{2+}内流，增强心肌收缩力。

（2）适应证：急性失代偿性心力衰竭的短期治疗，用于肺动脉高压的治疗。

（3）用法用量：开始给予负荷剂量50μg/kg，将药物稀释成10～21ml，于10分钟内缓慢静脉注射。接着静脉滴注维持，用量为0.375～0.75μg/kg，总量不超过1.13mg/kg。

3. **钙增敏剂：代表药物左西孟旦**

（1）药理作用：与心肌肌钙蛋白C结合产生正性肌力作用，增强心肌收缩力，但不增加心肌氧耗，不影响心室舒张。

（2）适应证：用于传统治疗（利尿剂、血管紧张素转化酶抑制剂和洋地黄类）疗效不佳，并且需要增强心肌收缩力的急性失代偿性心力衰竭的短期治疗。

（3）用法用量：治疗的初始负荷剂量为6～12μg/kg，时间应大于10分钟，之后应持续输注 0.1μg/（kg·min）。

四、并发症

1. **心律失常**　部分血管活性药物可通过激动 $β_1$ 受体激动剂发挥心脏正性频率作用，可导致窦性心动过速、心房颤动、房室折返性心动过速、室性心动过速等各类心律失常。

2. **组织灌注不足**　部分血管活性药物通过强烈收缩外周血管，提升血压的同时可导致四肢、胃肠道、肾脏血供不足，表现为四肢指/趾端皮肤颜色发白发暗、皮温下降等缺血症状，严重者可导致四肢末端坏疽。胃肠道血供不足可导致胃肠缺血、胃肠道菌群移位、胃肠蠕动减慢，患者出现恶心、呕吐、便秘，严重者可出现血便、肠道感染等症状。肾血供不足可出现肌酐、尿素氮升高，少尿，甚至无尿等症状。

3. **皮肤及软组织坏死**　血管活性药物，尤其是收缩血管药物，如去甲肾上腺素，具有强烈收缩血管效应，外渗后加速局部组织缺血、坏死，如果药物配制浓度过高、输注速度过快，易发生药液外渗。

4. **心肌缺血**　β受体激动剂引起的正性肌力和正性频率作用可导致心肌氧耗增加，心率加快可导致冠状动脉舒张期充盈不足，从而加重心肌缺血缺氧。

5. **中毒**　强心苷类药物治疗剂量与中毒剂量接近，易导致致命性心律失常。

五、总结

血管活性药物是一类重要的药物，在维持生命体征过程中发挥着至关重要的作用。通过了解血管活性药物的分类、药理作用、用法用量等，可以更好地理解这些药物的价值，同时也为处理循环不稳定的急危重症患者提供理论支持。然而，必须认识到，任何药物都可能带来风险，安全使用药物是每位临床医生都应该重视的问题。因此，在使用血管活性药物时，应做到合理用药，保证患者的健康和安全。

（蒋　维）

参　考　文　献

［1］兰超，张强，雷如意，等. 心脏骤停救治现状2023年研究热点［J］. 中华急诊医学杂志，2024，33（1）：6-10.

［2］中华医学会急诊医学分会，中国医药教育协会急诊专业委员会. 中国心脏骤停中心建设专家共识［J］. 中华急诊医学杂志，2023，32（10）：1296-1303.

［3］葛均波，徐永健，王辰，等. 内科学［M］. 北京：人民卫生出版社，2018.

［4］刘大为. 实用重症医学［M］. 北京：人民卫生出版社，2017.

［5］张文武. 急诊内科学［M］. 北京：人民卫生出版社，2017.

［6］林果为，王吉耀，葛均波. 实用内科学［M］. 北京：人民卫生出版社，2017.

［7］管向东，陈德昌，严静. 中国重症医学专科资质培训教材［M］. 北京：人民卫生出版社，2019.

［8］管向东，陈德昌，严静. 中国重症医学专科资质培训资料［M］. 2版. 北京：人民卫生出版社，2016.

［9］中华医学会重症医学分会. 机械通气临床应用指南（2006）［J］. 中国危重病急救医学杂志，2007，19（2）：65-72.

［10］中华医学会呼吸病学分会呼吸危重症医学学组. 急性呼吸窘迫综合征患者机械通气指南（试行）［J］. 中华医学杂志，2016，96（6）：404-424.

［11］逄利，穆宇航，邢吉红. 心肺复苏后的目标体温管理［J］. 中华急诊医学杂志，2023，32（1）：13-16.

［12］中国医师协会神经外科分会神经重症专家委员会，北京医学会神经外科分会神经外科危重症学组，中国神经外科重症管理协作组. 神经重症目标温度管理中国专家共识（2022版）［J］. 中华神经医学杂志，2022，21（7）：649-656.

［13］王小亭，刘大为，于凯江，等. 中国重症超声专家共识［J］. 中华内科杂志，2016，55（11）：900-912.

［14］曹岚，张丽娜，王小亭，等. 重症护理超声专家共识［J］. 中国现代护理杂志，2020，26（33）：4577-4590.

［15］中华医学会急诊医学分会复苏学组，成人体外心肺复苏专家共识组. 成人体外心肺复苏专家共识［J］. 中华急诊医学杂，2018，27（1）：22-29.

［16］中华医学会急诊医学分会复苏学组，中国医药教育协会急诊专业委员会. 成人体外心肺复苏专家共识（2023版）［J］. 中华急诊医学杂志，2023，32（3）：298-304.

［17］国家心血管病中心，国家心血管病专家委员会心力衰竭专业委员会，中国医师协会心力衰竭专业委员会等. 国家心力衰竭指南2023（精简版）［J］. 中国心力衰竭和心肌病杂志，2023，7（3）：145-172.

［18］朱星星，陆宗庆，华天凤，等. 重症成年分布性休克患者应用血管加压素及其类似物的临床实践指南解读［J］. 中国循证医学杂志，2020，20（8）：913-917.

［19］李文旗，张斌，郑忠骏，等. 拯救脓毒症运动：2021年国际脓毒症和脓毒性休克管理指南［J］. 中华急诊医学杂志，2021，30（11）：1300-1304.

［20］PANCHAL AR，BARTOS JA，CABAÑAS JG，et al. Adult Basic and Advanced Life Support Writing Group. Part 3：Adult Basic and Advanced Life Support：2020 American Heart Association Guidelines for CardiopulmonaryResuscitation and Emergency Cardiovascular Care［J］. Circulation，2020，142（16_suppl_2）：S366-S468.

［21］American Society of Anesthesiologists Task Force on Central Venous Access，Rupp SM，Apfelbaum JL，et al. Practice guidelines for central venous access：a report by the American Society of Anesthesiologists Task Force on Central Venous Access［J］. Anesthesiology，2012，116：539.

［22］PARIENTI JJ，MONGARDON N，MÉGARBANE B，et al. Intravascular Complications of Central Venous Catheterization by Insertion Site. 3SITES Study Group［J］. The New England Journal of Medicine，2015，373：1220.

［23］SELDINGER SI. Catheter replacement of the needle in percutaneous arteriography；a new technique［J］. Acta radiol，1953，39：368.

［24］CHRISTOPHER KABRHEL，TODD W. THOMSEN，GARY S. SETNIK，et al. Orotracheal Intubation［J］. The New England Journal of Medicine，2007，356（17）：e15.

［25］STEPHANIE MACDONALD，MIRIAM STEPHENS，KAREN MCCLUSKEY. Alternative techniques for tracheal intubation［J］. Anaesthesia&Intensive Care Medicine，2023，24（3）：151-157.

［26］NOLAN JP，BERG RA，BERNARD S，et al. Intensive Care Medicine Research Agenda on Cardiac Arrest［J］. Intensive Care Med，2017，43（9）：1282-1293.

［27］PANCHAL AR，BERG KM，HIRSCH KG，et al. 2019 American Heart Association Focused Update on Advanced Cardiovascular Life Support：Use of Advanced Airways，Vasopressors，and Extracorporeal Cardiopulmonary Resuscitation During Cardiac Arrest：An Update to the American Heart Association Guidelines for Cardiopulmonary Resuscitation and Emergency Cardiovascular Care［J］. Circulation，2019，140（24）：e881-e894.

［28］DREWRY A，MOHR NM. Temperature Management in the ICU［J］. Crit Care Med，2022，50（7）：1138-1147.

［29］STORM C，NEE J，SUNDE K，et al. A survey on general and temperature management of post cardiac arrest patients in large teaching and university hospitals in 14 European countries-The SPAME trial results［J］. Resuscitation，2017，116：84-90.

［30］ROBERT DAVID JARMAN，CIAN MCDERMOTT，ANNA COLCLOUGH，et al. EFSUMB Clinical Practice Guidelines for Point-of-Care Ultrasound：Part One（Common Heart and Pulmonary Applications）LONG VERSION［J］. Ultraschall Med，2023，44（1）：e1-e24.

［31］ALEXANDER LEVITOV，HEIDI L. FRANKEL，MICHAEL BLAIVAS，et al. Guidelines for the Appropriate Use of Bedside General and Cardiac Ultrasonography in the Evaluation of Critically Ⅲ Patients-Part Ⅱ：Cardiac Ultrasonography［J］. Crit Care Med，2016，44（6）：1206-1227.

［32］RAINA M. MERCHANT，ALEXIS A. TOPJIAN，ASHISH R. PANCHAL，et al. 2020 American Heart Association Guidelines for Cardiopulmonary Resuscitation and Emergency Cardiovascular Care［J］. Circulation，2020，142（suppl 2）：S337-S357.

［33］KUNAL KARAMCHANDANI，JONATHAN WHEELWRIGHT，AE LIM YANG，et al. Emergency Airway Management Outside the Operating Room：Current Evidence and Management Strategies［J］. Anesth Analg，2021，133（3）：648-662.

第四章
胸痛中心

目前，我国心血管疾病防治面临严峻挑战，相比美国已迎来心血管疾病发病的"拐点"，我国心血管病死亡率仍居高不下。急性心肌梗死（acute myocardial infarction，AMI）越来越成为威胁大众健康的重要疾病。根据《中国心血管疾病与健康疾病报告2021》，2002—2018年，我国急性心肌梗死患者死亡率总体呈上升趋势，并且在2008—2020年心血管疾病死亡事件中，院外死亡人数占比高达77.13%。

全球第一家胸痛中心于1981年在美国巴尔的摩 St.ANGLE 医院建立。中国胸痛中心起步较晚，国内首家以区域协同救治体系为核心理念的胸痛中心于2011年3月在广州军区广州总医院成立。我国胸痛中心建设的基本理念是以具备直接PCI能力的医院为核心，通过对医疗资源的整合建立区域协同快速救治体系，以提高急诊胸痛患者的整体救治水平。中国胸痛中心自2013年建立自主认证体系，目前已经形成一整套完整、严谨、科学的建设标准和评审流程。

第一节　胸痛中心的概念与意义

胸痛中心是以区域协同救治体系建设为核心，为急性心肌梗死、主动脉夹层、肺动脉栓塞、张力性气胸等以急性胸痛为主要临床表现的急危重症患者提供的快速诊疗通道。

胸痛中心已成为衡量以急性心肌梗死为核心等胸痛疾病救治水平的重要标志之一。胸痛中心能够显著降低胸痛患者确诊时间，降低急性心肌梗死缺血再灌注治疗时间，缩短住院时间，减少再次就诊次数、再住院次数，减少不必要的检查费用，改善患者健康相关生活质量和就诊满意度。

一、胸痛中心提供高效规范救治，惠及千万胸痛患者

胸痛中心打通绿色通道，不断优化胸痛疾病救治流程，提升胸痛疾病诊疗能力，提高胸痛疾病救治效率，挽救更多患者生命。近5年来，胸痛中心救治胸痛患者超过1100万例，其中高危急性胸痛患者424万，包括急性心肌梗死患者253万，不稳定型心绞痛（unstable angina，UA）患者163万，主动脉夹层患者12.2万，肺动脉栓塞患者4.7万。

二、胸痛中心提高救治效率，救治成效显著

通过认证胸痛中心关键救治质控指标统计与分析结果显示，急性冠脉综合征（acute coronary syndrome，ACS）关键救治各项指标逐年改善。

胸痛中心可为急性心肌梗死患者提供及时、有效的诊疗服务，最大限度地保证ST段抬高心肌梗死（ST segment elevation myocardial infarction，STEMI）患者在短时间内得到有效救治。此外，胸痛中心建设不断促进医院优化流程和规范救治，STEMI患者平均住院天数及平均住院费用总体均呈下降趋势，患者救治时间缩短，心肌梗死并发症的发生率降低。

三、积极开展随访工作，提升ACS患者院后随访管理水平

自2021年起，胸痛中心积极开展ACS患者随访工作，通过建立随访体系，规范二级预防，建立院前急救、院中救治、院外随访康复的全流程管理模式，以期实现患者长期管理，提高患者的诊疗依从性，有效改善患者救治质量和预后，降低ACS患者的死亡率。2022年，胸痛中心随访持续开展单位总体上升，随访患者数量有明显上升，共覆盖1977家医院，随访量近82万。

（李立成）

第二节　胸痛中心的运行流程

中国胸痛中心认证体系是目前国际上的第三个胸痛中心认证体系，是在美国胸痛中心协会和德国心脏病学会认证标准的基础上，结合中国的实际情况所确立的认证体系。中国胸痛中心认证标准包括五大要素，分别是基本条件与资质、院前急救系统与院内绿色通道的整合、对急性冠脉综合征患者的评估和救治、持续改进、培训与教育。

基本条件与资质重点考查以急诊PCI为主的STEMI救治能力，院前急救系统与院内绿色通道的整合强调医院必须主动与院前急救系统合作以缩短救治时间，而对ACS

患者的评估和救治强调在临床事件中执行ACS指南，将指南流程化。

一、院前120急救中心的救治流程（图4-1）

120急救中心接到患者呼救电话后，立即询问患者胸痛症状，并在3分钟内派出救护车救援。救护车到达现场后，随车医护人员立即评估患者的生命体征是否稳定。如果生命体征不稳定，应立即抢救并转运至急诊医学科抢救室继续心肺复苏，必要时收治ICU。如果患者生命体征稳定，则10分钟内完成心电图（必要时行18导联心电图检查排除后壁和右心室心肌梗死），远程传输心电图至胸痛中心，并电话简单汇报病情。如心电图诊断为STEMI，明确需要溶栓或急诊介入治疗的患者，通知胸痛中心医生准备接收及手术准备。救护车上立即启动"急救一包药"，即嚼服阿司匹林300mg、替格瑞洛180mg（或氯吡格雷300mg），与患者家属沟通再灌注治疗方案。如果患者需行急诊介入治疗，且胸痛中心导管室条件允许，可直接送入导管室，最大限度地缩短导丝通过时间。患者如需接受溶栓治疗，则初步沟通溶栓治疗的相关风险等。整个过程应注意胸痛登记表格时间节

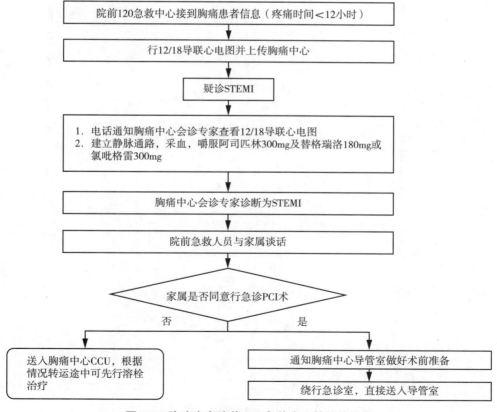

图4-1　胸痛患者院前120急救中心的就诊流程

点的记录。

二、胸痛中心的就诊流程（图4-2）

急诊科分诊护士首先快速评估胸痛患者一般情况，包括是否为急性病容及呼吸循环情况。如果患者情况不稳定或初次评估病情严重，应立即开通绿色通道，转入抢救室抢救，给予心电监测、吸氧，建立静脉通道，并进行心电图和肌钙蛋白检测等。如果初次评估患者生命体征稳定，则于胸痛诊室就诊，立即进行心电图检查（10分钟内完成）和肌钙蛋白检测（20分钟内完成）；同时进一步详细询问胸痛特点、既往史，测生命体征，进行全面的体格检查等。其次，填写胸痛患者相关信息，启动胸痛诊治流程，建立胸痛病历。

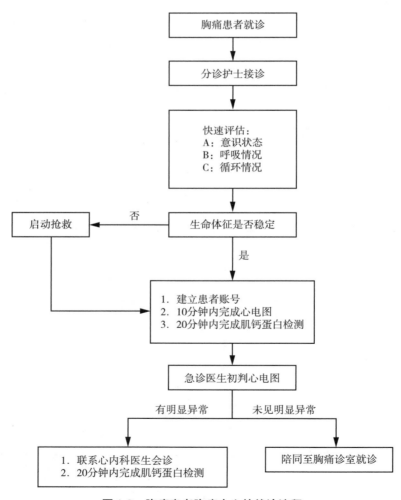

图4-2 胸痛患者胸痛中心的就诊流程

如果心电图提示为STMEI、新发完全左束支传导阻滞（left bundle branch block，LBBB），则进入STEMI流程，即立即启动导管室流程及邀请心血管内科医生会诊，给予负荷量双联抗血小板药物，待导管室激活后及时转入导管室行介入治疗；如心电图提示为ST段压低或者其他显著改变，邀请心血管内科医生会诊，根据心肌肌钙蛋白（cardiac troponin，cTn）等相关检查结果评定为NSTEMI或者UA，则进入相应流程。如怀疑为急性主动脉夹层，需在30分钟内完成主动脉CT增强检查和心脏超声检查，请血管外科或心外科医生会诊，明确后进入主动脉夹层流程进一步处理。如果患者临床表现高度符合气胸等表现，行胸部X线或胸部CT检查可明确，邀胸外科医生会诊，进入气胸流程进一步处理。如患者存在氧饱和度低、下肢非对称性水肿，高度怀疑肺栓塞，30分钟内进行肺动脉增强CTA或造影，请呼吸科和/或血管外科医生会诊，明确后进入肺动脉栓塞流程。如均不符合上述情况，则根据患者的相应表现进一步完善相关检查或复查心电图、心肌肌钙蛋白后邀相关科室医生会诊或转至相关科室门诊就诊。

（李立成）

第三节　危及生命的胸痛

一、急性冠脉综合征

ACS是全球居民疾病死亡的最主要原因。近年来，随着胸痛中心的积极建设和发展，针对ACS的诊疗流程也逐渐规范化和标准化，进一步提高了心肌梗死的再灌注水平。ACS包括非ST段抬高急性冠脉综合征（non ST elevation acute coronary syndrome，NSTEACS）和ST段抬高急性冠脉综合征（ST elevation acute coronary syndrome，STEACS）。NSTEACS包括UA和非ST段抬高心肌梗死（non-ST-elevation myocardial infarction，NSTEMI），STEACS主要是STEMI。如果NSTEACS早期没有得到控制和治疗，往往容易演变为STEMI，也有少数患者一开始发病即表现为STEMI。目前，我国ACS的发病率及病死率呈较快上升趋势，且发病年龄逐渐年轻化；ACS是胸痛中心中最常见且凶险的疾病之一，早期识别并提高其诊治水平是急诊抢救室医生一项迫切的任务。

（一）发病机制

ACS的发病机制是冠状动脉内的粥样斑块不稳定，具有高促凝作用的脂核部分与血液循环中的血小板及凝血蛋白接触，同时由于炎症介质的参与，局部血小板激活聚集，发生溃疡、破裂，形成血栓，导致管腔完全或不完全闭塞，供血的心肌缺血甚至坏死。

（二）临床表现

ACS最常见的症状是胸痛。疼痛通常表现为压迫、紧缩或烧灼感，程度较剧烈，常伴大汗、烦躁不安、恐惧或濒死感，可以放射到颈部、下颌、手臂或背部。胸痛通常持续数分钟至数小时，有时在休息或服用硝酸甘油后可缓解。ACS患者可能出现各种心律失常，包括心动过速、心动过缓、期前收缩等。ACS可导致心肌缺血和坏死，进而引起心力衰竭，由于心脏无法有效泵血，导致全身器官和组织缺氧，可能出现呼吸困难、乏力、水肿等。心力衰竭严重时甚至可导致休克或死亡。此外，还可出现其他症状，如恶心、呕吐、头晕，可能与心肌缺血或坏死有关，也可能是其他器官和组织受影响的表现。当出现上述不典型表现时，抢救室医生需要时刻警惕ACS的可能。

（三）辅助检查

接诊胸痛患者时要及早完善心电图检查：NSTEACS心电图表现为相关导联新发或一过性ST段压低≥0.1mV或T波低平、倒置，STEMI心电图表现为ST段弓背向上抬高。当发病症状持续半小时以上，尤其出现严重症状时，要及时完善心肌酶和心肌梗死标志物检测，必要时完善心脏彩超检查以明确诊断和鉴别诊断。

需要注意的是，有时根据病史、心电图的表现即可快速明确ACS诊断，不必等待血清肌钙蛋白和心肌酶学结果即可开始紧急处理，尤其是发生STEMI时。如果心电图不确定，心肌酶学阴性，但临床表现高度可疑，可以反复监测心电图、cTn和心肌酶学的变化。鉴别NSTEMI和STEMI非常重要，STEMI主张尽早通过药物溶栓或紧急血运重建，NSTEMI不主张药物溶栓。另外，cTn和心肌酶学明显升高，但心电图上无明显ST-T改变，需要完善主动脉CTA和肺动脉CTA检查以明确有无急性主动脉夹层和急性肺栓塞，如果阴性，建议住院进一步完善冠状动脉造影（coronary angiography，CAG）检查，以明确是否有冠脉分支急性闭塞（心电图表现不明显）。

（四）治疗（图4-3）

根据国内外指南，所有ACS患者均应在首次医疗接触10分钟内完成12导联心电图，必要时完善18导联心电图。通过判读心电图是否为STEMI，结合心脏标志物（cTnI、cTnT），并对NSTEACS进行危险分层（表4-1）。根据危险分层来确定进一步治疗方案。

1. PCI

（1）STEMI：经救护车收治且入院前已确诊为STEMI的患者，若120分钟内能

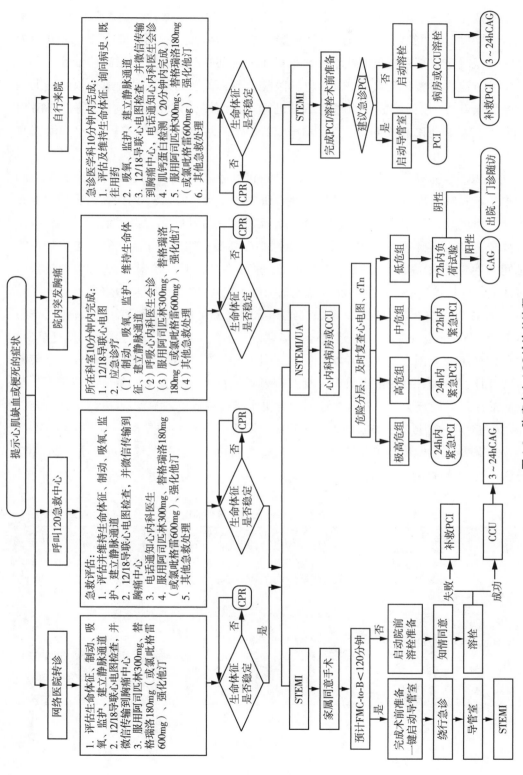

图 4-3　胸痛中心 ACS 诊治总流程

注：FMC-to-B，患者首次医疗接触到 PCI 球囊扩张时间。

转运至胸痛中心完成直接PCI治疗，则应首选直接PCI。在患者到达医院前尽快启动心导管室，并尽可能绕过急诊室直接将患者送入心导管室行直接PCI；若120分钟内不能转运至胸痛中心完成再灌注治疗，最好于入院前在救护车上开始溶栓治疗，具备转运条件时应直接转运至具有PCI能力的医院（不具备转运条件时就地抢救或请上级医院专科会诊），根据溶栓结果进行后续处理。再灌注治疗时间窗内，发病3小时内的STEMI直接PCI和溶栓同效；发病3～12小时，直接PCI优于溶栓治疗，优选直接PCI。

直接PCI的适应证：发病12小时内的STEMI患者；院外心搏骤停复苏成功的STEMI患者；存在提示心肌梗死的进行性心肌缺血症状，但无ST段抬高，出现以下一种情况（血流动力学不稳定或心源性休克；反复或进行性胸痛，保守治疗无效；致命性心律失常或心搏骤停；机械并发症；急性心力衰竭；ST段或T波反复动态改变，尤其是间断性ST段抬高）患者；STEMI发病超过12小时，但有临床和/或心电图进行性缺血证据；伴持续性心肌缺血症状、血流动力学不稳定或致命性心律失常。

（2）NSTEACS：具有至少1条极高危标准的患者，建议选择紧急侵入治疗策略；具有至少1条高危标准的患者，建议选择早期侵入治疗策略（＜24小时）；具有至少1条中危标准（或无创检查提示症状或缺血反复发作）的患者，建议选择侵入治疗策略（＜72小时）。NSTEACS和症状无反复发作患者先行无创检查（如负荷心脏超声、负荷心肌灌注显像检查）以寻找缺血证据，再决定是否进行侵入治疗。GRACE评分与患者年龄、心率、血压、心功能分级、肾功能，是否有室性心动过速、心室颤动、心搏骤停，ST段压低的幅度，以及部分实验室检查指标的高低有关，具体可以通过GRACE评分表进行计算评估风险（表4-2，表4-3）。

表4-1　NSTEACS患者侵入治疗策略风险标准

危险分层	标准
极高危	血流动力学不稳定或心源性休克；药物治疗无效，反复发作或持续性胸痛；致命性心律失常或心搏骤停；心肌梗死合并机械并发症；急性心力衰竭；反复的ST-T动态改变，尤其是伴间歇性ST段抬高
高危	cTn水平上升或下降，ST-T动态改变（有或无症状），GRACE评分＞140分
中危	糖尿病，肾功能不全［估测肾小球滤过率＜60ml/（min·1.73m²）］，左心室射血分数＜40%或慢性心力衰竭，早期心肌梗死后心绞痛，PCI史，冠状动脉搭桥术史，109分＜GRACE评分＜140分
低危	无任何上述提及的特征

表4-2 GRACE评分表

姓名：	住院号：		结果评分：
性别：	年龄：		体重（kg）：
血肌酐（μmol/L）：			
预估	范围	分数/分	得分
Killip分级	I	0	
	II	20	
	III	39	
	IV	59	
收缩压（mmHg）	＜80	58	
	80～99	53	
	100～119	43	
	120～139	34	
	140～159	24	
	160～199	10	
	≥200	0	
心率（次/分）	＜50	0	
	50～69	3	
	70～89	9	
	90～109	15	
	110～149	24	
	150～199	38	
	≥200	46	
性别	男性	0	
	女性	8	
年龄（岁）	＜30	0	
	30～39	8	
	40～49	25	
	50～59	41	
	60～69	58	
	70～79	75	
	80～89	91	
	≥90	100	
肌酸肌酶（mg/dl）	0～0.39	1	
	0.4～0.79	4	
	0.8～1.19	7	
	1.2～1.59	10	
	1.6～1.99	13	
	2.0～3.99	21	
	≥4.0	28	
危险因素	院前心搏骤停	39	
	ST段下移	28	
	心肌酶升高	14	
总分			

表4-3 Grace评分评估死亡风险

危险级别	Grace评分/分	院内死亡风险/%
低危	≤ 108	< 1
中危	109 ～ 140	1 ～ 3
高危	> 140	> 3
危险级别	Grace评分/分	出院后6个月死亡风险/%
低危	≤ 88	< 3
中危	89 ～ 118	3 ～ 8
高危	> 118	> 8

2. 药物治疗

（1）抗血小板治疗：未服用过抗血小板药物的ACS患者如无禁忌证，需首剂口服阿司匹林负荷量300mg，根据病情联合应用P2Y12受体抑制剂替格瑞洛180mg或氯吡格雷负荷剂量300 ～ 600mg；替格瑞洛是一种直接作用、可逆结合的新型P2Y12受体抑制剂，相比氯吡格雷，具有更快速、强效抑制血小板的特点。

（2）抗凝治疗：拟行PCI且未接受任何抗凝治疗的患者使用普通肝素70 ～ 100U/kg；初始普通肝素治疗后，PCI术中可在活化凝血时间（activated clotting time，ACT）指导下追加普通肝素（ACT = 225s）；不建议普通肝素与低分子量肝素交叉使用。低分子量肝素比普通肝素的剂量效应相关性更好，且肝素诱导血小板减少症的发生率更低。ACS患者术后常用的低分子量肝素为依诺肝素，还可考虑使用磺达肝癸钠、比伐芦定。

（3）抗心肌缺血药物：如患者有反复心绞痛发作，难以控制的高血压或心力衰竭，可静脉使用硝酸酯类药物；持续缺血症状的NSTEACS患者，如无禁忌证，推荐早期使用β受体阻滞剂；其他可考虑使用的有尼可地尔、钙通道阻滞剂等。

（4）溶栓药物（表4-4）：目前临床应用的溶栓药物主要包括非特异性纤溶酶原激活剂和特异性纤溶酶原激活剂两大类。建议优先采用特异性纤溶酶原激活剂。

（5）他汀类药物：所有无禁忌证的ACS患者入院后均应尽早开始高强度他汀类药物治疗，且无须考虑胆固醇水平。

3. 疗效评估 溶栓开始后60 ～ 90分钟内应密切监测临床症状、心电图ST段变化及心律失常情况。临床评估溶栓成功的指标包括60 ～ 90分钟内：①抬高的ST段回落 ≥ 50%。②胸痛症状缓解或消失。③出现再灌注性心律失常，如加速性室性自主心律、室性心动过速，甚至心室颤动、房室传导阻滞、束支阻滞突然改善或消失，或下壁心肌梗死患者出现一过性窦性心动过缓、窦房传导阻滞，伴或不伴低血压。④心肌坏死标志物峰值提前，如cTn峰值提前至发病后12小时内，肌酸激酶同工酶峰值提前

表4-4　常用溶栓药物的用法

药物	用法及用量	特点
尿激酶	150万U溶于100ml生理盐水，30分钟内静脉滴注	不具有纤维蛋白选择性，再通率低
重组人尿激酶原	5mg/支，一次用50mg，先将20mg（4支）用10ml生理盐水溶解后，3分钟静脉推注完毕，其余30mg（6支）溶于90ml生理盐水，于30分钟内静脉滴注完毕	再通率高，脑出血发生率低
阿替普酶	50mg/支，用生理盐水稀释后静脉注射15mg负荷剂量，后续30分钟内以0.75mg/kg静脉滴注（最多50mg），随后60分钟内以0.5mg/kg静脉滴注（最多35mg）	再通率高，脑出血发生率低
瑞替普酶	2次静脉注射，每次1000万U负荷剂量，间隔30分钟	2次静脉注射，使用较方便
rhTNK-tPA	16mg/支，用注射用水3ml稀释后5～10s内静脉推注	再通率高，一次静脉注射，使用方便

注：RhTNK-tPA，重组TNK组织型纤溶酶原激活剂。

至14小时内。

（四）教育和随访

胸痛中心要重视患者的教育和随访，以增强患者对ACS的认识和自我管理能力，提高预后。内容包括控制危险因素、康复训练、随访观察及心理支持。

二、主动脉夹层

（一）定义

主动脉夹层（aortic dissection，AD）是由于各种原因导致的主动脉内膜破裂，在血流压力下，大量血液经内膜破口进入主动脉壁，致使主动脉腔被分隔为真腔和假腔，真、假腔可以相通或不通。典型的主动脉夹层可以见到位于真、假腔之间的分隔或内膜片（图4-4，图4-5）。未经医疗干预的情况下，这一病变的自然转归往往是主动脉外膜破裂导致患者猝死或是主动脉腔内新发破口导致主动脉内膜再通，假腔血液重新进入真腔。夹层的撕裂进展形式可以是顺行撕裂，也可以是逆血流方向撕裂。

（二）分型

AD分型的目的是指导临床治疗和评估治疗的预后。国际上，主要根据夹层发生部位、内膜破口的起源及夹层的累及范围进行分型。

1965年，DeBakey首次根据AD原发破口的位置及累及范围提出了DeBakey分型，

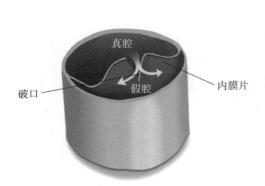

图 4-4　主动脉夹层示意

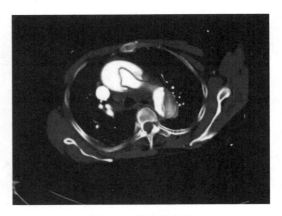

图 4-5　主动脉夹层

总共分为 3 型：Ⅰ、Ⅱ、Ⅲ。①Ⅰ型：原发破口位于升主动脉或主动脉弓，夹层累及升主动脉、主动脉弓、胸主动脉、腹主动脉的大部或者全部。②Ⅱ型：原发破口位于升主动脉，夹层累及升主动脉。少数可累及部分主动脉弓。③Ⅲ型：原发破口位于左锁骨下动脉以远，夹层范围局限于胸降主动脉为Ⅲa型；向下同时累及腹主动脉为Ⅲb型（图 4-6）。

　　1970 年，Daily 根据夹层累及的范围提出了 Stanford 分型，将 AD 分为 A、B 两型。①凡是夹层累及升主动脉者为 Stanford A 型，相当于 DeBakey Ⅰ型和Ⅱ型。②夹层仅累及胸降主动脉及其远端者为 Stanford B 型，相当于 DeBakey Ⅲ型（图 4-6）。

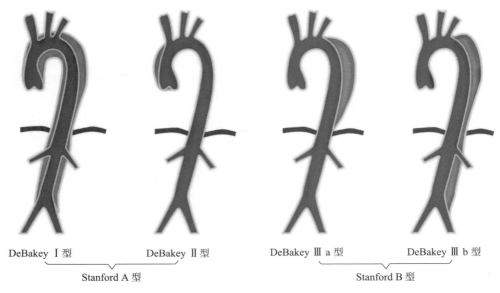

图 4-6　DeBakey 分型示意和 Stanford 分型示意

其他分型有如Lansman改良分型、Penn分型等。目前，国际上DeBakey分型和Stanford分型应用最为广泛。

（三）分期

AD通常根据患者首发症状的发病时间进行分期。传统分期方法将主动脉夹层在时期上分为急性期和慢性期。目前，急性期AD为发病时间在2周以内，临床症状出现2周内主动脉夹层患者的死亡率会显著增加。推荐根据《2014欧洲心脏病学会指南》和《2017中国主动脉夹层专家共识》，将AD进行分期：①发病时间≤14天为急性期。②发病时间15～90天为亚急性期。③发病时间＞90天为慢性期。

（四）诊断

1. 临床表现

（1）疼痛：疼痛是AD患者最为普遍的主诉。AD导致的疼痛常被描述为"撕裂样"或"刀割样"持续性难以忍受的锐痛。疼痛的部位和性质可提示AD破口的部位及进展情况。Stanford A型夹层常表现为前胸痛或背痛，Stanford B型夹层常表现为背痛或腹痛，但两者疼痛部位可存在交叉。部分患者亦可无疼痛症状。

（2）心脏并发症表现：心脏是Stanford A型AD最常受累的器官。AD可导致心脏正常解剖结构破坏或心脏活动受限导致相关症状：①夹层导致主动脉根部扩张可引起主动脉瓣关闭不全，重者可出现心力衰竭甚至心源性休克。②夹层累及冠状动脉开口可导致急性心肌梗死、心力衰竭或恶性心律失常，患者可表现为典型的冠状动脉综合征，如胸痛、胸闷和呼吸困难，心电图ST段抬高和T波改变。③夹层假腔渗漏或夹层破入心包可引起心包积液或心脏压塞。

（3）其他脏器灌注不良表现：AD累及主动脉的其他重要分支血管可导致脏器灌注不良的临床表现。①夹层累及无名动脉或左颈总动脉可导致中枢神经系统症状，3%～6%的患者发生脑血管意外，患者表现为晕厥或意识障碍；夹层影响脊髓动脉灌注时，可导致下肢轻瘫或截瘫。②夹层累及一侧或双侧肾动脉可有血尿、无尿、严重高血压甚至肾衰竭。③夹层累及腹腔干、肠系膜上及肠系膜下动脉时可引起胃肠道缺血表现，如急腹症和肠坏死，部分患者表现为黑便或血便；有时腹腔动脉受累引起肝脏或脾脏梗死。④夹层累及下肢动脉时可出现急性下肢缺血症状，如疼痛、无脉甚至下肢缺血坏死等。

2. 体征

（1）血压异常：AD常可引起远端肢体血流减少，导致四肢血压差别较大。若测量的肢体是夹层受累一侧，将会误诊为低血压，从而导致误诊和错误治疗。因此，对于

AD患者，应常规测量四肢血压。部分AD患者就诊时表现为低血压，此时应考虑心脏压塞可能。

（2）主动脉瓣区有舒张期杂音且患者既往无心脏病史，提示夹层所致急性主动脉瓣反流可能。

（3）胸部体征：AD大量渗出或者破裂出血时，可出现气管向右侧偏移，左胸叩诊呈浊音，左侧呼吸音减弱；双肺湿啰音提示急性左心衰竭。

（4）腹部体征：AD导致腹腔脏器供血障碍时，可造成肠麻痹甚至坏死，表现为腹部膨隆，叩诊呈鼓音，广泛压痛、反跳痛及肌紧张。

（5）神经系统体征：脑供血障碍时出现淡漠嗜睡、昏迷或偏瘫；脊髓供血障碍时，可有下肢肌力减弱甚至截瘫。

3. **实验室检查**　胸痛且高度怀疑急性AD的患者，应完善常规检查如血常规及血型、输血前检查、尿常规、急诊生化、血气分析、心肌肌钙蛋白I、凝血功能全套等。这些检查有助于鉴别诊断及评估脏器功能及手术风险，减少术前准备的时间。

4. **影像学检查**

（1）AD的影像学检查目的是要对全主动脉进行综合评价，包括AD受累的范围、形态、不同部位主动脉的直径、主动脉瓣及各分支受累情况、与周围组织的关系，以及AD的其他相关表现如心包积液、胸腔积液及脏器缺血情况等。具体如下：①明确内膜片。②明确内膜破口的位置。③识别真腔与假腔。④明确AD的累及范围。⑤明确主动脉窦、主动脉瓣累及情况。⑥主动脉一级分支受累情况及血流状态。⑦识别主要脏器的缺血情况。⑧识别心包积液、胸腔积液及程度。⑨识别主动脉周围出血与否。⑩识别扫描野内其他脏器的病变及性质。

（2）胸腹主动脉CTA检查（从胸廓入口上方至耻骨联合水平），上可评价头臂血管走行及受累情况，下可评价股动脉以便某些需要介入治疗患者选择穿刺或切开入路。应采用心电门控CTA扫描以减少心脏及主动脉根部搏动所产生的伪影对主动脉根部及升主动脉的影响；同时对冠状动脉近段、主动脉窦及主动脉瓣进行评价，为Stanford A型AD术前细化分型提供支持。考虑到患者接受的辐射剂量，增强前的平扫不是必须的。

（3）超声心动图对AD的诊断准确性较CT略低，但由于其便携性强，可用于各种状态患者的术前、术中及术后评价。经胸超声心动图（transthoracic echocardiography，TTE）诊断Stanford B型AD的灵敏度较低，但经食管超声心动图（transesophageal echocardiography，TEE）可明显提高诊断的准确性。当受患者体型、胸壁、肺部疾病等因素影响时，TEE可提高AD诊断的准确性，但作为一种侵入性操作对急性AD患者具有一定的风险，非全麻状态下不建议常规实施。对于Stanford A型AD，TTE可便捷、快速评价患者心功能、主动脉瓣膜功能及主动脉窦受累情况，为制订手术方案提供帮助。

（五）治疗

1．AD初步治疗的原则是有效镇痛，控制心率和血压，减轻主动脉剪应力，限制其进一步发展加重，降低主动脉破裂的风险。无论病人是否接受手术治疗，控制疼痛和稳定血流动力学的药物治疗都是必不可少的，推荐心率、血压控制目标值为：心率60～80次/分，收缩压100～120mmHg。

（1）镇痛：适当肌内注射或静脉应用阿片类药物（吗啡、哌替啶），可降低交感神经兴奋导致的心率和血压的上升，提高控制心率和血压的效果。

（2）控制心率和血压：主动脉壁剪应力受心室内压力变化率（dP/dt）和血压的影响。静脉应用β受体阻滞剂（如美托洛尔、艾司洛尔等）是最基础的药物治疗方法，但应保证能维持最低的有效终末器官灌注。对于降压效果不佳者，可在β受体阻滞剂的基础上联用一种或多种降压药物。需注意的是，若患者心率未得到良好控制，不要首选硝普钠降压。因硝普钠可引起反射性儿茶酚胺释放，使左心室收缩力和主动脉壁切应力增加，加重夹层病情。

2．Stanford A型AD一经确诊均应积极手术治疗。国内外对于急性Stanford A型AD应进行紧急外科手术治疗已经达成共识。长期的随访结果表明，Stanford A型AD外科手术的效果明显优于内科保守治疗。外科手术仍是急、慢性Stanford A型AD最有效的治疗方法。但目前诸多的外科治疗策略仍存在争议。此外，其他的手术治疗方法有杂交手术、全腔内修复术等。

3．与主动脉破裂相关的心脏压塞已被确认为急性A型主动脉夹层患者围手术期死亡的主要危险因素。心脏压塞的出现应促使紧急的主动脉修复。在这种情况下，考虑到心包血液的快速和积极引流可能会导致从主动脉到心包的更严重的渗漏，经皮心包穿刺术通常是禁忌的。然而，最近的研究表明，对于急性A型主动脉夹层合并严重心脏压塞的患者，术前控制性心包引流是一种有效的暂时性策略。

4．Stanford B型AD分为简单型和复杂型。不合并灌注不良综合征和/或持续病情进展的B型AD定义为简单型。合并难以控制的、持续的胸痛，药物控制不良的高血压，合并有灌注不良综合征，早期出现主动脉扩张表现及有胸腔积液（血胸）、主动脉周围血肿（渗出）增厚等先兆破裂表现为复杂型。目前药物治疗是简单型的首选治疗方法。对于复杂型患者的治疗，虽缺乏大宗病例的前瞻性研究结果，但欧美多个中心回顾性研究显示通过胸主动脉腔内修复术（thoracic endovascular aortic repair，TEVAR）可以使该类患者获益。B型AD选择开放手术适用于TEVAR入路不满意、近端锚定区不足和主动脉弓成角等。随着复合手术技术（Hybrid手术）的逐渐成熟，使那些既往无法耐受体外循环和不能满足血管腔内修复的B型AD患者得到了有效的救治。

由于Stanford B型AD患者的病情复杂多变，目前其最佳治疗方案依然存在争议。TEVAR是否应作为简单型AD的治疗方法仍有争议。我国Stanford B型AD患者的平均发病年龄远低于欧美国家，预期寿命长，该类患者采用TEVAR治疗已经被广泛接受。

三、急性肺栓塞

急性肺栓塞（acute pulmonary embolism，APE）是指由于血栓或其他物质阻塞肺动脉或其分支，导致肺循环的血流减少或中断的一组疾病或临床综合征。包括肺血栓栓塞症（pulmonary thrombo-embolism，PTE）、脂肪栓塞综合征、羊水栓塞、空气栓塞、肿瘤栓塞等。临床上，肺血栓栓塞症发病率最高，临床表现多样，均缺乏特异性，容易被忽视或误诊；其余肺栓塞少见或罕见，且多有特殊病史，如脂肪栓塞综合征多发生于长骨骨折和髋、膝关节置换术后；羊水栓塞多发生于分娩过程中；空气栓塞多发生于各种血管医疗操作后或潜水事故和外伤中；肿瘤栓塞发生于肿瘤患者。

（一）临床表现

肺栓塞的症状可以因栓塞的程度和部位不同而异，常见急性症状包括呼吸困难或急促呼吸；胸痛，可能是剧烈痛、锐利痛或刺痛；咳嗽，常伴有咯血；心悸或心律不齐；低血压或晕厥等。肺栓塞并发肺梗死时，可同时出现呼吸困难、胸痛和咯血，称为"肺梗死三联征"，但其发生率小于30%。急性PTE的临床表现缺乏特异性，容易被漏诊和误诊，但多存在一定的危险因素：任何可以导致静脉血流瘀滞、血管内皮损伤和血液高凝状态的因素（Virchow三要素）。应根据临床可能性评估结果对疑诊患者进行检查，一旦确诊PTE，还应进一步专科探寻潜在的其他危险因素。

（二）辅助检查

1. 疑诊相关检查

（1）血浆D-二聚体：对急性PTE的诊断敏感度为92%～100%，但不具备特异性，具有较高的阴性预测价值，若D-二聚体＜500ng/ml，可基本排除急性PTE。D-二聚体的诊断特异性随着年龄的升高而逐渐下降，以年龄调整临界值可以提高D-二聚体对老年患者的诊断特异性。证据显示，随年龄调整的D-二聚体临界值［＞50岁患者为年龄（岁）×10ng/ml］，可使特异度增加到34%～46%，敏感度＞97%。

（2）动脉血气分析：急性PTE常表现为低氧血症、低碳酸血症和肺泡－动脉血氧分压差增大，但部分患者的结果可以正常。

（3）血浆心肌肌钙蛋白：包括cTnI及cTnT，是评价心肌损伤的指标，急性PTE并发右心功能不全可引起肌钙蛋白升高，水平越高，提示心肌损伤程度越严重。目前认为肌钙蛋白升高提示急性PTE患者预后不良。

（4）脑钠肽（brain natriuretic peptide，BNP）和N-末端脑钠肽前体（NT-proBNP）：BNP和NT-proBNP是心室肌细胞在心室扩张或压力负荷增加时合成和分泌的心源性激素，急性PTE患者右心室后负荷增加，室壁张力增高，血BNP和NT-proBNP水平升高，升高水平可反映右心功能不全及血流动力学紊乱严重程度，无明确心脏基础疾病者如果BNP和NT-proBNP升高，需考虑PTE可能；同时该指标也可用于评估急性PTE的预后。

（5）心电图：多数病例表现为非特异性的心电图异常。包括V1～V4的T波改变和ST段异常；部分病例可出现经典的$S_IQ_{III}T_{III}$征（I导S波加深、III导出现Q波及T波倒置）；其他心电图改变包括完全或不完全右束支传导阻滞、肺型P波、电轴右偏、顺钟向转位等。

（6）超声心动图：超声心动图在PTE诊断和排除其他心血管疾病方面有重要价值。超声心动图检查可发现右心室后负荷过重征象，包括出现右心室扩大、右心室游离壁运动减低，室间隔平直，三尖瓣反流速度增快，三尖瓣收缩期位移减低。部分患者若超声发现右心系统（包括右心房、右心室及肺动脉）血栓，同时临床表现符合PTE，即可诊断PTE。超声心动图检查可床旁进行，在血流动力学不稳定的疑似PTE中有诊断及排除诊断价值。如果超声心动图检查显示无右心室负荷过重或功能不全征象，应寻找其他导致血流动力学不稳定的原因。

2. 确诊相关检查

（1）CT肺动脉造影（computed tomographic pulmonary angiography，CTPA）：CTPA可直观地显示肺动脉内血栓形态、部位及血管堵塞程度，对PTE诊断的敏感性和特异性均较高，已成为确诊PTE的首选检查方法。其直接征象为肺动脉内充盈缺损，部分或完全包围在不透光的血流之间（轨道征），或呈完全充盈缺损，远端血管不显影；间接征象包括肺野楔形、条带状密度增高影或盘状肺不张，中心肺动脉扩张及远端血管分支减少或消失等。

（2）通气/灌注（V/Q）扫描：V/Q扫描目前大多已被CTPA替代。典型征象：肺段分布的肺灌注缺损，并与V/Q不匹配。V/Q扫描辐射剂量低，示踪剂使用少，较少引起过敏反应。因此，V/Q扫描可优先应用于妊娠、对对比剂过敏、严重肾功能不全等患者。

（3）肺动脉造影：为PTE诊断的"金标准"，敏感度约为98%，特异度为95%～98%。肺动脉造影为有创性检查，通常在各种无创检查尚不能确诊时使用，随着CTPA的发展和完善，肺动脉造影已很少用于急性PTE的临床诊断。

（三）危险程度分层

PTE危险分层主要基于患者血流动力学状态、心肌损伤标志物及右心室功能等指标进行评估，从而采取更加个体化的治疗方案。

1. 高危　血流动力学不稳定（休克和低血压）持续15分钟以上，除外新发生的心律失常、低血容量或感染中毒症所致的血压下降。急性高危PTE，如无溶栓禁忌，推荐溶栓治疗。

2. 中危　血流动力学稳定，但存在右心功能不全的影像学证据和/或心脏生物学标志物（BNP、NT-proBNP及肌钙蛋白）升高。根据病情严重程度，可将中危PTE再分层：

（1）中高危：右心功能不全和心脏生物学标志物升高同时存在。

（2）中低危：单纯存在右心功能不全或心脏生物学标志物升高。

3. 低危　血流动力学稳定，不存在右心功能不全和心脏生物学标志物升高。

（四）治疗

急性肺栓塞的治疗目标是在维持生命体征的基础上，阻止血栓进一步发展，并恢复肺动脉血流。常用的治疗方法包括一般治疗、药物治疗和介入治疗。

1. 一般支持治疗　对高度疑诊或确诊急性PTE患者，应严密监测呼吸、心率、血压、心电图及血气的变化，并给予积极的呼吸与循环支持，对于顽固性低氧、循环不稳定患者，内科及介入治疗效果不佳时可尝试ECMO加强生命支持。焦虑、惊恐症状患者可适当应用镇静剂；胸痛者可予镇痛剂；保持大便通畅，避免用力，防止血栓脱落。

2. 急性PTE抗凝治疗（表4-5，表4-6）　抗凝治疗为PTE的基础治疗手段，可以有效地防止血栓再形成和复发，同时促进机体自身纤溶机制溶解已形成的血栓。分为胃肠外抗凝药物和口服抗凝药物。临床高度可疑急性PTE，在等待诊断结果过程中，建议开始应用胃肠外抗凝治疗。

抗凝治疗的标准疗程为至少3个月。有明确可逆性危险因素的急性PTE在3个月抗凝治疗后，如危险因素去除，建议停用抗凝治疗；危险因素持续存在的PTE，在3个月抗凝治疗后，建议继续抗凝治疗，延长抗凝疗程会带来出血的风险。

表4-5　胃肠外抗凝药

药物	用法、用量	注意事项
普通肝素	2000～5000U或按80U/kg静脉滴注，继之以18U/（kg·h）持续泵入	在开始治疗后的最初24小时每4～6小时监测APTT，根据APTT调整剂量，使APTT在24小时之内达到并维持于正常值的1.5～2.5倍。达到稳定治疗后，改为APTT监测1天
	静脉滴注负荷量2000～5000U，然后按250U/kg皮下注射，1次/12h	调节注射剂量使APTT在注射后6～8小时达到治疗水平
依诺肝素	100U/kg皮下注射，1次/12h或1mg/kg皮下注射，1次/12h	单日重量≤180mg
那曲肝素	86U/kg皮下注射，1次/12h或0.1ml/10kg皮下注射，1次/12h	单日重量≤17100U
达肝素	100U/kg皮下注射，1次/12h或200U/kg皮下注射，1次/天	单日重量≤18000U
磺达肝葵钠	（1）5.0mg（体质量＜50kg）皮下注射，1次/天 （2）7.5mg（体质量50～100kg）皮下注射，1次/天	
阿加曲班	2μg/（kg·min），静脉泵入	
比伐卢定	肌酐清除率＞60ml/min，起始剂量为0.15～0.2mg/（kg·h），静脉泵入	

注：APTT，活化部分凝血活酶时间。

表4-6　口服抗凝药

药物	用法用量	注意事项
华法林	胃肠外初始抗凝治疗后，根据临床情况及时转换为华法林，华法林的初始剂量为3.0～5.0mg	＞75岁和出血高危患者应从2.5～3.0mg起始，INR达标后可以每1～2周检测1次INR，推荐INR维持在2.0～3.0（目标值为2.5），稳定后可每4～12周检测1次
	口服华法林的患者，如果INR在4.5～10.0，无出血征象，应将药物减量，不建议常规应用维生素K；如果INR＞10.0，无出血征象，除将药物暂停使用外，可口服维生素K；一旦发生出血事件，应立即停用华法林，并根据出血的严重程度，可立即给予维生素K治疗，5～10mg/次，建议静脉使用	
达比加群酯	胃肠外抗凝至少5天，然后才能使用达比加群酯150mg，2次/d	目前国内尚缺乏直接口服抗凝药特异性拮抗剂，因此，患者一旦发生出血事件，应立即停用，可考虑给予凝血酶原复合物、新鲜冰冻血浆等

注：INR，国际标准化比值。

3. 急性PTE溶栓治疗

（1）急性PTE出现休克或持续性低血压时死亡风险极高，溶栓治疗是高危急性PTE患者的最佳推荐，其可迅速溶解部分或全部血栓，恢复肺组织再灌注，减小肺动脉阻力，降低肺动脉压，改善右心室功能，减少严重PTE患者病死率和复发率。溶栓治疗的主要并发症为出血，用药前应充分评估出血风险，必要时应配血，做好输血准备。

（2）指南推荐常用溶栓药物rt-PA 50mg、尿激酶2万U/kg或重组链激酶150万U，2小时持续静脉滴注。

（3）溶栓治疗结束后，应每2～4小时测定1次活化部分凝血活酶时间（activated partial thromboplastin time，APTT），当其水平＜正常值的2倍，重新开始规范的抗凝治疗。考虑到溶栓相关的出血风险，溶栓治疗结束后，可先应用普通肝素抗凝，然后再切换到低分子量肝素、磺达肝葵钠或利伐沙班等，更为安全。

4. 急性PTE介入治疗及外科手术治疗

急性高危PTE如果存在溶栓禁忌或溶栓失败，如条件允许，建议介入治疗或手术治疗；其目的在于清除阻塞肺动脉的栓子，以利于恢复右心功能并改善症状和生存率。介入治疗包括经导管碎解和抽吸血栓，或同时进行局部小剂量溶栓；有下肢深静脉大块血栓再次脱落阻塞肺动脉风险者，可考虑放置下腔静脉滤。肺动脉血栓切除术可作为全身溶栓的替代补救措施，适用于经积极内科或介入治疗无效的急性高危PTE，医疗单位须有施行手术的条件与经验。

四、张力性气胸

气胸是指气体进入胸腔，造成胸腔内压力增高，导致肺组织受压缩和活动受限的一种状态。气胸根据成因可分为自发性气胸和继发性（外伤、医源性等）气胸两种类型。根据肺–胸膜裂口情况及胸腔内压力变化，通常分为闭合（单纯）性气胸、开放（交通）性气胸、张力（高压）性气胸。本节主要介绍张力性气胸。张力性气胸常由于较大的肺疱破裂或较大较深的肺裂伤或支气管破裂，胸膜裂口形成单向活瓣，吸气时张开，呼气时关闭，腔内气体只进不出，胸膜腔内压力不断升高，压迫肺使之萎陷，并将纵隔推向健侧，挤压健侧肺和大血管，产生呼吸和循环功能严重障碍，危及生命。

（一）临床表现

常见症状有剧烈的胸痛、呼吸困难、心悸、呼吸急促、脸色苍白、咳嗽及突然感到疲倦等。缺氧严重者出现发绀、烦躁不安、昏迷，甚至窒息。常见体征可见伤侧胸廓饱胀，肋间隙增宽，呼吸幅度减低，可有皮下气肿。叩诊呈鼓音，听诊呼吸音消失。严重者可有血压下降等循环障碍表现。

（二）辅助检查

1. 胸部 X 线 可显示肺萎陷的程度、肺部情况、有无胸膜粘连、胸腔积液及纵隔移位等。胸片上显示无肺纹理的均匀透亮区的胸膜腔积气带，其内侧为与胸壁平行的弧形线状肺边缘。大量气胸时，患侧肺被压缩，聚集在肺门区呈球形阴影。存在血气胸时，可见液气平面；当胸内存在粘连带时，萎陷的肺失去均匀向肺门压缩的状态，显示出不规则状压缩或肺压缩边缘呈分叶状；患侧膈肌下移，气管、心脏向健侧移位；合并纵隔气肿时，可见纵隔和皮下积气影。

2. 胸部 CT 可清晰显示胸腔积气的范围、积气量、肺被压缩的程度，还可显示胸腔积液的多少。

（三）治疗

张力性气胸的急救治疗原则为立即排气，降低胸膜腔内压力。紧急状况下，院前急救可用粗针头在伤侧第 2 肋间锁骨中线处刺入胸膜腔进行排气减压。转运过程中针头外端可接单向活瓣装置，如果选用乳胶手套（气球、安全套等）连接在针柄部位，剪一个小口，使胸腔内高压气体排出，而外界空气不能进入胸腔内。

院内处理可行胸腔闭式引流术，引流位置多为患侧锁骨中线第 2 肋间。闭式引流装置与外界相通的排气孔可外接具有调节负压功能的吸引装置，以便加快气体排除，促使肺膨胀。有感染指征患者可抗感染治疗。漏气停止 24 小时后，X 线检查证实肺已膨胀，可拔除插管。若胸膜腔置管后，持续漏气严重，患者呼吸困难症状未见好转，提示肺、支气管的裂伤较大或断裂，应及早剖胸探查，修补裂口，或行肺段、肺叶切除术。对因肺大疱反复气胸者，可专科胸腔镜下切除肺大疱。

（赵　康　许士俊　张方琪）

参 考 文 献

［1］中国医师协会心血管外科分会大血管外科专业委员会. 主动脉夹层诊断与治疗规范中国专家共识［J］. 中华胸心血管外科杂志，2017，33（11）：641-654.

［2］中国医师协会心血管外科分会大血管外科专业委员会. 急性主动脉综合征诊断与治疗规范中国专家共识（2021 版）［J］. 中华胸心血管外科杂志，2021，37（5）：257-269.

［3］中华医学会呼吸病学分会肺栓塞与肺血管病学组，中国医师协会呼吸医师分会肺栓塞与肺血管病工作委员会，全国肺栓塞与肺血管病防治协作组等. 肺血栓栓塞症诊治与预防指南［J］. 中华医学杂志，2018，98（14）：1060-1087.

［4］中华医学会心血管病学分会，中华心血管病杂志编辑委员会. 急性 ST 段抬高型心肌梗死诊断和治疗指南（2019）［J］. 中华心血管病杂志，2019，47（10）：766.

［5］中华医学会心血管病学分会，中华心血管病杂志编辑委员会. 非ST段抬高型急性冠状动脉综合征诊断和治疗指南（2016）［J］. 中华心血管病杂志，2017，45（5）：359.

［6］MAIGENG ZHOU，YONG HUO，WEI WANG，et al. Trends and associated factors in place of death among individuals with cardiovascular disease in China，2008-2020：A population-based study［J］. The Lancet Regional Health. 2022，2（21）：1-15.

第五章
创伤中心

　　创伤是当今世界各国普遍面临的一个重大卫生问题，严重创伤救治是我国面临的一个重大公共卫生问题。创伤是与人类同时出现在地球上的最古老的医学课题之一，不仅是45岁以下中青年人死亡的首要原因，也是人类非正常死亡的"第一杀手"。全球每年因严重创伤致死者至少有250万人。在美国，创伤占不同年龄总死亡人数的6%，每10万人中就有56人死于严重创伤。每年因严重创伤致死者约有15万人，致残者有40万人，如果严重创伤能够得到及时处理，约35%的致死者可免于死亡。

　　中国每年创伤事故发生数量和致死人数均居世界首位，但以往院内多学科分别进行会诊治疗的模式和院前急救效率的低下，导致严重创伤患者的死亡率一直居高不下。随着社会进步和经济发展，创伤的发生率不仅没有降低或消失，反而与日俱增，导致严重创伤患者的伤残率和死亡率居高不下。在我国，每年因严重创伤致死者超过20万人，经济损失高达国民生产总值（gross domestic product，GDP）的6%。究其原因，问题众多：①严重创伤救治缺乏系统性规划。我国虽然有充裕的覆盖创伤各专科的三级医院和科室设置完善的二级综合医院，但缺乏独立建制的创伤中心。②救治现场与救治医院、医院急诊与各临床专科之间缺乏有效的信息联动和规范化流程。③无创伤专业的二级学科，缺乏专业性的创伤救治团队建设及培训。我国的创伤救治水平远低于欧美发达国家。严重创伤常涉及多器官、多系统的损伤，需要多学科联合进行科学、规范的整体性救治。针对创伤医疗的"痛点"，国家卫生健康委员会指出"依托全国严重创伤规范化救治培训中心（北京大学人民医院），建立区域创伤规范化救治培训体系"，并于2019年9月印发《关于设置国家创伤医学中心的通知》，以北京大学人民医院为主体设置"国家创伤医学中心"，在全国发挥辐射带动作用。

　　地方各级卫生健康行政部门按照辖区内人口数量与结构、医疗需求、医疗资源布局等情况，坚持区域协同、分级救治的原则，构建创伤中心救治体系，按照服务流程开展工作。区域创伤救治体系内应当建立统一规范的院前院内创伤分级预警机制、救治流程、信息共享机制，逐步实现院前急救与院内救治信息的互联互通。

各级创伤中心要建立依据检伤分类结果的预警联动机制和创伤患者救治的绿色通道，实现院前急救与院内救治之间的紧密衔接。不断完善管理制度、工作流程，落实相关诊疗指南、技术操作规范和临床路径。加强对创伤救治工作的质量控制，保障医疗质量与安全。

第一节　创伤中心的概念及意义

创伤中心是指医院将院内与创伤相关的主要外科专业科室、辅助检查科室集中前移到急诊功能区域，为加强和规范创伤患者而建立的多学科诊疗模式，负责为创伤急救患者提供及时、全面、系统的监护、评估、诊断和医疗服务。

为了提高创伤治疗的效率和质量，医疗资源需要进行整合和优化。这包括将各种医疗设施、设备和人员整合在一起，形成一个高效的运作系统。同时，通过对这些资源的优化配置，可以实现更有效的治疗和更好的患者满意度。

为了提供更好的创伤治疗服务，世界各地纷纷建立了创伤中心。创伤中心通常由多学科团队组成，包括外科医生、急诊医生、护士和其他医疗专业人员。同时，为了确保创伤中心的服务质量和患者安全，各种认证体系也应运而生，如美国的Trauma Center Verification Program等。这些认证体系通过严格的评审和审核，确保了创伤中心的治疗水平和患者安全。

在国家创伤医学中心的引领下，以中国创伤救治研究为纽带，各级医疗机构为基础，中国已经初步建立起了国家、省、市、县四级创伤救治服务体系，有效降低了创伤患者死亡。

（陆骁臻　江利冰）

第二节　中国创伤中心认证

中国创伤中心认证是一个由专业机构对医院或医疗机构的创伤救治能力进行评估和认证的过程。中国创伤救治联盟是一个负责开展中国创伤中心认证的权威机构。中国创伤中心认证是一个全面的评估过程，旨在确保医院具备满足认证标准的创伤救治能力和水平。

在认证过程中，评估专家组会对医院的创伤救治设施、设备、医疗团队技术、流程和管理等方面进行全面评估，以确定医院是否符合中国创伤中心认证的标准和要求。专家组将全面评估医院是否具备完善的医疗设施，包括急救室、手术室、ICU、康复室等。同时，评估医院是否配备了先进的医疗设备和技术，如创伤影像学、微创技术等；评估医院的医疗团队是否具备丰富的创伤救治经验和专业的技能。评估团队成员是否具备足够的沟通和协作能力，能够提供多学科联合治疗；评估医院是否具备标准化的创伤救治流程，包括患者评估、诊断、治疗和康复等环节。同时，评估医院是否能够根据患者的不同需求和状况，制定个性化的治疗方案；评估医院是否提供全面、专业的护理服务，包括疼痛管理、心理疏导、家庭关怀等。同时，评估医院是否关注患者的康复和预后，提供及时的康复指导和支持；评估医院是否具备完善的医疗安全管理体系，确保患者接受安全、可靠的医疗服务。这包括医疗差错预防、感染控制、药品管理等。同时，评估医院是否对医疗团队进行安全培训和教育，提高团队的安全意识和能力。

如果医院通过了中国创伤中心认证，表明该医院的创伤救治能力和水平已经得到专业机构的认可和肯定，可以更好地为创伤患者提供优质的医疗服务。

此外，中国创伤外科医师分会等组织机构也积极发挥作用，推动中国创伤救治服务体系的建设和发展。在未来的发展中，中国创伤中心将继续发挥其领头羊作用，带动优质医疗资源整合和流动，提升整体和区域医疗服务能力，以持续提升应急救治综合能力，共同应对严重创伤及各类应急突发事件的挑战。

随着创伤中心的发展，相关的研究成果和学术交流也日益丰富。这些成果不仅包括临床研究、基础研究等多种类型，也涉及创伤治疗的各个方面。随着全球化的发展，国际的创伤中心合作与交流也日益频繁。通过国际学术交流，可以分享经验和最佳实践，还可以共同开展大规模的临床研究和实践项目，推动创伤治疗技术的进步和发展。

未来创伤中心将面临许多新的发展趋势和挑战，包括：进一步改善创伤患者的预后，应对老龄化和慢性病带来的新挑战，利用人工智能和大数据进行精准治疗，以及提高创伤中心的应对能力和可及性等。为了应对这些挑战，需要继续加强研究和实践，推动创伤治疗技术的进步和发展。

综上所述，创伤中心评审是提高患者治疗效果和医疗机构质量的重要环节。通过明确目标、关注主要问题并实施科学有效的评审策略，可以不断完善创伤中心的运营管理，提升医疗服务质量，更好地满足患者的需求。需要注意的是，中国创伤中心认证并不是一个简单的荣誉认证，而是对医院创伤救治能力的全面评估和认证。因此，通过中国创伤中心认证的医院需要在各个方面都符合认证标准，才能够真正为患者提供更好的医疗服务。

总之，中国的创伤中心发展取得了一定的成绩，未来还将继续发挥重要作用，为健康中国建设作出更大的贡献。

（陆骁臻　江利冰）

第三节　创伤中心的内容与管理

一、创伤治疗技术的创新与规范化

随着医学科学技术的进步，创伤治疗技术也得到了不断的创新和规范。一方面，新的治疗策略和方法不断涌现，如损伤控制、快速康复、重症监护等；另一方面，新的治疗策略和方法也在实践中逐渐得到优化和规范化。这不仅提高了创伤治疗的成功率，还降低了患者的并发症发生率和死亡率。

2006年，姜保国教授成立北京大学交通医学中心（现为北京大学创伤医学中心），并创新性提出在我国建立以综合医院为核心的闭环式"严重创伤区域性救治模式"，使创伤平均救治时间缩短50%，严重创伤救治院内平均死亡率下降到20%。创伤救治"中国模式"，让更多基层百姓受益，并走出国门成为"发展中国家的一种范例"。

在过去的几十年里，创伤诊断与评估技术得到了显著发展。从最初的基于临床经验的诊断，到现在的基于科学证据的诊断，以及使用先进的医学影像技术、生物标志物和预测模型，医生能够更准确地诊断创伤，并评估患者的病情，从而制订更加有效的治疗方案。

二、创伤救治信息与创伤数据库

根据创伤的严重程度，可以将创伤分为轻度、中度、重度三个等级。①轻度创伤包括皮肤擦伤、软组织挫伤等。②中度创伤包括骨折、头部外伤等。③重度创伤包括多器官损伤、休克等。

（一）对于不同等级的创伤，救治方法和资源的需求也会有所不同

创伤患者信息包括患者的姓名、性别、年龄、身高、体重、既往史等基本信息。此外，还包括患者的受伤部位、受伤时间、受伤原因等信息，以便医护人员更好地了解患者的伤情和进行针对性治疗。

救治过程记录包括创伤患者的入院时间、手术时间、用药情况、护理记录等，可

以帮助医护人员了解患者的救治过程和治疗效果，为后续治疗提供参考。

根据患者的伤情和病情，医护人员会制订相应的治疗方案。治疗方案包括手术方案、药物治疗方案、护理方案等。治疗效果需要进行评估，以便医护人员了解患者的恢复情况并进行调整。

部分创伤患者可能会出现并发症和后遗症，如感染、疼痛、关节僵硬等。医护人员需要密切关注患者的病情变化，及时处理并发症和后遗症，确保患者的康复。

对于创伤患者，康复是一个重要阶段。医护人员需要为患者制订康复计划，包括物理治疗、职业康复等。同时，对患者进行随访可以了解患者的恢复情况和生活质量，为后续治疗提供参考。

了解创伤的病因和风险因素有助于预防创伤的发生。常见的创伤病因包括交通事故、工伤事故、自然灾难等。风险因素包括年龄、性别、饮酒、药物滥用等。医护人员需要针对不同病因和风险因素采取相应的预防措施。

救治资源包括医疗设备、医护人员、药品等。对这些资源的利用情况进行评估可以帮助医院更好地调配资源，提高救治效率。同时，对救治效率进行评估可以帮助医护人员发现不足之处并改进工作流程。

（二）创伤数据库的作用

1. **数据收集与整理**　创伤数据库可以系统地收集和整理创伤患者的相关信息，包括伤情、治疗过程、治疗效果、并发症和后遗症等，从而提供一个全面的数据平台，供医护人员进行分析和研究。

2. **提升救治质量**　通过数据库的建立和分析，医护人员可以更深入地了解创伤救治的最佳实践和有效策略，从而改进治疗方案，提高救治质量。

3. **资源优化与合理配置**　创伤数据库可帮助医院管理层了解医院的资源使用情况，包括医疗设备、药品库存、医护人员的工作负荷等，从而优化资源配置，提高医院的运营效率。

4. **科研支持**　创伤数据库可为科研人员提供宝贵的数据支持，帮助他们进行创伤救治相关领域的探索和研究，从而推动创伤救治领域的进步。

5. **患者管理与随访**　通过创伤数据库，医护人员可更好地跟踪和管理患者的治疗和康复过程，提供及时和个性化的医疗服务，同时也有助于对患者进行随访，了解患者的恢复情况和生活质量。

6. **风险因素评估与预防**　借助创伤数据库，医护人员可以分析和研究创伤的病因和风险因素，从而采取有效的预防措施，降低创伤的发生率和严重程度。

7. **质量改进与循证决策**　通过分析创伤数据库中的数据，医护人员可以发现治疗过程中存在的问题和不足之处，从而采取针对性的改进措施，提高救治质量。同时，这些数据也可以为管理层提供循证决策的依据，帮助他们制订科学和合理的医院管理政策。

三、创伤评分及其在创伤严重度评估中的作用

创伤评分是一种评估和记录创伤患者伤情严重程度的方法，有助于医护人员快速了解患者的伤情，制订相应的治疗方案和评估治疗效果。

（一）评估内容

1. **生理指标**　是创伤评分中重要的组成部分，包括体温、心率、血压、末梢循环情况等。这些指标可以反映患者的整体生理状态和器官功能情况，为医护人员提供判断患者伤情的重要依据。

2. **意识状态**　是评估患者伤情的重要方面，包括意识是否清醒、反应能力、语言表达能力等。对于创伤患者，如果存在意识障碍，可能提示存在严重的脑部损伤。

3. **循环状态**　包括血压、心率、心律等指标，可以反映患者的心脏功能和血液循环情况。对于创伤患者，循环状态的稳定与否直接关系到患者的生命安全。

4. **呼吸状态**　包括呼吸频率、呼吸深度、呼吸音等指标，可以反映患者的呼吸功能和氧合情况。对于创伤患者，呼吸困难或呼吸衰竭可能提示存在严重的胸部损伤或气道阻塞。

5. **皮肤情况**　包括皮肤颜色、温度、湿度等指标，可以反映患者的血液循环和体液平衡情况。对于创伤患者，皮肤瘀斑、破损或水肿可能提示内脏损伤可能。

6. **腹部情况**　包括腹部压痛、反跳痛、腹肌紧张等指标，可以反映患者的腹部脏器和组织损伤情况。对于创伤患者，腹部症状可能提示存在腹腔内出血或消化系统损伤。

7. **四肢情况**　包括四肢活动度、感觉、肿胀等指标，可以反映患者的骨骼、肌肉和神经系统损伤情况。对于创伤患者，四肢症状可能提示存在骨折、肌腱损伤或神经损伤。

8. **头颅情况**　包括头颅外伤史、颅骨凹陷、头皮损伤等指标，可以反映患者的头颅和神经系统损伤情况。对于创伤患者，头颅症状可能提示存在颅内出血或脑组织损伤。

（二）评分方法

创伤评分分为院前评分和院内评分两大部分。前者着眼于创伤患者的去向和现场处理，后者着眼于评估预后。近30年来，创伤评分作为评价创伤严重程度的量化标准，

已成为研究创伤患者院前急救、院内急救和ICU监护治疗必不可少的客观指标。以下将对临床中常用的创伤评分进行介绍。

1. 院前创伤评分

（1）创伤指数（trauma index，TI）：是以患者生命体征为基础研究的创伤评分法，包括受伤部位、损伤类型、循环、呼吸和意识5个方面（表5-1）。该评分方法根据每个方面的异常程度计1、3、5或6分，5项计分相加得出TI总分：总分≤9分为轻度或中度损伤，10～16分为重度，≥17分为极重，≥21分则病死率剧增，≥29分则80%在1周内死亡。研究表明，TI≥10分的重伤者须送创伤中心或大医院。

表5-1　创伤指数

项目		计分/分			
		1	3	5	6
受伤部位	肢体	腰背部	胸部、骨盆	头、颈、腹部	
损伤类型	裂伤	挫伤	刺伤、撕脱伤	弹片伤、爆炸伤、骨折脱位、瘫痪、血腹	
循环	外出血	SP 70～100mmHg	SP 50～70mmHg	SP＜50mmHg	
脉搏	正常	100～140次/分	＞140次/分	无脉或＜55次/分	
呼吸	胸痛	呼吸困难、费力、浅快或＞35次/分	发绀、血（气）胸或反常呼吸	窒息或呼吸停止	
意识	嗜睡	木僵或淡漠、答不切题	浅昏迷、逆行健忘	深昏迷、再昏迷	

注：SP，收缩压。

（2）创伤评分法（trauma score，TS）：该计分方法是以格拉斯哥昏迷评分（Glasgow coma scale，GCS）为基础，结合心血管和呼吸情况评定的方法。主要有呼吸、呼吸幅度、收缩压、毛细血管充盈、GCS 5项指标（表5-2）。5项指标计分相加，得出总分为1～16分。总分越少，伤情越重。研究指出，将总分≤12分的重伤者送创伤中心或大医院，其准确度可达98%。

（3）CRAMS计分法：包括循环（circulation）、呼吸（respiration）、胸腹（abdomen）、运动（motor）和言语（speech）5个方面，按轻、中和重度异常分别计2、1、0分，5项计分相加得出总分（表5-3）。总分9～10分为轻度，7～8分为重度，≤6分为极重度。此法简便易行，便于记忆。

表5-2　创伤评分法

呼吸（次/分）	计分/分	呼吸幅度	计分/分	收缩压/mmHg	计分/分	毛细血管充盈	计分/分	GCS	计分/分
10～24	4	正常	1	＞90	4	正常	2	14～15	5
25～35	3	浅或困难	0	70～90	3	迟缓	1	11～13	4
＞35	2			50～69	2	无	0	8～10	3
＜10	1			＜50	1			5～7	2
0	0			5	0			3～4	1

表5-3　CRAMS计分法

项目	计分/分		
	2	1	0
循环	毛细血管充盈正常和SP≥100mmHg	毛细血管充盈迟缓或收缩压85～90mmHg	无毛细血管充盈或SP＜85mmHg
呼吸	正常	费力、浅或呼吸频率＞35次/分	无自主呼吸
胸腹	均无胸腹痛	胸或腹部有压痛	连枷胸、板状腹或深穿刺伤
运动	正常（能按吩咐做动作）	只对疼痛刺激有反应	对任何刺激均无反应
言语	正常（对答切题）	言语错乱，语无伦次	发音听不懂或不能发音

注：SP，收缩压。

（4）院前分类指数（prehospital index method，PHI）：包括收缩压、脉搏、呼吸和意识4个方面（表5-4）。每个方面根据伤情计0～5分，4项计分相加得出PHI总分。总分0～3分为轻伤，4～20分为重伤。如有胸、腹穿透伤，总分另加4分。

（5）类选对照表（triage checklist，TC）：包括以下7项内容。①收缩压＜90mmHg，脉搏120次/分，呼吸＞30次/分或＜12次/分。②头、颈、胸、腹或腹股沟穿透伤。③意识丧失或意识水平低。④腕或踝以上部位的创伤性断肢。⑤连枷胸。⑥有2处或2处以上的长骨骨折。⑦从约5m以上高度坠落。凡符合以上一项或几项情况的创伤患者应立即送创伤中心或大医院。该法可迅速判别出重伤者。鉴于某些重伤者在伤后短时间内症状表现不明显，笔者建议用此法初选，把症状明显的危重伤者选出来，然后用其他计分法对余下的创伤患者再进行分类。

2. 院内创伤评分

（1）简明创伤定级标准（abbreviated injury scale，AIS）：是解剖损伤的定级标准，它用一种简单的数字编码来表示损伤的程度，每个数字都表达一定内容，目的是便于计算机处理。临床上使用最多的是AIS-90，AIS评分的表示方法由诊断编码和损伤评分两部分组成，记为小数形式"××××××.×"。小数点前的6位数字为损伤的诊断编

表5-4 院前分类指数

收缩压/mmHg	计分/分	脉搏（次/分）	计分/分	呼吸	计分/分	意识	计分/分
＞100	0	51～119	0	正常	0	正常	0
86～100	1	≥120	3	费力或浅	3	模糊或烦躁	3
75～85	2	≤50	5	＜10次/分或需插管	5	言语不能理解	5
0～74	3						

码，分别代表身体区域、解剖类型、具体受伤器官、具体损伤类型、性质或程度。小数点后的1位数字为伤情评分。

基本原则：①以解剖学损伤为依据，每一处损伤都应有一个AIS评分。②AIS是对损伤本身予以严重度分级，不涉及其后果。③AIS不是单纯预计损伤死亡率的分级法。④AIS法要求损伤资料确切具体，否则无法进行编码和确定AIS值。

该评分的局限性：以上的编码规则在应用中有时较难掌握，实际编码和评分应使用一定的评分工具，参照AIS编码评分手册。AIS的级数不能简单相加或求平均数，不适于多发伤的评估。

（2）创伤严重度评分法（injury severity score，ISS）：以解剖损伤为基础，是相对客观和容易计算的方法，为医院内评分方案中应用最广的方法。包括头颈部、面部、胸部、腹部和盆腔脏器、四肢及骨盆但不包括脊椎、体表6个方面。其计算值是取身体3个最严重损伤区域的最高AIS值的平方和。ISS的分值范围为1～75分，≤16分为轻伤，＞16分为重伤，＞25分为严重伤。计算时，将6个分区中损伤最严重的3个分区中各取一最高AIS值，求其各自平方和，相加得出该创伤患者的ISS值。如表5-5所示，该创伤患者的ISS的分值为34分。

表5-5 某创伤患者损伤严重度的AIS评分及ISS计算

分区	损伤情况	AIS编码	最高AIS	AIS平方
头颈部	大脑挫伤	140602		
	颈内动脉完全横断	320212	4	16
面部	耳撕裂伤	210600	1	
胸部	左侧第3、第4肋骨骨折	450420	2	
腹部和盆腔脏器	腹膜后血肿	543800	3	9
四肢及骨盆	股骨干骨折	851800	3	9
体表	多部位擦伤	910200	1	
合计				34

该评分的局限性：不能反映患者的生理变化及健康和年龄状况对伤情的影响，不能反映分值相同但伤情不同的实际差异，不能反映同一区域仅一处伤与多处伤的区别，不能反映脑外伤的严重程度及腹部多脏器伤和多发性骨折及同一处弹道伤的伤情。由于只采用损伤最严重的3个分区来计算，易出现同一区域有多处伤而严重程度评估过低的情况。

（3）创伤及严重程度评分法（trauma and injury severity score，TRISS）与创伤特征严重度法（a severity characterization of tauma，ASCOT）。TRISS是广泛用于创伤患者的预后估计和治疗指导的计量法，根据修正创伤评分、ISS、创伤类型、年龄4个因素提出，可精确地估计伤情，推测预后及衡量救治水平。ASCOT是以AIS为基础，将生理和解剖指标相结合的预后评估法。缺点：TRISS和ASCOT的量化及计算复杂，均需计算机完成并储存，掌握难度较大。优点：TRISS对生存患者和穿透伤死亡患者的误判率较低；ASCOT引入了解剖要点（anatomic profile，AP）分区法和年龄权重，更能反映老年患者体质的差异，因此，更能准确地预测伤情。

（4）改进的颌面创伤严重度评分法（revised injury severity socre，RISS）：是以AIS-90为基础，在不改变原ISS与AIS函数关系的前提下，对颌面部多发性骨折患者，计算口腔颌面部所有解剖部位的AIS值。优缺点：①这种方法吸取了ISS的优点，且在其表达式中不改变原ISS与AIS的函数关系，可以显示出颌面部多发骨折伤重于单发骨折伤的差异，从而避免ISS法对两处以上骨折损伤严重估计不足的情况。②与ISS法相比，改进后的RISS法不失为一种更合理、有效的方法，能够准确地反映实际颌面部多发骨折的严重程度。

四、严重创伤救治团队

创伤中心的救治体系是一种协同合作的、分级负责的创伤救治机制，旨在通过优化资源配置、提高急救水平、完善转运系统、加强创伤救治培训等手段，最大限度地提高创伤患者的救治效果。创伤中心救治体系的核心是创伤中心，它是集急救、手术、重症监护、康复等功能于一体的专科严重创伤救治团队，全面覆盖患者救治全程的协同作战。

创伤救治团队是针对严重创伤患者，由院前急救、急诊外科、骨科、普通外科、神经外科、泌尿外科、胸外科、重症医学科、麻醉手术科、介入放射学专业等创伤救治相关临床专科医生组成的救治团队。其中院前急救、急诊外科及相关科室当班人员组成创伤救治组，各相关科室专家组成创伤专家组。

严重创伤救治团队是一个集多学科、多专业的医疗团队，专注于在创伤发生后的第一时间开始救治，直至患者完全康复。这个团队由多个角色组成，分别在现场救援、院前转运、急诊室、手术室、ICU、康复治疗、心理辅导及后勤保障等方面发挥重要作用。

创伤救治组组长由在场最高职称的医生担任，同等职称情况下原则上由急诊科医生担任，特殊情况下由医院业务总值班担任。严格执行创伤救治组组长负责制。各成员应遵从组长统一安排，积极配合，相互协调，不得推卸责任。最终救治方案由创伤救治组组长根据伤情决定，其他救治组成员积极配合。

严重创伤救治团队的每个成员都需要保持高度的警觉和专注，并随时准备与其他团队成员进行沟通和协作。有效的沟通是关键，因为每个团队成员都需要了解患者的状况，以及下一步的治疗计划。通过定期的团队会议和简报，可以确保所有成员都了解最新信息，从而做出最佳决策。

严重创伤患者的团队救治是一个多学科协作的过程，需要各个方面的专业知识和技能。

生命体征评估是严重创伤患者救治的第一步。通过观察患者的呼吸、心率、血压、体温等指标，评估患者的生理状况，为后续治疗提供依据。对于开放性伤口，需要进行清洁和消毒，以减少感染的风险。同时，需要进行适当的包扎和压迫止血，以控制出血。对于骨折患者，需要进行适当的固定，以减轻疼痛和防止二次损伤。常用的固定方法包括石膏固定、夹板固定和手术固定等。严重创伤患者常出现失血性休克，需要进行液体复苏以维持循环稳定。常用的液体包括生理盐水、林格液和血浆等。对于头部受伤的患者，需要进行颅内压监测，以评估病情和指导治疗。常用的颅内压监测方法包括脑室内置管、硬膜下置管和无创监测等。对于严重创伤患者，有时需要进行紧急手术，以挽救生命或减轻损伤。手术方式根据伤情而定，可能包括清创术、器官修复术、血管吻合术等。严重创伤患者常出现多个器官功能受损，需要进行相应的支持治疗，如呼吸机辅助呼吸、血液净化治疗等。通过全面的评估和治疗，可以有效地提高患者的生存率和预后。

五、专业队伍的培养

在创伤中心建设过程中，专业救治队伍的建设至关重要。创伤中心作为实体化运行的创伤救治单位，需要对本单位的创伤救治团队的组织架构与运行机制进行全面衡量。创伤救治团队的组成可分为脏器生命支持团队与手术干预团队两个部分。另外，还需要对创伤中心非核心科室成员进行通识化培训。

一般而言，脏器生命支持团队成员需要具备急诊医学、重症医学、创伤外科等专科知识背景，需要全面了解以上学科的基本知识与基本技能。同时，需要具备脏器生命支持各项基本技能，如非手术类止血技术、气道管理技术、中心静脉置管技术、连续肾替代治疗技术、体外生命支持（extracorporeal life support，ECLS）技术及其他脏器功能监测与治疗技术。专业化的创伤中心生命支持团队主要由EICU医生、ICU医生、创伤外科医生组成；由于创伤中心的运行模式与人员结构差异化较大，创伤中心专业队伍的建设与培养需要根据院内的管理制度与流程，结合规范化的创伤救治培训，最终达到创伤救治团队核心理念一致、救治流程规范化的效果。生命支持团队各项技能与知识体系的建立可以通过参加CTCT、美国创伤外科医师协会的高级创伤生命支持（advanced trauma life support，ATLS）、美国心脏病学会的基础生命支持（basic life support，BLS）/高级生命支持（advanced cardiovascular life support，ACLS）等标准化课程掌握最基本的创伤救治技能。创伤中心所依托的创伤救治脏器生命支持团队还需要进一步掌握不同部位损伤临床诊治的基本原则，尤其是需要掌握不同部位损伤的手术指征及其相关并发症的防治。创伤救治团应队具备规范、高效的创伤评估技术与理念，为严重创伤患者的综合救治提供高质量的损害控制性复苏。

创伤中心手术干预团队成员应当采用固定工作人员的模式进行组建，包含神经外科、骨科、普通外科、泌尿外科、胸外科、心脏大血管外科、血管外科、放射介入科等相关科室。创伤中心手术干预团队的运行模式分为两种：创伤中心/创伤外科固定医生和创伤中心手术支撑科室医生。各个不同专科的临床医生在成为专职创伤中心临床医生之前，需要对相关疾病临床诊疗思维与手术技能进行持续提升并通过CTCT、美国创伤外科医师协会的ATLS等创伤救治通识化课程培训，具备全程管理严重创伤患者的能力。创伤中心手术支撑科室团队成员需要对不同部位损伤的临床诊治原则做到基本了解，在救治严重多发伤患者的过程中，可与不同学科的创伤手术团队成员进行更加高效的配合。

对于不同模式的创伤中心而言，脏器生命支持团队与手术干预团队可以作为独立的团队运行，也可以由同一个创伤救治团队承担。重点在于，不同的创伤中心要具有统筹、高效、无缝衔接的临床评估与治疗流程，对创伤中心团队成员的知识和技术能力提出更高要求。创伤中心团队成员的非技术能力的培养同样重要，包括创伤规范化评估能力、严重创伤应急处置协调能力、批量创伤患者统筹协调能力、创伤救治临床快速决策能力及创伤中心各个科室的综合协调能力。尤其在创伤中心建设过程中，专业救治团队成员要具备持续质控及质量改进的综合管理能力。在此过程中，需要结合创伤中心建设质控指标与创伤中心运行模式进行深度拟合，不断利用创伤中心质控指标持续推进创伤中心高质量建设。

六、创伤重症监护病房建设

创伤重症监护病房（trauma intensive care unit，TICU）是严重创伤患者的主要救治场所之一。目前主要采用独立运行或作为ICU亚专业之一相对/绝对独立运行的工作模式。患者因"计划性（重大、疑难手术等）"与"非计划性（突发意外损伤伴极其严重并发症等）"事件收治入院，诊治范围包括：①颅脑神经系统、头面颈部、胸部、腹部、四肢与脊柱及皮肤等的严重损伤。②因严重创伤导致的各类并发症（失血性休克、创伤性凝血疾病、急性呼吸衰竭、创伤性心搏骤停、急性肾衰竭、应激性溃疡、多脏器功能不全等）。③伴发不同基础疾病的严重创伤患者。④各种创伤导致的需要脏器生命支持与密切监测的重症患者。

TICU的空间布局需要与急诊中心、创伤复苏单元（trauma resuscitation unit，TRU）、急诊手术室（含杂交手术室、介入栓塞手术室等）、创伤综合病房、急诊检验、急诊CT/MRI/DR、输血科、医疗专用电梯等进行综合考虑，主要目的是缩短送检时间，最终实现严重创伤患者的"一站式"服务。

一般而言，创伤中心TICU应单独设置或分组管理，每个TICU单元设置8～12张床位，或每组设置8张床位。应尽量全部采用单间设计，每张ICU床位面积不小于15m^2。按照传染病防治要求，至少设置2个负压病房，并且设置独立的通风装置，用于保持监护室环境清洁。其中单间隔离ICU、百级洁净ICU、普通ICU病床之间应设吊帘分隔；对于条件受限的TICU单元，应设置ICU总床位数1/4～1/2床位的单间，其余重症监护床单位应尽量以2张重症监护床位作为独立病房，尽量避免多位患者在同一空间内集中收治。TICU床位应为电动、可调节床位，配套机械通气供氧装置、普通氧气供应装置、负压封闭引流配套装置、骨损伤牵引配套装置、床旁照明装置与移动式体重测量装置，设置具备床旁紧急手术的单间病房与配套装置。

TICU内仪器设备包含监护仪器、治疗性仪器及其他创伤诊治相关仪器和设备。每个床单位配备：①1台监护仪，至少具有监测心电、呼吸、无创和有创血压、氧饱和度、呼气末二氧化碳（end tidal carbon dioxide，$ETCO_2$）等功能。②1台呼吸机。③1套简易呼吸器和1套床旁负压吸引器。④输液泵和微量注射泵。⑤肠内营养输注泵1套。⑥血栓预防所需要的气压泵1套。

每个TICU治疗组应配备：①体外除颤仪1台。②心电图机1台。③肠外营养配置净化装置1台。④临时心脏起搏器1台。⑤降温毯1套。⑥血气生化分析仪1台。⑦床边B超1台。⑧至少配备1台纤维支气管镜。

条件完善的TICU可以考虑配备：①床边X线机。②颅内压监测装置。③至少1台ECMO装置。④至少2台床边血液净化仪。⑤1台血栓弹力图或旋转血栓弹力仪（备选）。

其他创伤救治所需的装备包括：①能量代谢仪。②主动康复辅助训练器。③EIT设备。④神经肌肉电生理功能监测仪。⑤创伤综合诊治集成控制系统。⑥脑电监测仪。⑦有创颅内压监测装置等。

TICU的智慧化建设需要充分利用物联网、人工智能（artificial intelligence，AI）、大数据存储与智慧化处理等各项技术。第一，TICU各项数据与中心病案数据库系统联通，保障临床数据收集与上报。第二，各项医疗诊断评估、护理记录，放射影像检查，实验室化验，POCT与检查等设备数据等导入与分析。通过机器学习方法建立临床决策支持系统（clinical decision support system，CDSS）。第三，监测与治疗仪器设置单机与中央预警功能，保障患者的诊疗安全与质量。第四，通过建立创伤重症大数据标准体系，规范多中心来源数据，规范约束标准代码、度量单位、字段标准、命名词典，以保障大数据库的数据使用的同质性、规范性。

TICU探视模式包括5个方面。①探视方式：采用科室专用平板电脑进行视频通话探视或者1～2名家属进行床旁探视。②探视频率：1～2次/天，每次不超过30分钟。对于病情危重/隔离治疗/有传染源传播等潜在医疗风险的患者不安排探视与家属陪护，均采用远程探视。③探视时间：设定为固定时间段；如由各种原因导致在上述时间未能进行探视，需要责任医师和护士评估患者病情后，与家属另行约定不影响患者治疗的探视时间。④建立相对独立的探视空间，同时用无菌敷料覆盖患者隐私、伤口暴露部位；每例患者探视结束后，责任护士对探视工具及床单进行擦拭消毒。⑤建立家属陪伴监护病房，帮助患者建立康复信心；而对于临终患者，允许家属陪伴。

TICU区域设置需要参照ICU，同时需要布置创伤救治专项设施。TICU的功能区域主要分为医疗区与辅助功能区，医疗用房和医疗辅助用房面积比为1∶1.5。医疗区需要设置谈话区、缓冲区、诊疗区、医疗办公区、仪器设备区、污物转存区、物流转运区，辅助功能区需要考虑设置区域性会议室、医护休息区与办公区。

智慧ICU将成为ICU建设的重要发展方向。配置智能门禁管理平台，通过机器视觉、人脸识别、工作牌、电子腕带、指纹等多种身份识别手段，对人员自动进行分类管理，同时采用非接触式精密测温，自动关联安保和防疫相关信息，判断是否予以准入。

智慧环境管理涉及灯光、温度、湿度、噪声管理，实现对TICU单元内音量的实时监控，自动监测与分析噪声及音量，智能化报警提示和开启抑噪功能；实现语音等多种模式智能化控制灯光、温湿度、新风量、窗门帘等。

建立虚拟ICU（vitural-ICU），又称远程ICU（tele-ICU），让医护人员能以简单的形式对患者进行远程护理、管理和互动，缩小供需之间的差距。借助5G技术的优势实现融媒体信息高质量、远程同步传输，构建链接患者、医生工作站、控制指挥中心、远程固定和移动专家终端的远程医疗服务平台。如此，远程ICU专家团队可对基层和偏远地区危重患者实施更有效地实时救治。

TICU的人员应包含医生、护士、呼吸治疗师、营养治疗师、药剂师、物理/职业治疗师、社会工作者、病例管理员、心理学家、院感防控人员与创伤质量控制员等多学科、跨专业的人员及卫生员等。按照《重症医学科建设与管理指南（试行）》要求，重症医学专业执业医师与床位比不少于0.8∶1，护士与床位比不少于3∶1。每张监护床位∶医生∶护士＝1∶1∶3。根据需要配备护理员和卫生员若干名。TICU内固定的医护团队需要同时具备创伤救治复苏所需的各项基础知识与基本技能、急危重症患者抢救能力。

创伤重症医生应与创伤救治手术团队成员保持密切沟通，并通过建立稳定创伤团队进行周期性与紧急治疗方案的讨论制度；并且需要注重定期举行创伤救治质量提升为目标的创伤例会。创伤重症专科护士、TICU护理人员需要熟悉创伤救治、重症管理、脏器生命支持仪器［呼吸机、监护仪、血液净化机、ECMO、主动脉内球囊反搏（intra-aortic balloon pump，IABP）装置、喂养鼻饲泵等］，具备较好的人员沟通能力。TICU人员培训教育非常重要，而沉浸式的模拟练习可充分调动学员的积极性，提高培训效果。借助虚拟显示眼镜、手柄、定位器等设备塑造出视觉、听觉、触觉高度仿真的环境，在沉浸性、真实性和交互性方面达到较高水平，使操作者身临其境，尤其适合于各种紧急场景的处置练习。

TICU内患者诊治关键技术包括ICU常规治疗与监测技术、创伤救治专项评估与治疗技术、关键性复苏技术等。ICU常规技术包括血流动力学监测术、体外心内临时和永久起搏术、脉搏指示连续心输出量（pulse indicator continous cadiac output，PiCCO）监测、深静脉置管术、心肺脑复苏术、电复律术、气管插管与机械通气技术、氧动力学监测术（呼吸力学、$ETCO_2$监测术）、支气管镜诊疗技术、肺动脉导管（pulmonary artery catheter，PAC；又称Swan-Ganz导管）监测技术、气管切开术、肠内/肠外营养术、床旁血液净化术及胸腹腔引流术等。其他生命支持技术包括ECLS技术/ECMO、临时性复苏性腹主动脉内球囊阻断技术（resuscitative endovascular balloon occlusion of the aorta，REBOA）、IABP。创伤重症专项评估与治疗技术包括床边X线片及超声检查（FAST/e-FAST）、颅内压监测技术、腹内压监测技术、开胸心脏按压术、低温治疗技术、封闭负压引流术、床旁清创术、经皮内镜下胃/空肠造口术（percutaneous endoscopic gastrostomy，PEG/percutaneous endoscopic jejunostomy，PEJ）等。

TICU主要作用在于集中收治创伤重症患者并进行一体化、流程化救治。TICU需要根据国家创伤中心建设标准、依托医院的总床位数、严重创伤患者的年收治人数进行规模设置。TICU 一般分为独立型、依托型 TICU（以创伤重症医疗组的形式归属于综合 ICU 或外科 ICU）。依托型 TICU 主要是对于医疗单位整体设置为唯一的综合性 ICU，但其 ICU 组成可以分为各个不同的亚专业 ICU 时，可以将 TICU 以亚专业 ICU 的形式依托于综合 ICU 进行建设。对于因医院总床位数与严重创伤患者数量的限制，无法独立设置 TICU 或 EICU 的单位，可以在综合 ICU 或外科 ICU 中设置创伤重症医疗组，一般床位数为 4 ～ 8 张/医疗组。

TICU 管理制度包括环境管理与质控制度、院感防控制度、门禁管理制度、数据安全与质控管理制度、对外交流与人员资质审核制度、持续质量改进制度、工作例会制度、突发紧急情况应对制度、基础与临床研究管理制度、继续教育管理制度、患者隐私保护制度、仪器设备管理制度等。通过各项管理类制度与医疗安全制度的规范化执行，为患者的高效医疗提供保障。

TICU 持续质量改进与提升计划，需要通过 TICU 专项的质量控制指标、创伤质控例会与持续质量改进计划实施。质量控制指标包含年收治严重创伤（ISS ≥ 16 分）患者数量、平均住院日、床位使用率、开展/参与研究情况、新技术开展、国内外交流、科研成果产出与交流等。创伤质控与例会制度需要制订月度例会、季度例会与年终总结会。创伤救治过程中的疑难、复杂、重大案例，尤其是出现对创伤救治质量与效率改进有影响的案例，应及时通过创伤例会讨论制度进行创伤救治流程的完善。

七、创伤救治理念

1. **急救白金 10 分钟（emergency platinum ten minutes，EPTM）** 指在遭受创伤后 10 分钟内进行急救，对创伤救治起决定性作用。在受到严重创伤打击时，10 分钟内对严重失血、窒息、气道梗阻进行正确救治，可成功挽救 1/3 以上的创伤患者生命。在急救医护人员到达现场前，如能开展自救、互救，及时行心肺复苏、止血、包扎、固定，可有效阻止灾难性后果的发生。众所周知，脑组织在常温失血、缺氧的情况下，3 秒感觉头晕，10 ～ 20 秒后出现晕厥，40 秒后出现惊厥，45 秒后瞳孔放大，60 秒后则延髓受抑制而呼吸停止、尿便失禁，4 ～ 6 分钟后脑细胞发生不可逆损害。在 CPR 下，可延长到 20 分钟左右。

2. **急救黄金 1 小时（emergency golden one hour）** 国际上都强调伤后 1 小时是挽救严重创伤患者最重要的时机。在伤后 1 小时，在院前、院内急救的基础上，及时评估及处理，早期进行必要的术前准备及损伤控制性手术，可有效提高生存率。

（江利冰　许永安　陆晓臻）

第四节　创伤中心早期评估及救治流程

创伤患者的结局通常直接与发生创伤至确切治疗的时间长短有关，"伤后1小时"又称"黄金1小时"。因此，创伤早期救治的"灵魂"就是时间，必须强调时效性。创伤后最佳救治窗口"黄金1小时"是以受伤时间为起点，直至获得确定性治疗的时间，这其中包括创伤患者的呼救和自救、急救人员到达及现场处置、转运、院内急诊处置、送手术确定性治疗等环节，涉及的医疗团队包括院前急救团队、院内急诊团队和专科团队。

每个团队对于创伤患者的评估和救治是否规范高效，不同团队之间的衔接是否顺利通畅都决定了整个救治流程运行的效率和效果。

到达现场后，首次接触的医务人员应规范评估，包括现场评估和对创伤患者的伤情评估，在伤情评估中，首先应鉴别危及生命的情况，其次判断可能会导致神经功能或肢体功能障碍的情况，再次是其他的伤情识别，一旦发现危及生命或功能障碍的伤情，必须第一时间实施切实有效的复苏措施，如发现气道梗阻，需立即开放气道并有效通气，对显性活动性出血进行有效控制，但在现场往往缺乏充足条件，应快速将创伤患者转运至最近的有确定性救治能力的医疗机构。这一过程通常由院前急救团队完成，为了保证院前和院内评估和处置的无缝衔接，院前急救团队应在转运过程中提前与院内急诊团队取得联系，提供信息预警。在转运过程中，院前急救团队一般采用ATMIST方式对预警信息进行归纳，即对创伤患者的年龄（age）、受伤时间（time）、受伤机制（mechanism）、损伤部位（injured）、生命体征（signs）及院前处置经过（treatment）进行简要、准确地交接。

院内急诊团队可以根据预警信息判断伤情的严重程度、是否需要启动创伤团队及启动团队的专科组成、需要准备哪些设备物品等。创伤团队是否启动的标准一般依据患者的生理指标、损伤解剖和损伤机制来确定，常用的启动标准包括：①创伤性呼吸心搏骤停（traumatic cardiac arrest，TCA）需CPR者或GCS评分≤8分者。②收缩压（systolic blood pressure，SBP）＜90mmHg者或心率（heart rate，HR）＞120次/分者或低体温者。③创伤后呼吸障碍或需要气管插管者。④头颈部或躯干贯穿伤者。⑤血流动力学不稳定的骨盆骨折、肢体毁损或严重复合伤者。⑥急诊主管医师、护士判断其他情况。

团队成员在接到启动信号后应第一时间到达创伤复苏单元进行准备工作，实现"医生等患者"的创伤救治"零等待"模式，保证患者到达第一时间给予最佳的评估和复苏。此时院内团队如果能实现通过音视频方式对转运过程中的患者进行远程评估和指导复苏，则更为理想。

创伤患者到达并交接过床后，院内急诊团队需要立即对其进行评估。创伤患者的评估包括初次评估与二次评估。初次评估主要采取ABCDE法分别对气道、呼吸、循环、残疾、环境控制进行快速评估，在评估中如发现存在危及生命的情况应立即进行相应处理。二次评估是指在完成初次评估的基础上，继续对患者进行全面评估，主要是对患者既往病史进行回顾，以及通过体格检查和辅助检查发现全身各个主要系统尚未被发现的损伤，然后根据评估结果进行进一步的检查、确诊和处理。

一、初次评估

（一）初次评估的基本内容（ABCDE法）

1. 气道通畅与颈椎保护（airway maintenance and cervical spine protection）**（A）** 对创伤患者的初步评估首先应评估气道是否安全。创伤早期气道梗阻的原因一般包括误吸、吸入外来异物、颌面部与气管软骨骨折。如果患者能够进行语言交流，气道不会立即有危险，但在后续的评估过程中仍需反复关注气道是否持续通畅。此外，患者因颅脑外伤等原因造成意识水平改变而致GCS评分≤8分时也通常认为气道是不安全的。如评估发现气道不安全，一般开始时可以暂时采用双手托颌法开放气道，然后进行气管插管等确定性气道开放术。在气道评估与处理时，应尽可能地保护颈椎，避免头颈部过伸、过屈或左右过度转动等，应时刻警惕创伤后颈椎损伤的可能性，钝性多系统创伤尤其是伴有意识改变或锁骨以上平面损伤时，更应警惕颈椎损伤的可能性，而神经系统检查没有阳性发现也不能排除存在颈椎损伤。因此，在伤后，应常规对患者颈椎实施颈托保护，而颈椎损伤确定性评估，如颈椎X线或颈椎CT检查可以在直接或潜在威胁生命的因素被解除后进行。如果颈椎损伤明确诊断前因操作需要暂时移除颈托（如气管插管等），在整个操作过程中应手法保护稳定患者颈椎。在评估的最初阶段必须识别气道的不安全因素并及时维持气道通畅，同样也要努力识别潜在的、有可能恶化的气道问题。因此，在整个治疗过程中频繁检查气道是必须而且是尤为重要的。

2. 呼吸：通气与氧合（breathing：ventilation and oxygenation）**（B）** 呼吸道通畅并不能保证患者获得足够的通气，还需要有足够的气体交换能力才能实现充足的氧合和最大化地排出二氧化碳，因此，需要对肺、胸壁及膈肌的功能进行快速的检查和评估。此时需要使用脉搏氧饱和度仪动态监测血氧饱和度，当存在通气和氧合问题时，应对患者颈胸部进行体格检查：充分暴露患者的颈部和胸部，评估颈静脉扩张性、气管位置及胸壁活动；听诊双肺呼吸音情况；视诊和触诊检查可发现引起通气不足的胸壁损伤情况；胸部叩诊也可发现异常，但嘈杂的环境可影响叩诊的准确性。因此，叩诊结果并不可信。初次评估时应及时发现张力性气胸、连枷胸伴肺挫伤、大量血胸及开放性气胸等可严重影响通气功能的危险情况，并立即采取相应的处理措施。一些轻度的气胸或血胸、单纯肋骨骨折、单纯肺挫伤等对通气功能影响相对较小的情况，可在二次评估时得以明确。

3. **循环：控制出血**（circulation：hemorrhage control）（C） 血容量不足、心输出量下降及大量出血均可造成休克。对于创伤患者来说，早期出现休克的首要原因为失血性休克，一旦排除张力性气胸或心脏压塞，休克原因必须首先考虑为出血引起的低血容量，发现并制止出血是评估与处理的关键。此时，有必要对患者的血流动力学进行快速而准确的评估。临床上，应在数秒内通过意识水平、皮肤色泽、脉搏、血压等指标判断休克状态。如大量失血，循环血量减少，大脑灌注可能严重受损，导致意识水平改变。皮肤颜色的改变，如面色灰暗、皮肤苍白也可作为低血容量的信号。股动脉或颈动脉出现细脉且脉速也是低血容量的典型表现，但脉率正常不代表血容量正常，而脉搏不规则提示可能存在心功能不全，出现脉搏消失如并非由局部因素引起，则需要立即启动复苏以恢复有效血容量和心输出量。血压正常不代表没有休克，脉搏一般先于血压出现变化。

4. **残疾：神经功能评估**（disability：neurological function assessment）（D） ABC评估结束后进行快速神经功能评估，可根据患者的意识水平、瞳孔大小与反应、神经定位、脊髓损伤平面进行综合判断。GCS评分是判断意识水平快速、简便的方法。意识水平下降提示颅内氧合或灌注下降，或者可能是由颅内损伤直接导致的。因此，当患者意识出现改变时，首先应立即对患者的氧合、通气、灌注状态进行重复评估，并排除低血糖、饮酒、麻醉剂等其他引起意识改变的因素。一旦排除这些因素，应考虑患者意识改变是由脑组织直接受到损伤导致的原发性脑损伤所引起，进而在二次评估中明确病因。此时提供充足的氧合与灌注以避免二次脑损伤是初步评估阶段复苏的主要措施之一。

5. **暴露与环境控制**（exposure and environmental control）（E） 评估时原则上需将患者完全暴露，除去患者衣物并给予翻身以便于进行完整的检查与评估。评估过程中及完成后都需要注意保护患者体温，预防低体温的发生。可以采取加温静脉输液、提高室温、加盖被服、主动升温等措施。在这过程中，不能将医务人员对于环境温度的舒适度作为衡量患者体温保护需求的标准。

（二）初次评估阶段的复苏

在初次评估阶段，及时有效的复苏及处理致命性损伤是最大化提高患者存活率的关键。复苏也是遵循ABC的顺序并与评估同时进行。

1. 气道（A） 当存在潜在的气道损伤时，就要予以气道保护。最初的临时干预可采用双手托颌法。如果患者无意识且无呕吐反射，可以暂时建立口咽气道。当怀疑患者失去维持安全气道能力的任何情况，如机械性因素、通气问题或意识障碍等，均需及时进行气管插管。如果存在插管禁忌或不能完成插管时，应采取手术方式建立人工气道。

2. 呼吸：通气与氧合（B） 所有患者均应给氧治疗，若没有插管可经面罩给氧以实现最佳的氧合状态。此时需要使用经皮脉搏氧饱和度仪动态监测血氧饱和度。当发现或怀疑张力性气胸、连枷胸伴肺挫伤、大量血胸及开放性气胸等危险情况时，应及时采取有效措施，如发现或怀疑张力性气胸时应及时采取胸腔减压措施。

3. 循环：控制出血（C） 纠正失血性休克最关键的措施是控制出血，而判断出血部位是控制出血的首要任务。出血可分为显性出血和隐性出血。显性出血在初步评估过程中就需要进行控制，快速的体表显性出血可直接压迫伤口止血，如肢体大量出血时可采用止血带，但仅当在直接压迫止血无效时才使用，因为止血带止血可能会造成远端肢体的缺血性损伤。隐性的内在出血主要来源于胸腔、腹腔、腹膜后、盆腔及长骨，这些部位的出血可以通过体格检查及影像学（如X线胸片、骨盆片、FAST检查）评估进行识别，也可通过胃管和导尿管帮助判断。处理方式可包括胸腔减压、骨盆包扎、夹板固定、介入栓塞、手术止血等。虽然充分的容量复苏并不能取代确定性止血，但规范的液体复苏也同样重要，至少需要开放两路大孔径静脉通路进行输液，首选上肢外周静脉通路。其他途径静脉通路的开放与否则取决于医生静脉穿刺的水平。静脉穿刺后应抽血做血型鉴定、交叉配血试验、血液学检查（包括育龄期妇女的妊娠试验），同时还应获得动脉血气分析和/或乳酸水平，以评估有无休克及其严重程度。容量复苏通常使用晶体液，早期成人初始采用1L等渗晶体液进行复苏。如果对晶体液复苏无反应则应进行输血。在整个复苏过程中要关注预防低体温的发生。

（三）初步评估与复苏阶段的辅助检查

1. 心电监护对于所有的创伤患者都是很重要的。心脏节律异常，如不能解释的心动过速、心房颤动、期前收缩及ST段改变，均可提示钝性心肌损伤。无脉性电活动可提示心脏压塞、张力性气胸、深度低体温。当出现心动过缓、差异性传导及期前收缩时，应怀疑存在缺氧和低灌注可能。

2. 早期复苏阶段还应留置导尿管和胃管。留置导尿管以便收集尿液标本做尿常规分析，同时尿量是评估患者容量状态及反映肾脏灌注的敏感指标。当查体发现尿道口出血、会阴瘀斑、前列腺触诊不清时应怀疑有尿道损伤，此时应禁忌经尿道直接插导尿管，而需行逆行性尿道造影检查确认尿道完整。如插导尿管困难时（尿道狭窄或前列腺肥大）应避免盲目硬插，应尽早请泌尿科医生会诊。胃管有助于减轻胃的扩张，有助于降低误吸风险，也有助于创伤后上消化道出血的评估。但稠厚的胃内容物不容易经胃管流出，且插胃管过程中也可引发呕吐，故胃肠减压不能完全避免误吸可能。如确诊或怀疑筛骨板骨折，胃管应经口腔插入，防止误插入颅内（此时任何鼻咽插管都具有一定危险性）。

3．X线胸片和骨盆片可以提供有助于钝性伤患者休克原因的信息。X线胸片可以显示需要立即处理的潜在致命性损伤，骨盆片可以显示骨盆骨折而提示存在盆腔及腹膜后出血的可能性。这些检查应在有X线机的复苏单元或使用移动式X线机在床边完成，不应中断复苏过程。

4．FAST检查可快速发现胸腹腔和心包积血，但这取决于医生的技能水平及其临床经验。然而，一旦发现上述部位积血，则可能提示休克原因的线索。

二、二次评估

二次评估包括通过向患者及其家属或院前救治者询问患者的病史及受伤机制，对各个部位或系统进行详细的伤情评估。

（一）病史采集

创伤患者的病史询问可以通过AMPLE法采集必要的信息，包含：①过敏史（allergies，A）。②当前所服用的药物（medications currently use，M）。③疾病史/妊娠史（past illness/pregnancy，P）。④最后进食时间（last meal，L）。⑤与受伤有关的事故/环境（events/environment related to the injury，E）。

（二）各部位和系统详细的体格检查及相应处理

1．**头与颌面部的评估与处理**　视诊、触诊检查整个头面部有无撕裂伤、挫伤、骨折、热损伤，重新评估瞳孔，重新评估意识水平和GCS评分，评估有无眼出血、穿透性损伤、视敏度变化、晶状体脱位、隐形眼镜，检查脑神经功能，检查耳、鼻有无漏液（脑脊液漏），检查有无口腔出血、脑脊液漏、软组织撕裂、牙齿松动。处理重点：保持通畅气道，保证充足的通气与氧合；控制出血；避免脑二次损伤；摘除隐形眼镜。

2．**颈部与颈椎的评估与处理**　视诊检查颈部有无钝性与穿透性损伤、气管移位、使用辅助呼吸肌呼吸，触诊有无压痛、畸形、肿胀、皮下气肿、气管移位、脉搏不均匀，听诊检查颈动脉有无杂音。处理重点：保持颈部中线位置固定，保护颈椎。

3．**胸部的评估与处理**　视诊检查前、侧、后胸有无钝性与穿透性损伤，有无使用辅助呼吸肌呼吸，检查两侧呼吸动度；听诊检查两侧前、后胸壁呼吸音及心音；触诊检查胸壁有无钝性与穿透性损伤、皮下气肿、压痛、捻发音；叩诊检查有无过清音或浊音。处理重点：必要时行针刺胸腔减压术或闭式胸腔引流术，正确处置开放性胸部伤口，必要时行心包穿刺术或送手术室进行手术。

4. 腹部的评估与处理 视诊检查腹部有无钝性与穿透性损伤、内出血，听诊检查有无肠鸣音，叩诊检查有无移动性浊音，触诊检查有无压痛、肌紧张、明确的反跳痛、妊娠子宫。处理重点：必要时送手术室进行手术探查。

5. 会阴部与阴道的评估 评估会阴部有无挫伤、血肿、撕裂、尿道出血；对可疑直肠损伤者，评估直肠有无出血、肛门括约肌张力、肠壁完整性、直肠有无骨折碎片、前列腺解剖学位置；对可疑阴道损伤者，评估阴道内有无出血、阴道撕裂。处理重点：需行肛门指检及阴道检查。

6. 肌肉骨骼系统的评估与处理 视诊检查上下肢有无钝性与穿透性损伤，包括挫伤、撕裂、畸形；触诊检查上下肢有无压痛、骨擦感、活动异常、肢体感觉；触诊检查所有外周脉搏，检查脉搏有无消失、是否左右均等；评估有无骨盆骨折及相关的出血；视诊、触诊检查胸腰椎有无钝性与穿透性损伤，包括挫伤、撕裂、压痛、畸形及神经体征。处理要点：对肢体骨折和损伤进行夹板固定或重新调整夹板；维持胸腰椎制动；怀疑或确认骨盆骨折，采用骨盆带或骨盆外固定支架对骨盆进行暂时性固定，以降低骨盆容量并控制出血；破伤风预防注射；关注骨筋膜室综合征的可能，及时处理；肢体需行完整的神经血管检查。

7. 神经系统的评估与处理 重新评估瞳孔与意识水平，确定GCS评分，评估上下肢运动与感觉功能，观察神经定位体征。处理要点：保证充足的通气与氧合，维持患者充分制动。

（三）辅助检查

条件允许且必要时可做椎体X线，头、胸、腹及椎体CT（增强），对比尿路造影，血管造影，肢体X线，经食管超声，支气管镜检查，食管镜检查等辅助检查。此时必须记住，转运及检查过程是相对危险的，转运前必须再次进行充分评估，转运过程中要有资质的医护人员全程陪同和携带必要的抢救设备用物。

三、小结

评估及复苏要按初次评估和二次评估要点及顺序依次进行，当现场有额外的医生时，二次评估可与初步评估同时进行，但二次评估不应干扰初次评估的进行。如果病情出现突然恶化，需要重新对患者进行评估，且需要重新从ABC的顺序开始。

严重创伤往往涉及多个部位的损伤，救治过程也存在各种矛盾，某个专科一般是无法单独胜任整个救治任务的。因此，此时需要在创伤团队组长的组织下进行多学科讨论，快速综合各相关专科的意见，达成统一的最佳确定性治疗方案，包括手术方案、收治方向等，这需要在评估和复苏过程中同步进行。

　　总之，在创伤早期评估和复苏过程中需要体现规范、安全、高效的理念，以创伤患者能以最快的速度获得最佳的确定性治疗为目标推动整个救治流程。

（巴　立）

第五节　创伤中心患者的安全转运

　　因医疗资源配备不均衡，医疗水平存在城乡及地区之间发展不平衡，患者的转运治疗是基层急救工作中的重要一环，部分需要转运的患者病情复杂危重，需要特殊的治疗措施，急救转运过程中环境条件的限制及急救转运制度的不完善等因素都会给转运工作带来困难，造成患者的病情不稳定，导致继发损伤，影响患者安全。

　　创伤患者转运的目的是将创伤患者快速、安全地转运到有救治能力的医院，寻求或完成更好的诊疗措施以期改善预后。而转运延迟会增加患者的死亡风险。即使基层医疗机构可以很熟练地实施气管插管、通气支持和输液，但大多数严重创伤患者仍急需两种处理：输血和急诊手术干预，这通常在转运至有确定性救治能力医疗机构之前是无法实现的。因此，必须尽可能地缩短受伤至开始转运的时间，从某种意义上说，转运是创伤救治阶段最重要的复苏措施之一。首先，这一点可简单归纳为要"送得快"。其次，还要"送得好"：限制转运前的时间不等同于"搬起来就走"，必须强调转运前快速评估确认有无威胁生命的情况，并实施能够改善结果的紧急干预，如气道和通气管理、控制外出血和脊柱固定等，但不应该浪费时间去做那些本可以在转运途中完成的措施。转运过程仍需持续进行进一步评估，如伤情恶化则需重新开始初步评估（详见本章第4节）。最后，要"送得对"：建议在创伤区域体系内达成协议，指定最近的适当医疗机构作为最佳转运目的地，确保患者在转运后第一时间得到确定性救治，并进行有效交接。

　　基层医疗机构在接收创伤患者后，应按初次创伤评估流程进行快速规范评估和复苏，在此过程中判断是否存在需要立即上转的指征，如果存在超出本医疗机构救治能力的情况，应在创伤评估的同时，快速启动实施转运的流程。同时，判断转运前必须要完成的干预措施，并迅速完成。未发现需立即转运的指征，可在进一步评估后视救治能力选择安全转运或继续观察。需要强调的是，在转运过程中仍需要持续进行评估和复苏。

创伤按初次创伤评估流程顺序发现有危及生命或可能导致生命危险的情况时，应在评估及进行必要医疗干预的同时，立即启动转运程序。如果创伤患者存在以下情况，可以初步判断病情危重，基层医疗机构需要考虑立即启动转运流程：①患者基本情况较差，或者存在生理状态异常，包括意识状态改变、呼吸异常（包括气道不安全）、循环异常（休克或无法控制的出血）、低体温，或者患者本身为高龄、年幼、孕妇等特殊人群，既往健康状况差，正在进行抗凝治疗或既往凝血障碍者，首诊医务人员认为存在需立即转运的情况。②存在可能快速导致休克的解剖损伤，包括躯干穿透伤、胸部异常（连枷胸、开放性损伤、张力性气胸、血胸）、腹肌紧张、腹部膨隆、骨盆不稳定性损伤、2处及以上长骨骨折、踝或腕以近肢体离断、头面部多发骨折。③根据损伤机制判断，存在高能量损伤，如严重的交通伤和高坠伤、同一事故已有人死亡、挤压伤、严重烧伤等。如果存在上述情况，在接诊患者进行创伤早期评估的同时，需要同步启动转运流程，根据创伤患者危险分级，进行人员及设施的配备，为快速转运提供条件。

转运流程的具体实施涉及转运计划、转运方式及转运人员配置等方面，以期最大限度地保证患者在转运途中安全。在转运过程中，需要对患者进行持续评估和复苏。根据病情变化，及时与目标医院急诊、专科团队进行沟通，进行必要的处理，保证患者安全。同时，早期对患者身份信息等基本资料、致病机制及损伤部位等病情资料及预计到达目标医院时间等转运信息进行持续交接沟通，确保患者入院后及时获得可及资源的全力救治。

动态评估贯穿于整个转运过程，注重每个阶段评估的持续性、联系性、目标导向性，以患者安全为目标，做到充分评估、实时监测、积极应对。转运过程中需要重复初级创伤评估中的初次评估及进一步的评估。重点在于评估病情变化、已经完成处置的效果及转运前没来得及完成的其他评估和复苏措施，如气管插管的位置、通畅性，氧流量，静脉通道，肢体的固定及远端血运，血生化及血常规的动态复查，创伤评分的完善等。应准确记录所有的发现和操作，记录转运途中的病情变化，记录关键性治疗的时间，持续评估可以反复进行。在短距离转运的重症病例中，可能没有足够的时间进行进一步检查，这时就可以通过持续评估来代替。重症者，每5分钟进行一次；病情稳定者，每15分钟进行一次。评估时机还包括每次移动患者时、每次对患者进行治疗时、患者病情出现变化时。

持续评估是评估伤情变化的简化评估。在转运过程中，常可以通过院前指数评估，即PHI及GCS进行简单的伤情评估，及时发现转运过程中病情的变化，做出相应的处理。

为更好地保障安全转运，从临床实际出发，给出以下建议。

第一，转运前应评估创伤患者的气道安全性，对于存在昏迷、颅底骨折等重型颅脑损伤等气道高风险者，为确保气道的通畅，应积极建立人工气道。机械通气者应标定气管插管深度并妥善固定，给予适当镇痛、镇静。同时，在开放气道及救治过程中，始终关注脊柱，尤其是颈椎的保护。

第二，持续低氧是创伤患者病情突然恶化的最常见原因。应警惕导致呼吸功能不全的常见因素，注意及早识别早期低氧血症，保证组织充足有效的氧供。警惕导致呼吸功能不全的常见因素，如不安全的气道、颅脑、胸部及高位脊髓的损伤、休克等。

第三，及时采取确切有效的止血手段，有效控制外出血，进行必要的缝合止血和加压包扎；转运前需要妥善固定骨折。研究表明，在活动性出血没得到完全控制前，通过适量晶体液和适量血管活性药物的输注，使收缩压维持在80～90mmHg，能够维持基本的组织灌流，避免低血容量休克造成的继发性器官损害。注意创伤性凝血疾病的早期防治，创伤早期应规范使用氨甲环酸。

第四，快速评估神经功能，可根据患者的意识水平、瞳孔大小与反应、神经定位、脊髓损伤平面进行综合判断。GCS评分是判断意识水平快速、简便的方法。

第五，如有时间，可以将患者完全暴露，做完整的检查与评估。评估过程中及完成后都需要注意保护患者体温，预防低体温的发生。可以采取加温静脉输液、提高室温、加盖被服、主动升温等措施。

转运交接包括首诊医疗机构与转运团队的交接，转运团队与目的地医疗团队的交接两个部分。交接内容包括创伤患者的病史、重要体征、实验室检查、治疗经过及转运中有意义的临床事件。转运团队与目的地医疗团队的交接尤其重要，如转运团队能够在到达前提供院前预警，有助于绿色通道的开启，目标医疗机构创伤团队集合，使创伤患者获得"负时间"的团队救治。根据CTCT等核心课程推荐，交接一般采用ATMIST方式交接，对年龄、受伤时间、受伤机制、损伤部位、生命体征及院前处置经过进行简要、准确的交接，并出具书面交接记录。

转运可能是把双刃剑，有效安全的快速转运为危重创伤患者获得更可靠的确定性治疗提供了可能性；但转运过程中的医疗支撑条件有限，使患者处于一定程度的治疗盲区。因此，医护人员需要做好转运评估，判断转运的获益及风险，使转运流程规范、时间节点严密对接，持续推进双向转诊及分级诊疗，最大限度地保证患者安全。

（蒋守银）

第六节　损伤控制与复苏

"损伤控制"这一术语来源于美国海军，指专门的团队负责保障严重受损的船只能在海上漂浮直到返回港口接受彻底检修。与此类似，损伤控制性手术旨在处理直接危及生命的状况以维系患者生命，而对这些创伤和其他非危及生命创伤的确定性治疗应推迟到患者复苏后的恰当时机进行。

一、损伤控制原则

（一）概述

严重创伤患者可能需要手术干预来处理直接危及生命的状况，但他们通常没有足够的生理储备来承受长时间手术。现在所说的损伤控制性手术首次报道于 1983 年，这是一例剖腹手术，但由于肠道切除后大出血而被迫中止。患者的肠道没有吻合，腹腔也没有关闭，在送入 ICU 实施复苏后，最终患者被送回手术室实施确定性肠道修复并关腹。损伤控制性手术这一术语用于描述严重创伤情况下简短的剖腹手术。损伤控制的原则也由此扩展到创伤治疗的各个领域。

（二）损伤控制分期

损伤控制策略可分为不同阶段。损伤控制性复苏的原则应贯穿于损伤控制的整个阶段。

0 期：术前损伤控制包括快速转运及快速分诊治疗（如手术室、介入室）。

1 期：损伤控制性手术目的在于止血、控制污染，以及维持重要器官及肢体的最佳血流灌注。应限制手术时间以尽量减少低体温、凝血障碍和酸中毒。

2 期：ICU 的复苏包括使用静脉输液和血制品输注来恢复正常血容量，以及患者保温等措施。这些措施加上恰当的气道管理和通气治疗，有助于恢复组织氧供并消解酸中毒和凝血障碍。

3 期：在损伤控制性手术期间，确定性损伤修复应推迟进行，可能需要分期手术以处理全部损伤。确定性修复的时机取决于患者的生理状态。

4 期：关腹或关闭其他软组织伤口通常需要复杂的重建手术，而这些手术通常需推迟到相关损伤完全康复后再进行。

（三）损伤控制效果

与传统方法相比，应用损伤控制方法的患者其并发症发生率和死亡率显著降低。一项最早期的报道纳入了22例有严重血管损伤或者2处及2处以上内脏损伤的患者，与同时期应用标准技术的患者相比，应用损伤控制技术使死亡率降低了66%（77% vs 11%）。

（四）损伤控制指征

对于有多系统创伤的严重损伤患者应启动损伤控制，但目前还没有绝对的循证预测模型可以预测哪些患者会从中获益。一项系统评价提出了损伤控制的多项指征，一个外科医生专家小组对这些指征的效度进行了评估。最常报道且被专家组高度认可的指征如下。

1. **严重生理损伤** ①低体温（体温 < 34℃）。②术前或术中发现凝血障碍的临床或实验室证据［凝血酶原时间（prothrombin time，PT）和活化部分凝血活酶时间（activated partial thromboplastin time，APTT）> 1.5倍正常值，术中未见血凝块或受伤组织有弥漫性渗出］。③存在术中持续性细胞休克的证据［pH < 7.2、碱剩余 > 15mmol/L、乳酸 > 5mmol/L、氧耗指数 < 100ml/（min·m²）］。④术中发生室性心律失常。

2. **采用常规措施无法控制的出血**

3. **需要大容量复苏** ①需要大量浓缩红细胞（> 10U）。②术前或术前至术中阶段需要联合输注大量的浓缩红细胞、其他血液制品及晶体液（> 12L）。

4. **术中识别的复杂损伤类型** ①难以企及的主要静脉损伤（肝内、肝后、腹膜后或盆腔静脉）。②在手术室发现重性肝脏损伤或胰十二指肠损伤合并血流动力学不稳定。③胰十二指肠损伤合并胰头大出血。④十二指肠、胰腺或胰十二指肠复合体血供中断或大范围离断，累及肝胰壶腹部/近端胰管和/或胆总管远端。

5. **需要腹壁及胸壁的分期重建手术** ①由于内脏水肿而未能无张力关闭腹壁或胸壁。②在尝试关闭腹壁或胸壁时有发生腹腔或胸腔间隔室综合征的可能。③在ICU经过一段时间的进一步复苏后，需要再次评估肠道活性范围。

二、术前损伤控制

（一）损伤控制启动时机

损伤控制应在事发现场启动，并在患者转运和急诊科中对患者进行初始评估时继续进行。尽早判断出哪些患者需要采用损伤控制方法可以最大限度地减少在急诊科的时间浪费，并减轻患者的生理负担。是否启动损伤控制策略不仅取决于外伤的类型，还取决于患者对创伤的生理反应。在患者到达医院之前，可根据创伤患者的生命体征及精神状态来确定其生理反应。尤其是贯通伤时，认识到严重的生理异常，提示院前人员应停止除急救措施外的一切措施，以便将患者快速转运到医院接受急诊治疗。在将患者运送至创伤治疗中心的过程中，降低死亡率最有效的策略是仅实施绝对必要的措施，以控制出血及改善气体交换。即使是花费在静脉治疗上的时间也可能会导致不必要地延误确定性治疗。但在农村地区可能例外，在这里将患者转运至急诊机构救治所需的时间较长。尤其值得注意的是，气管插管可保护气道，确保充足的氧合和通气；然而在农村，院前急救人员的气管插管成功率低于城市。因此，无论事故发生在农村还是城市，最安全的做法都是在受伤后尽快将患者转运至创伤中心。若院前急救人员熟悉其他气道急救措施的使用方法，也可快速实施。急诊科可迅速确定创伤的性质和范围，而体格检查和实验室检查有助于评估生理紊乱的程度。所有经历过开胸复苏的患者应立刻接受针对严重生理损伤的控制流程。应尽早开始包括平衡血液制品复苏在内的损伤控制性复苏。

（二）损伤控制性手术

损伤控制性手术的目标首先是控制出血，然后是控制污染，如来自胃肠道损伤的污染。这一原则强调需要维持重要器官及肢体的血流灌注，必要时采取临时性分流术。因为头部、胸部、腹部及四肢的创伤均可应用损伤控制方法，所以不论创伤发生在何处这一原则均适用。为了尽可能减少额外的生理损伤，应尽可能迅速地实施损伤控制性手术，手术时间应控制在90分钟左右或以内，过长的手术时间可导致或加剧已存在的低体温、凝血障碍和酸中毒，而这会增加患者的并发症发生率和死亡率。这时应延迟处理明确的创伤，待患者病情稳定后再行确定性修复。虽然损伤控制性手术最初只应用于腹部损伤患者的剖腹探查术，但其基本原则已推广到了所有外科领域。

1. **损伤控制性剖腹手术** 损伤控制性剖腹手术的基本策略依次为控制出血、控制污染、提供暂时性的腹腔封闭以预防腹腔间隔室综合征，并为复苏后的治疗提供支持。一般来说，剖腹探查应通过腹部正中切口实施，因为这种方法可快速入腹，并且可以彻底观察腹膜腔内和/或腹膜后的结构并对其进行操作。切开皮肤、皮下组织、中线筋膜（白线），保持腹膜完整。通知麻醉医生，预防出血，有条件时做好自体血回输，因为一旦打开腹膜，封闭的腹腔填塞被释放就可能发生出血。

（1）填塞和探查：打开腹膜后，应立即对腹腔的四个象限进行填塞。应先将手术纱布填塞到出血最严重的象限。探查腹腔时，应按照相反的顺序小心地移除填塞物，在处理胃肠道污染之前，应先控制活动性出血。

（2）控制出血：一般来说，严重受损的非重要器官（如脾）可通过切除止血，严重损伤的重要脏器（通常为肝脏）可通过填塞止血，腹腔内血管则通过结扎或分流切断止血。可以结扎腹膜腔内的非末梢血管，但在需要快速恢复灌注以便处理其他损伤时，应对重要血管进行分流而非修复，这样可以更及时地恢复患者的生理功能。这种方法可以在维持灌注的同时控制出血。

（3）控制污染：污染控制是通过封闭或切除穿孔的空腔脏器来实现的。胃损伤可以迅速缝合或用吻合器封闭，如果可迅速实施，则可对小肠及大肠的低级别部分或全层损伤行一期修复，但小肠及大肠的高级别损伤常需切除。如果实施了切除术，则应保持肠道的不连续状态而不重新吻合，这样既可以加快手术，又可避免吻合口开裂等潜在的术后并发症。在灌注减少或大量输血的情况下实施吻合术会增加胃肠吻合口开裂的风险。但若患者的生理功能恢复正常，与在损伤控制程序的后期（即3期）实施修复相比，首次手术期间实施修复发生吻合口开裂的风险并没有显著升高。

（4）临时关闭腹腔：可以通过多种方式来临时关闭腹腔。负压敷料是损伤控制性剖腹手术后临时关闭腹腔的常用方法，因为敷料可以引流液体复苏造成的腹水，提高筋膜边缘复位对齐的能力，并有助于二次剖腹探查。若患者持续存在严重血流动力学不稳定或者低体温，则应考虑遗漏损伤导致持续出血或污染的可能性，此时可能需要二次剖腹探查。

2. 损伤控制性开胸术/胸骨切开术　与腹部损伤控制类似，当胸部损伤患者的生理情况需要采用损伤控制方法时，也可以依此处理，可应用类似于下述腹部关闭技术来暂时性地关闭胸部/胸骨。这同样可以引流积液，并在必要时方便迅速二次探查。

3. 四肢损伤的创伤控制　四肢损伤的创伤控制往往需要骨科及血管外科专家的配合。对于因病情不稳定而不能进行确定性内固定术的患者及伤口污染的患者，需要损伤控制性骨科手术快速放置外固定装置。损伤控制性血管手术需要对损伤血管实施临时性分流术以维持血供，而不是进行血管结扎或确定性血运重建，并且充分利用筋膜切开术来预防肢体骨筋膜室综合征。如果患者的生理状态不适合接受长时间干预来处理骨盆或肢体损伤，因存在开放性伤口而无法使用内固定或存在复合性损伤（如开放性骨折伴血供不足），可采用损伤控制性骨科和血管手术，包括骨盆或肢体的夹板固定、牵引，或骨盆或肢体的外固定，伴或不伴血管分流术以处理相关血管损伤。损伤控制性骨科手术着重于还原骨折断端并使之固定，这有助于控制骨折部位周围出血，减少周围神经和血管损伤的风险。在某些病例中，特别是涉及胫骨骨折时，外固定也可作为骨折的确定性治疗。但一般而言，应待患者的生理状态恢复正常、开放性骨折区的伤口清洁且后续操作引起感染的风险较低时，再进行确定性修复术。在缺血肢体再灌注后，应积极实施肢体筋膜切开术。

损伤控制性手术的原则也适用于其他外科领域，包括神经外科和泌尿外科。例如，去骨瓣减压术可用于治疗顽固性颅内高压。在这种情况下，损伤控制更多是指限制手术时间、减少潜在失血量及预防发生低体温的倾向，以便患者能在ICU复苏并重建正常的生理功能。

三、损伤控制性复苏

损伤控制性复苏的原则始于院前治疗阶段或急诊治疗阶段，并贯穿于损伤控制的各个阶段。ICU治疗的目标在于持续液体复苏、患者保温，并行进一步的实验室检查或影像学检查，以便更好地明确完整的损伤范围。这些措施再加上恰当的气道管理和通气治疗，有助于恢复组织氧运输并解决酸中毒和凝血障碍问题。严重损伤患者往往合并凝血障碍，这使复苏进程更为复杂。通过平衡方法静脉输液治疗有助于达到正常血容量，在未控制出血前，控制性液体对减少出血有利。损伤控制性手术后，可用于制订具体持续复苏策略的数据非常少，但早期复苏的原则已被推广至术后阶段。针对损伤后大出血的研究已证实按照1∶1∶1的比例输注血浆、浓缩红细胞、血小板可使生存获益。这很大程度上是因为通过早期输注新鲜冰冻血浆及血小板可以减轻创伤引起的凝血障碍。研究人员还积极评估了大出血期间输注全血来代替1∶1∶1输注方案。此外，研究发现，大量使用晶体液会在总体上产生不良效应，可增加急性肺损伤、急性肾损伤的发病率，增加机械通气时间、住院时间，且死亡率也有可能上升。也有研究对使用小剂量高渗盐水作为维持液体进行了探索。一项研究显示这种策略可以最大限度地减轻全身钠超负荷（即水肿和全身性水肿），从而提高三期时的腹部筋膜功能性关闭率。目前，推荐使用3%高渗盐水来安全地进行低容量复苏，以促进腹壁关闭。预防和/或纠正低体温是损伤控制性复苏过程中必不可少的部分。低体温可促成致死性创伤三联征，与酸中毒加重和凝血障碍一起形成恶性循环。应对所有进入患者体内的液体进行加温，还应对治疗环境、呼吸机气体、充气毯和水垫进行加温。

四、确定性修复

在损伤控制性手术期间，确定性修复往往推迟到最初受伤的24～48小时后进行。确切时间取决于患者的生理状态。理想情况下，患者重回手术室前其生理状态应恢复正常。确定性修复往往需要其他外科医生（如整形外科）协助，并且可能需要各科室医生多次单独实施手术，手术时机应由创伤治疗团队、麻醉团队及其他会诊医生协调安排。①移除用于止血的填塞材料。②应将不连续的肠段重新吻合或外置造口。③撤掉维持严重损伤的动静脉血流的临时分流管，条件允许时直接修复血管或通过间置移植物替换血管，偶尔也可使用旁路术。如果可行，必要时可把外固定改为内固定。④如果可能，关闭腹部筋膜和缺损的软组织。针对腹腔内损伤实施剖腹术以进行确定性修复之后，可能无法实现筋膜的一期闭合。若发生上述情况，为处理开放的腹腔应继续实施临时关闭腹腔法，直到可通过分期手术关闭筋膜或应用其他覆盖措施。

五、总结

损伤控制性手术策略是指仅对危及生命的损伤进行立即干预，进而有目的地延迟损伤的确定性修复手术，直到患者的生理状态恢复正常。"损伤控制性复苏"这一术语是指在此期间进行的平衡复苏。虽然损伤控制方法始于对腹部损伤的治疗，但如今也已成为胸腔、血管、骨科及颅内损伤的标准治疗原则。与传统方法相比，使用损伤控制方法显著降低了患者的并发症发生率和死亡率。

损伤控制方法可以分为几个不同的治疗阶段，包括术前快速转运和分诊、损伤控制性手术、围手术期复苏、对损伤控制性手术期间延迟处理的损伤进行确定性修复，以及延迟胸/腹关闭和/或软组织伤口覆盖。

是否启动损伤控制方法不仅取决于损伤的类型，还取决于患者对损伤的生理反应。尽管目前还没有绝对的循证模型可以预测哪些患者最能从损伤控制中获益，但一般来说，对于多系统创伤患者或者可能会发生或已经发生低体温、凝血障碍和/或代谢性酸中毒的损伤患者，应启动损伤控制。

损伤控制性手术的目标首先是控制出血，其次是控制污染。这一点适用于任何部位的损伤（即腹腔内、胸腔内、颅内及四肢的损伤）。为了控制出血，不重要的血管出血应予以结扎，而重要的血管出血则应予以分流或快速修复。控制消化道、气管支气管树及泌尿生殖道损伤部位的液体气体漏出（如采用关闭、外置等方法），并冲洗周围区域。临时关闭胸腹腔有利于液体引流，也方便在必要时迅速进行再次探查。抢先肢体筋膜切开术可预防肢体骨筋膜室综合征的发生。

围手术期复苏旨在通过适当的液体治疗和输血（应用几乎等量的浓缩红细胞、血浆和血小板）、患者保温及适当的气道管理和通气治疗，来实现血容量正常、组织氧供正常，并解决酸中毒和凝血障碍。损伤控制性复苏的原则应贯穿于损伤控制的整个阶段。为了更好地确定完整的损伤范围，还需进一步进行实验室检查或影像学检查。

对于损伤控制性手术期间延迟处理的损伤，进行确定性修复的时机应视患者的生理状态而定，但通常在最初损伤后24～48小时进行。确定性修复往往需要许多其他外科团队的协作治疗。

一些无法在确定性修复阶段实施的措施需要在损伤控制的最后一期实施，这一期需要关闭腹腔/胸腔和/或对骨骼及神经血管结构进行软组织确定性覆盖。

（周光居　朱延安　金鸿锋）

第七节　严重多发伤救治策略

严重多发伤，其伤势严重，应激反应激烈，伤情变化较快，休克和感染发生率较高，易发生严重的低氧血症，造成多脏器功能衰竭，甚至死亡。现有的应急救援体系已远远不能满足新时代急诊医学的需求，需要在提高救治效率、质量及其体系建设等方面多下功夫，尤其是严重多发伤的救治水平亟待提高。

一、着重提升院前创伤急救能力

创伤，尤其是严重多发伤的救治时间窗极其重要，严重多发伤患者第一死亡高峰在创伤后1小时之内，此时死亡的患者人数占创伤死亡总人数的50%，多为严重的颅脑损伤、高位脊髓损伤、心脏、主动脉或其他大血管破裂、呼吸道阻塞等。院前急救作为现代急救医疗系统中的首要环节，对创伤患者救治成功率尤为关键，其要求院前急救人员在现场对创伤患者的受伤部位、机制、严重性等伤情评估预测，并进行恰当的现场处理和转运至医院得到确定性救治，时间越短，疗效越好，病死率也就越低。而转运途中的有效救治、全程监护、动态伤情观察是安全转运的保障，这不仅要求院前急救车辆设备配置要能满足需求，还要求院前急救人员具备过硬的专业技术能力。

目前我国急救医疗服务体系虽已覆盖至农村乡镇，但院前急救的人才队伍建设短缺、专业化技术水平不高、院前现场急救模式不规范等问题一直是影响严重多发伤等急危重症救治水平的瓶颈问题。

创伤院前急救技术不局限于传统的通气技术和包扎、止血、固定和搬运，更需要融入损伤控制复苏的理念。积极实行院前急救与创伤急救中心一体化救治模式，建立院前院内协同救治信息平台，实现创伤患者院前与院内信息共享、院前远程会诊及院前院内无缝隙对接，为构建快速、高效、全覆盖的创伤救治医疗体系提供基础。高度信息化可视化实现院前急救与院内急诊科救治无缝衔接势在必行，是提高严重多发伤救治水平的必要条件之一。

二、大力建设实体化高水平的创伤中心

创伤累及全身的组织、脏器，但现代医院对专科方向的划分却越来越细，要求医生"高、精、专"，导致专科医生往往对本专业以外知识了解较少，很难从整体上评估多发

伤患者病情，无法在短时间内给予正确有效的救治，达不到"黄金1小时"要求，并易造成误诊误治。创伤中心建设是改善这一窘状的战略性措施，对于涉及多学科的严重多发伤患者，一体化的创伤救治团队促进了多学科合作的协调性、救治理念的一致性。

我国创伤中心建设模式目前大多采用的还是比较传统的院前急救、院内急诊、ICU或专科转诊的创伤急救一体化模式，缺乏实体化。建设实体化的创伤中心迫在眉睫，高水平急诊外科（创伤外科）是做实创伤中心建设的重要举措。急诊门诊、抢救室创伤复苏单元、急诊手术室、急诊外科病区和EICU是严重多发伤救治的保障，能够实现团队一体化全过程的救治模式，并在急诊外科病区为多发伤相关各个专科搭建多学科诊疗平台，最大限度地提高严重多发伤等救治水平。

三、加强创伤救治流程和关键技术培训

医护人员面对严重多发伤患者时，要提高并加强识别危及患者生命的重要关键问题，并具备解决问题的技术能力；床边止血方法、输注药物、急诊手术、急诊介入等多种止血方法灵活及合理应用；并针对院内多学科会诊做出进一步改善，力争为严重创伤患者做出最优决策，改善患者预后。中国医师协会于2015年5月确定启动CTCT项目建设，目前已是创伤中心建设过程中重要的助推力量。通过合理规范的救治流程和关键技术培训，急救人员可独立完成评估和处置多发伤患者。创伤救治的关键技术贯彻严重多发伤救治的整个过程，主要包括院前及院内出血的处理（如氨甲环酸的规范使用、止血带和骨盆外固定带的正确使用、微创介入技术等）、损伤控制复苏、损伤控制手术、早期防治创伤性凝血病和低体温等。严重多发伤在院内救治过程中特别要注意以下3点。

1. 评估及优化流程，缩短院内术前时间。

2. 创伤早期，利用简单易行的方法对创口进行止血、去污、包扎、固定，在后期对患者实施确定性手术方案。严重多发伤严格遵循损伤控制手术原则，缩短手术时间，特别当估计失血量＞4L，收缩压＜70mmhg、输血量＞10U或手术室内血液置换＞4L，以及出现致命三联征时，控制时间在90分钟以内。

3. 缩短复苏时间 ①尽快逆转低血容量；任何一个创伤患者一定要注意完成必要的止血措施，这是保证复苏效果有效性的基础。②注意保温及升温，通过减少体热丢失、主动加热和避免输入冷的液体等，纠正低体温。通过维持正常体温、维持有效的循环血量和组织氧合，输新鲜冰冻血浆、血小板、凝血因子等，以及补充钙和维生素K等防治凝血功能障碍；值得注意的是，凝血过程中的许多酶反应是温度依赖性的，如果患者低体温未纠正，凝血指标难以真正反映患者的凝血功能。③通过扩容，提高血细胞比容和血红蛋白浓度，提高动脉血氧分压等确保足够的心输出量和氧输送以纠正代谢性酸中毒。

总之，创伤救治质量的提高不但依赖于先进的创伤救治理念与技术，而且需要高效、成熟的院前和院内创伤救治体系。集束化的损害控制策略恰当实施是不断提高创伤救治水平的核心。

（张　毅）

参　考　文　献

[1] STONE HH, STROM PR, MULLINS RJ. Management of the major coagulopathy with onset during laparotomy [J]. Ann Surg, 1983, 197: 532.

[2] ROTONDO MF, SCHWAB CW, MCGONIGAL, et al. 'Damage control': an approach for improved survival in exsanguinating penetrating abdominal injury [J]. J Trauma, 1993, 35: 375.

[3] JOHNSON JW, GRACIAS VH, SCHWAB CW, et al. Evolution in damage control for exsanguinating penetrating abdominal injury [J]. J Trauma, 2001, 51: 261.

[4] ROBERTS DJ, BOBROVITZ N, ZYGUN DA, et al. Indications for Use of Damage Control Surgery in Civilian Trauma Patients: A Content Analysis and Expert Appropriateness Rating Study [J]. Ann Surg, 2016, 263: 1018.

[5] SUGRUE M, D'AMOURS SK, JOSHIPURA M. Damage control surgery and the abdomen [J]. Injury, 2004, 35: 642.

[6] ROBERTS DJ, BOBROVITZ N, ZYGUN DA, et al. Indications for Use of Damage Control Surgery in Civilian Trauma Patients: A Content Analysis and Expert Appropriateness Rating Study [J]. Ann Surg, 2016, 263: 1018.

[7] ASENSIO JA, MCDUFFIE L, PETRONE P, et al. Reliable variables in the exsanguinated patient which indicate damage control and predict outcome [J]. Am J Surg, 2001, 182: 743.

[8] MOORE EE, BURCH JM, FRANCIOSE RJ, et al. Staged physiologic restoration and damage control surgery [J]. World J Surg, 1998, 22: 1184.

[9] SHAPIRO MB, JENKINS DH, SCHWAB CW, et al. Damage control: collective review [J]. J Trauma, 2000, 49: 969.

[10] SEAMON MJ, DOANE SM, GAUGHAN JP, et al. Prehospital interventions for penetrating trauma victims: a prospective comparison between Advanced Life Support and Basic Life Support [J]. Injury, 2013, 44: 634.

[11] SEAMON MJ, FISHER CA, GAUGHAN J, et al. Prehospital procedures before emergency department thoracotomy: "scoop and run" saves lives [J]. J Trauma, 2007, 63: 113.

[12] TAGHAVI S, VORA HP, JAYARAJAN SN, et al. Prehospital intubation does not decrease complications in the penetrating trauma patient [J]. Am Surg, 2014, 80: 9.

[13] GONZALEZ RP, CUMMINGS GR, PHELAN HA, et al. On-scene intravenous line insertion adversely impacts prehospital time in rural vehicular trauma [J]. Am Surg, 2008, 74: 1083.

[14] BRADLEY JS, BILLOWS GL, OLINGER ML, et al. Prehospital oral endotracheal intubation by rural basic emergency medical technicians [J]. Ann Emerg Med, 1998, 32: 26.

[15] RIHA GM, SCHREIBER MA. Update and new developments in the management of the exsanguinating patient [J]. J Intensive Care Med, 2013, 28: 46.

[16] TAEGER G，RUCHHOLTZ S，WAYDHAS C，et al. Damage control orthopedics in patients with multiple injuries is effective，time saving，and safe [J]. J Trauma，2005，59：409.

[17] MATHIEU L，OUATTARA N，POICHOTTE A，et al. Temporary and definitive external fixation of war injuries：use of a French dedicated fixator [J]. Int Orthop，2014，38：1569.

[18] BOHMAN LE，SCHUSTER JM. Decompressive craniectomy for management of traumatic brain injury：an update [J]. Curr Neurol Neurosci Rep，2013，13：392.

[19] REILLY PM，ROTONDO MF，CARPENTER JP，et al. Temporary vascular continuity during damage control：intraluminal shunting for proximal superior mesenteric artery injury [J]. J Trauma，1995，39：757.

[20] DAVIS TP，FELICIANO DV，ROZYCKI GS，et al. Results with abdominal vascular trauma in the modern era [J]. Am Surg，2001，67：565.

[21] SCHREIBER MA. Damage control surgery [J]. Crit Care Clin，2004，20：101.

[22] BALL CG，FELICIANO DV. Damage control techniques for common and external iliac artery injuries：have temporary intravascular shunts replaced the need for ligation？[J]. J Trauma，2010，68：1117.

[23] DUBOSE J，INABA K，BARMPARAS G，et al. Bilateral internal iliac artery ligation as a damage control approach in massive retroperitoneal bleeding after pelvic fracture [J]. J Trauma，2010，69：1507.

[24] BEHRMAN SW，BERTKEN KA，STEFANACCI HA，et al. Breakdown of intestinal repair after laparotomy for trauma：incidence，risk factors，and strategies for prevention [J]. J Trauma，1998，45：227.

[25] TORBA M，GJATA A，BUCI S，et al. The influence of the risk factor on the abdominal complications in colon injury management [J]. G Chir，2015，36：57.

[26] BURLEW CC，MOORE EE，CUSCHIERI J，et al. Sew it up! A Western Trauma Association multi-institutional study of enteric injury management in the postinjury open abdomen [J]. J Trauma，2011，70：273.

[27] GEORGOFF P，PERALES P，LAGUNA B，et al. Colonic injuries and the damage control abdomen：does management strategy matter？[J]. J Surg Res，2013，181：293.

[28] ORDOÑEZ CA，PINO LF，BADIEL M，et al. Safety of performing a delayed anastomosis during damage control laparotomy in patients with destructive colon injuries [J]. J Trauma，2011，71：1512.

[29] OTT MM，NORRIS PR，DIAZ JJ，et al. Colon anastomosis after damage control laparotomy：recommendations from 174 trauma colectomies [J]. J Trauma，2011，70：595.

[30] HATCH QM，OSTERHOUT LM，PODBIELSKI J，et al. Impact of closure at the first take back：complication burden and potential overutilization of damage control laparotomy [J]. J Trauma，2011，71：1503.

[31] BACH AW，HANSEN ST JR. Plates versus external fixation in severe open tibial shaft fractures. A randomized trial [J]. Clin Orthop Relat Res，1989（241）：89.

[32] HAS B，JOVANOVIC S，WERTHEIMER B，et al. External fixation as a primary and definitive treatment of open limb fractures [J]. Injury，1995，26：245.

[33] TEJWANI N，POLONET D，WOLINSKY PR. External fixation of tibial fractures [J]. J Am Acad Orthop Surg，2015，23：126.

[34] MCDANIEL LM，NEAL MD，SPERRY JL，et al．Use of a massive transfusion protocol in non-trauma patients：activate away [J]．J Am Coll Surg，2013，216：1103．

[35] BORGMAN MA，SPINELLA PC，PERKINS JG，et al．The ratio of blood products transfused affects mortality in patients receiving massive transfusions at a combat support hospital [J]．J Trauma，2007，63：805．

[36] KASHUK JL，MOORE EE，JOHNSON JL，et al．Postinjury life threatening coagulopathy：is 1：1 fresh frozen plasma：packed red blood cells the answer? [J]．J Trauma，2008，65：261．

[37] WEST MA，KOONS A，CRANDALL M，et al．Whole blood leukocyte mitogen activated protein kinases activation differentiates intensive care unit patients with systemic inflammatory response syndrome and sepsis [J]．J Trauma，2007，62：805．

[38] DEL JUNCO DJ，HOLCOMB JB，FOX EE，et al．Resuscitate early with plasma and platelets or balance blood products gradually：findings from the PROMMTT study [J]．J Trauma Acute Care Surg，2013，75：S24．

[39] HOLCOMB JB，JENKINS D，RHEE P，et al．Damage control resuscitation：directly addressing the early coagulopathy of trauma [J]．J Trauma，2007，62：307．

[40] COTTON BA，PODBIELSKI J，CAMP E，et al．A randomized controlled pilot trial of modified whole blood versus component therapy in severely injured patients requiring large volume transfusions [J]．Ann Surg，2013，258：527．

[41] BAUER M，KORTGEN A，HARTOG C，et al．Isotonic and hypertonic crystalloid solutions in the critically ill [J]．Best Pract Res Clin Anaesthesiol，2009，23：173．

[42] LIRA A，PINSKY MR．Choices in fluid type and volume during resuscitation：impact on patient outcomes [J]．Ann Intensive Care，2014，4：38．

[43] WEINSTEIN PD，DOERFLER ME．Systemic complications of fluid resuscitation [J]．Crit Care Clin，1992，8：439．

[44] NEAL MD，HOFFMAN MK，CUSCHIERI J，et al．Crystalloid to packed red blood cell transfusion ratio in the massively transfused patient：when a little goes a long way [J]．J Trauma Acute Care Surg，2012，72：892．

[45] HARVIN JA，MIMS MM，DUCHESNE JC，et al．Chasing 100%：the use of hypertonic saline to improve early，primary fascial closure after damage control laparotomy [J]．J Trauma Acute Care Surg，2013，74：426．

[46] HAN J，REN HQ，ZHAO QB，et al．Comparison of 3% and 7.5% Hypertonic Saline in Resuscitation After Traumatic Hypovolemic Shock [J]．Shock，2015，43：244．

[47] MOHR AM，ASENSIO JA，GARCÍA-NÚÑEZ LM，et al．Guidelines for the Institution of Damage Control in Trauma Patients [J]．ITACCS，2005，15：185．

[48] TIEU BH，HOLCOMB JB，SCHREIBER MA．Coagulopathy：its pathophysiology and treatment in the injured patient [J]．World J Surg，2007，31：1055．

第六章
高级卒中中心

脑卒中是一种急性脑血管疾病，由脑部血管破裂或阻塞导致血液无法及时供应脑组织而引起脑损伤的一组疾病，包括脑梗死、脑出血和蛛网膜下腔出血等。脑卒中具有高发病率、高致残率、高死亡率和医疗费用逐年增长的特点。我国总体脑卒中终生发病风险居世界首位。在所有住院脑卒中患者中，绝大多数为缺血性脑卒中，尤其是由大血管病变因素引起者，病情重，预后差，给个人、家庭、社会带来严重的医疗负担。脑卒中在我国流行分布区域广泛，由于各地医疗体系复杂，服务水平参差不齐，亟待进行规范化防治。

第一节　高级卒中中心的概念及意义

卒中中心是能够为脑卒中患者提供高效的基于循证医学证据的规范化诊治的中心。国家卫生健康委员会将卒中中心分为初级卒中中心（primary stroke center，PSC）和高级卒中中心（comprehensive stroke center，CSC）。PSC是指配备最基本的人员及基础设施，以稳定急性脑卒中患者的病情，给予规范化诊疗的中心。CSC是在PSC的基础上，配备更多专业的人员、设备及技术资源的中心，能为大面积或复杂脑卒中、出血性脑卒中、需介入或手术等特殊治疗或多系统受累的脑卒中患者提供诊治服务的中心。同时，CSC为PSC的人员进行专业化继续教育，指导其对复杂脑血管疾病患者的诊治，改善脑卒中患者的预后。卒中中心能够为脑卒中患者提供快速高效的救治，降低病死率和致残率。卒中中心评审主要以急性缺血性脑卒中（占80%以上）静脉溶栓和血管内治疗作为主要评价指标，因此，本章主要介绍急性缺血性脑卒中相关内容。

（吴允钦）

第二节 高级卒中中心的建设

如何为脑卒中患者，尤其是来自农村或边远地区的患者，提供最佳的诊疗服务，降低脑卒中病死率和致残率是整个诊治工作的一个难点。做好脑卒中的救治工作，优化脑卒中诊疗流程，缩短脑卒中诊疗各环节所需时间，提升溶栓和取栓率，需要一整套组织化管理流程。

一、组织管理目标

急性期脑卒中治疗的关键在于急诊组织化管理，创建有卒中小组参与的、急诊至病房迅速转运和诊治的组织化流程。急诊医护人员尽快对患者进行评估，尽早启动脑卒中诊治流程，使脑卒中患者，尤其是时间窗内的急性缺血性脑卒中（acute ischemic stroke，AIS）患者更早获得专科针对性治疗，改善预后。

二、卒中急诊组织管理的主要内容

（一）快速收集临床资料

对于疑似脑卒中患者应尽快进行病史采集。重点询问症状出现的时间，其他神经症状发生及进展情况、血管及心脏病危险因素、用药史等资料简明快速收集。对于有静脉溶栓或血管内治疗机会的，立即一键式启动溶、取栓流程。对于院前预通知的AIS患者，则提前启动脑卒中诊治流程。患者一到院即通知急诊医生接诊并启动诊治流程。

（二）脑卒中症状的初步评估和分类

急诊医生或溶栓小组医生在询问患者病史、核实发病时间后，进行快速针对性的体格检查。依据美国国立卫生研究院卒中量表（National Institute of Health stroke scale，NIHSS）、GCS对患者症状进行评分，上述步骤需在送往影像检查途中进行。对疑似脑卒中患者，应尽快行CT或MRI检查以明确诊断，AIS、脑出血、蛛网膜下腔出血、动静脉畸形或脑静脉窦血栓形成患者应尽早、尽可能收入卒中单元或神经重症监护病房（neurological intensive care unit，NICU）接受治疗。

（三）快速影像扫描

1. 头颅CT平扫是应用于AIS患者最广泛的一线评估工具，其获取结果迅速，并能可靠区分缺血和出血。

2. 发病4.5～9.0小时内或距最后正常时间超过4.5小时的醒后脑卒中，符合AIS扩展时间窗溶栓后研究筛选标准的患者，可采用磁共振（DWI-FLAIR）或多模态脑计算机体层灌注（computed tomo-graphy perfusion，CTP），指导静脉溶栓治疗。

3. 对于发病时间在6～24小时、怀疑大血管病变的AIS患者行CTP检查，指导血管内治疗。

（四）急诊多学科团队的协作

多学科团队对于改善脑卒中医疗质量必不可少。建立在标准化脑卒中流程上的团队协作诊疗法可有效增加时间窗内的溶栓或血管内治疗患者的数量，并缩短脑卒中治疗时间，措施有：①建立有神经病学专科医生参与的急诊脑卒中多学科协作团队。②团队协作流程改善，及时进行数据反馈，准确测量和跟踪患者入院至静脉溶栓时间、入院至股动脉穿刺时间（DNT、DPT），采用PDCA（计划，play，P；执行，do，D；检查，check，C；行动，act，A）循环法持续改进AIS的救治。

三、高级卒中中心的基本条件

（一）高级卒中中心需具备的基本条件

1. 满足基本的监护条件。

2. 维持生命体征稳定。

3. 提供早期快速诊断检查。

4. 有针对性的脑卒中治疗措施，特别是静脉溶栓治疗。

5. 实施一般的诊断和治疗性干预。

6. 规范的二级预防。

7. 早期康复治。

（二）高级卒中中心需配备的基础设施

1. 必备设施 ①急诊室（与院前急救系统紧密合作，按相应流程进行有效接诊、分诊和转诊）。②24h/7d提供血常规、生化、凝血谱等常规检测的实验室。③头CT仪（24h/7d提供服务）（推荐≥64排）。④卒中单元。⑤卒中预防门诊。

2. 可选设施 ①NICU。②头MRI仪。③数字减影血管造影（digital subtraction angiography，DSA）仪。④神经外科支持。⑤多学科间网络合作。

3. CSC的专业化程度更高，能够对重症和疑难脑卒中患者进行诊治，提供重症内外科医疗、专门性检查（如全脑血管造影、经食管超声检查）、神经外科和血管内的介入治疗。在必备设备的基础上需增加：①24h/7d可及的手术室。②24h/7d神经介入治疗。③NICU。④卒中病例登记和质量改进数据库。

（三）高级卒中中心需开展的诊疗项目

1. 诊断技术支持

（1）必备技术：①24h/7d提供头CT平扫（静脉溶栓患者到院后25分钟内完成）。②实验室24h/7d提供血常规、血生化及凝血谱等化验。③静脉溶栓患者，需在到院后45分钟内完成。④24h/7d提供心电图检查。⑤经胸超声心动图。⑥颈动脉超声。⑦24h/7d提供胸部影像学检查。⑧经颅多普勒超声（transcranial Doppler，TCD）。

（2）可选技术：①经食管超声心动图。②CTA和头CTP。③头MRI、磁共振血管造影、磁敏感加权成像、磁共振成像液体衰减反转恢复序列、灌注加权成像、磁共振静脉造影及增强扫描等。

2. 治疗技术

（1）急性期治疗：①静脉溶栓（24h/7d）。所有AIS患者均需评估是否适合静脉溶栓。对于适宜静脉溶栓的患者，急诊就诊到开始给药物溶栓的目标时间应不超过60分钟。②血管内介入治疗术（24h/7d）。包括动脉内溶栓、动脉内机械取栓术和颅内外血管支架成形术。③去骨瓣减压术、血肿清除术、脑室引流术和动脉瘤夹闭术及动脉瘤介入治疗（24h/7d）。④颈动脉内膜剥脱术。⑤预防脑卒中并发症，包括跌倒、吸入性肺炎、深静脉血栓、压疮、骨折、应激性溃疡和消化道出血等。

（2）护理技术：①正确安置和摆放患者体位，评估压疮和跌倒风险，监测神经功能，评价吞咽功能、液体平衡及体温情况。②患者亲属和/或照顾者参与培训和家庭护理，并提供脑卒中预防、诊治、康复和脑卒中后服务等相关信息。

（3）二级预防提供指导：①为患者提供戒烟咨询及脑血管疾病的健康教育。②出院时药物使用指导，如阿司匹林等抗血小板药物，华法林或利伐沙班等抗凝药使用方法、剂量、疗程及潜在的不良反应。③住院/出院时血压、血糖、血脂、同型半胱氨酸等危险因素的治疗措施及目标值。

（4）康复治疗指导：根据患者具体情况而定，其标准有7个。①在病情稳定和脑卒中程度允许的情况下，尽早实行早期活动和康复治疗，早期活动和运动治疗至少1次/天，如情况允许，可为2次/天。②至少每周进行1次多学科联合评估。③设立治疗目标、日常活动评价。④吞咽功能障碍筛查和处理。⑤语言治疗、神经心理学和认知评估。⑥出院时康复指导及计划。⑦对患者及其照顾者全程提供康复及预后的信息。

（5）监测和随访技术：①床旁24小时生命体征监测。②在入院、治疗期间、出院时完成相关神经功能量表评分。③依据脑卒中二级预防指南，制订出院及随访计划。

（吴允钦）

第三节　脑卒中患者的识别

尽快对急性缺血性脑卒中患者进行溶栓治疗或血管内取栓治疗，是降低脑卒中病死率和致残率最有效的方法，而迅速识别疑似脑卒中患者并尽快送到医院是关键的一环。

急救人员采用"中风120"、BE-FAST、辛辛那提院前卒中量表（Cincinnati prehospital stroke scale，CPSS）、急诊脑卒中识别评分量表（recognition of stroke in the emergency room score，ROSIER）或FAST量表等标准工具进行脑卒中院前筛查，使脑卒中患者得到快速识别。其中涉及内容存在细微差异，但若患者突然出现以下任一症状时，应考虑脑卒中的可能：①一侧肢体（伴或不伴面部）无力或麻木。②一侧面部麻木或口角歪斜。③说话不清或理解语言困难。④双眼向一侧凝视。⑤单眼或双眼视力丧失或视物模糊。⑥眩晕伴呕吐。⑦既往少见的严重头痛、呕吐。⑧意识障碍或抽搐。

（吴允钦）

第四节　高级卒中中心诊治流程

由于急性缺血性脑卒中治疗时间窗窄，快速评估病情和明确诊断至关重要，医院应建立相应的脑卒中诊治快速通道，做到优先处理和收治脑卒中患者。目前多国指南倡导从急诊就诊到开始溶栓应争取在60分钟内完成，尽量缩短就诊到溶栓的时间（door to needle time，DNT）。

一、急诊首次评估与诊断

（一）病史采集

脑卒中患者多急性起病，应询问起病特征和进展情况。其中明确症状出现的时间至关重要，直接影响患者的治疗方案。若在睡眠中起病或最初起病时间不明确，则记录最后表现正常的时间。若最后症状时间仍不明确，且睡眠时间较长，起病时间可估算为从睡眠中点（即入睡到醒来时间的中点）开始计算。如果患者在最后临床症状发生前出现相似的但能缓解的症状，溶栓时间窗应以最后一次症状出现的时间计算。其他询问神经症状发生及进展特征，症状发生前有无剧烈运动、突然改变体位、降压过度等诱因；有无脑卒中史或类似发作性疾病（如癫痫、低血糖发作）；其他血管及心脏病危险因素（如高血压、糖尿病、高脂血症），以及肺部疾病、心脏病（如心房颤动、扩张型心肌病、风湿性心脏病）；药物滥用、偏头痛、感染、创伤、手术及妊娠病史，并关注患者近期服药情况，尤其是有无服用抗凝药物；治疗评估相关因素，包括年龄、脑和其他脏器出血病史、血液疾病和凝血障碍性疾病、急性冠脉综合征和主动脉夹层等。对于意识障碍的患者，可以向家属或目击者询问详细的发病情况。

（二）体格检查

1. 基本生命体征 评估气道、呼吸和循环功能，包括意识状态、患者是否存在舌后坠、呼吸困难、低氧血症、异常高血压、低血压和低血容量等。

2. 神经系统查体 先评估呼吸、循环功能后，再对疑似脑卒中患者进行神经系统查体。

3. 用卒中量表评估病情严重程度 常用量表有：①NIHSS（目前国际上最常用量表）。②中国脑卒中患者临床神经功能缺损程度评分量表。③斯堪的纳维亚卒中量表。

（三）辅助检查

1. 影像学评估

（1）头CT平扫：可准确识别绝大多数颅内出血，是疑似脑卒中患者首选的影像学检查方法，有条件单位也可选择MRI，但不能延误溶栓治疗启动时间。

（2）对于怀疑大血管闭塞患者，在溶栓的同时进行CTA等血管方面的检查，评估是否需血管内治疗（endovascular therapy，EVT）。对于醒后、发病时间不明或发病6～24小时的脑卒中患者，推荐行CTA＋CTP或MRA＋MRI来评估溶栓或机械取栓是否获益（表6-1）。

表6-1　怀疑缺血性脑卒中患者进入急诊后行头颅影像学检查的流程

患者分类		影像检查	主要评估内容
所有怀疑急性脑卒中患者		头CT（30分钟）	排除出血
怀疑大血管病变有血管内治疗指征	发病6小时内	CTA/MRA	是否有大血管闭塞
	起病4.5～9小时或醒后脑卒中	DWI（＋）/FLAIR（－）	是否存在DWI（＋）/FLAIR（－）不匹配，识别静脉溶栓可能获益的人群
	发病6～24小时内前循环大血管病变	CTP或DWI（＋/－）MRP	识别取栓可能获益的人群

2. 常规实验室检查　对所有疑似脑卒中患者，一到急诊应行血糖、肝肾功能、电解质、血常规、含国际标准化比值（international normalized ratio，INR）的凝血功能、心肌缺血标志物及床边心电图等检查以排除类脑卒中或其他病因。溶栓治疗不应由于等待以上实验室结果而被延误，除非有口服抗凝药物或明显出凝血异常病史。所有患者在溶栓前需要得到血糖结果。部分患者可能还需要进行毒理学筛查、酒精水平测定、妊娠试验等。

（四）急诊诊断及鉴别诊断

1. 急性缺血性脑卒中的诊断标准　①急性起病，追溯到发病的具体时间或最后正常时间（睡眠中起病）。②有局灶性神经功能缺损（一侧面部或肢体无力或麻木、语言障碍、视觉障碍等），少数为全面性神经功能缺损。③影像学显示有责任缺血性病灶或排除脑出血，或症状/体征持续24小时以上。④排除非血管性病因。⑤CT/MRI排除脑出血。

2. 鉴别诊断　其他如精神因素、癫痫、低血糖、偏头痛、高血压脑病、中枢神经系统感染、脑肿瘤、多发性硬化、电解质紊乱、药物因素等也可表现为类似AIS的症状，应结合病史、临床表现、实验室和影像学检查等进一步鉴别。

（五）急性缺血性脑卒中处理流程

急性缺血性脑卒中静脉溶栓救治流程见图6-1。

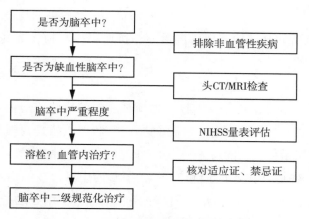

图6-1　急性缺血性脑卒中处理流程

二、急性缺血性脑卒中的治疗

（一）一般处理

1. **呼吸与吸氧**　必要时吸氧，维持血氧饱和度 > 94%，不推荐常规吸氧。如气道功能严重障碍者则予气道支持及辅助呼吸。

2. **心脏监测**　脑梗死后24小时内应常规进行心电图检查，根据病情，有条件进行持续心电监护24小时或以上，以早期发现心房颤动等心脏病变。

3. **体温**　对于体温升高的患者应寻找病因并积极处理，如体温 > 38℃，则给予相应的退热措施。

4. **血压**　缺血性脑卒中后24小时内血压升高的患者需谨慎处理。①先处理紧张、焦虑、疼痛、恶心、呕吐及颅内压升高等情况。如血压持续升高，收缩压 ≥ 200mmHg或舒张压 ≥ 110mmHg，或伴有严重心功能不全、主动脉夹层、高血压脑病的患者，启动降压治疗，建议微量输液泵给药，避免血压急剧下降。②溶栓及桥接取栓者，收缩压和舒张压分别控制在 < 180mmHg 和 < 100mmHg。③脑卒中后低血压患者应寻找和处理原因，必要时扩容升压，处理引起心输出量减少的问题。

5. **血糖**　目前公认应对脑卒中后高血糖进行控制，血糖 > 10mmol/L 时，给予胰岛素治疗，将血糖控制在 7.8 ~ 10mmo/L；血糖 < 3.3mmol/L 时，给予 10% ~ 20% 葡萄糖口服或注射，达到目标血糖值。

（二）特异性治疗

特异性治疗包括静脉溶栓、血管内治疗、抗血小板药物、抗凝等改善脑血循环，他汀药物及神经保护等。

1. 改善脑血循环

（1）静脉溶栓：静脉溶栓是目前恢复血流最主要的措施，药物包括重组组织型纤溶酶原激活剂（rt-PA）、替奈普酶和尿激酶。rt-PA 和尿激酶是我国目前使用的主要溶栓药，挽救缺血半暗带组织时间窗分别为 4.5 小时内和 6 小时内。

1）缺血性脑卒中发病 3 小时内和 3 ~ 4.5 小时的患者，按照适应证、禁忌证和相对禁忌证严格筛选患者，尽快静脉给予 rt-PA 溶栓治疗。使用方法：rt-PA 0.9mg/kg（最大剂量为 90mg），其中 10% 剂量在最初 1 分钟内静脉推注，其余剂量持续静脉滴注 1 小时，用药期间及用药 24 小时内应严密监护患者。

适应证：①有缺血性脑卒中导致的神经功能缺损症状。②症状出现在 4.5 小时内。③年龄 ≥ 18 岁。

禁忌证：①近3个月有重大头颅外伤史或脑卒中史。②既往有脑出血、可疑蛛网膜下腔出血、活动性脑出血。③近1周内有在不易压迫止血部位的动脉穿刺。④颅内肿瘤、动静脉畸形、巨大动脉瘤。⑤有近期（3个月）颅内或椎管内手术。⑥近2周内有大型外科手术。⑦近3周内有胃肠或泌尿系统出血。⑧活动性内脏出血。⑨主动脉弓夹层。⑩血压升高，收缩压 ≥ 180mmHg 或舒张压 ≥ 100mmHg。⑪急性出血倾向，包括血小板计数低于 $100×10^9$/L 或其他情况。⑫48小时内接受过肝素治疗（APTT 超出正常范围上限）。⑬口服抗凝药者 INR > 1.7 或 PT > 15秒。⑭目前正在使用凝血酶抑制剂或 Xa 因子抑制剂，各种敏感的实验室检查异常（如 APTT、INR、血小板计数、ECT、TT 或凝血因子 Xa 活性测定等）。⑮血糖 < 2.7mmol/L。⑯CT 提示多脑叶梗死（低密度影 > 1/3 大脑半球）。

相对禁忌证：①轻型非致残性脑卒中或症状迅速改善的脑卒中。②妊娠。③惊厥发作后出现的神经功能损害（与此次脑卒中发生相关）。④近3个月内有心肌梗死史。⑤年龄大于80岁[1]。⑥严重脑卒中（NIHSS 25分）[1]。⑦口服抗凝药物（不考虑 INR 水平）[1]。⑧有糖尿病和缺血性脑卒中病史[1]。

2）缺血性脑卒中患者发病在6小时内，根据适应证和禁忌证标准严格选择患者给予尿激酶静脉溶栓。使用方法：尿激酶100万 ~ 150万 IU 溶于生理盐水 100 ~ 200ml，持续静脉滴注30分钟，用药期间应严密监护患者。

适应证：①有缺血性脑卒中导致的神经功能缺损症状。②症状出现在6小时内。③年龄18 ~ 80岁。④意识清楚或嗜睡。⑤头 CT 无明显早期脑梗死低密度改变。

禁忌证：同 rt-PA。

3）对发病时间未明或超过静脉溶栓时间窗的缺血性脑卒中患者，如果符合血管内取栓治疗适应证，应尽快启动血管内取栓治疗；如果不能实施血管内取栓治疗，可结合多模态影像学评估是否需要进行静脉溶栓治疗。

静脉溶栓治疗过程中，医生应做好应对紧急不良反应的准备，包括出血并发症和可能引起气道梗阻的血管源性水肿。

（2）血管内治疗：包括血管内机械取栓、动脉溶栓和血管成形术。大型研究证实，对于合理筛选的大血管闭塞脑卒中患者，早期血管内治疗可带来显著的临床获益。基于这些临床研究的纳入及排除标准，其具体适应证及禁忌证见表6-2。如果患者具备上述禁忌证，但因缺血性脑卒中可致短期内存在危及生命的严重后果，临床医生需进一步权衡利弊，可在与患者或家属充分沟通并获取知情同意后进行血管内治疗。

---

[1] 脑卒中发病3 ~ 4.5小时在相对禁忌证基础上补充相应的4点。

（3）抗血小板药物：多项大型试验研究证实，在急性脑卒中后48小时内口服阿司匹林或24小时内联合使用氯吡格雷（NIHSS ≤ 3分），可显著降低随访期末的病死率或残疾率，减少复发。

对于不符合静脉溶栓或血管内取栓适应证且无禁忌证的缺血性脑卒中患者，应在发病后尽早给予口服阿司匹林150 ～ 300mg/d治疗，急性期后可改为预防剂量（50 ～ 300mg/d）。

对于未接受静脉溶栓治疗的轻型脑卒中患者（NIHSS ≤ 3分），在发病24小时内应尽早启动双重抗血小板治疗（阿司匹林和氯吡格雷）。

对于溶栓治疗者，阿司匹林等抗血小板药物应在溶栓24小时后开始使用，如果患者存在其他特殊情况（如合并疾病），在评估获益大于风险后可以考虑在静脉溶栓24小时内使用抗血小板药物。

对于不能耐受阿司匹林者，可考虑选用氯吡格雷等抗血小板治疗。

（4）抗凝：对于大多数急性缺血性脑卒中患者，不推荐无选择的早期进行抗凝治疗。心脏机械瓣膜置换的患者是否进行抗凝治疗，需根据病灶大小、血压控制和肝肾功能等进行综合评估，如出血风险低，致残性脑栓塞风险高者，在充分沟通后谨慎选择抗凝治疗。

2. 他汀药物 脑卒中发作后应尽早对动脉粥样硬化性脑梗死患者使用他汀药物开展二级预防，他汀药物的种类及治疗强度需个体化。

3. 神经保护 众多的神经保护剂的疗效与安全性尚不明确，目前依达拉奉右莰醇证实可改善急性脑卒中患者的临床结局。

表6-2 急性缺血性脑卒中早期血管内介入治疗适应证和禁忌证

适应证	禁忌证
急性缺血性脑卒中，影像学检查证实为大动脉闭塞	严重活动性出血或已知有明显出血倾向者
CT排除颅内出血	严重心、肝、肾等脏器功能不全
前循环闭塞发病时间在6小时以内；发病6 ～ 16小时内符合DAWN或DEFUSE 3标准的患者；发病16 ～ 24小时内符合DAWN标准的患者，经过严格的影像学筛选后可推荐血管内治疗	结合患者病情资料及检查结果，预期生存期小于90天
后循环大血管闭塞发病时间在24小时以内	

注：①DAWN，DWI或CTP联合临床不匹配对醒后卒中和晚就诊卒中患者使用Trevo装置行神经介入治疗研究；②DEFUSE 3，影像评估筛选缺血卒中患者血管内治疗研究。

（吴允钦）

参 考 文 献

［1］中华医学会神经病学分会，中华医学会神经病学分会脑血管病学组，中华医学会神经病学分会神经血管介入协作组. 中国急性缺血性卒中早期血管内介入诊疗指南2022［J］. 中华神经科杂志，2022，55（6）：565-580.

［2］中华医学会神经病学分会，中华医学会神经病学分会脑血管病学组. 中国缺血性卒中和短暂性脑缺血发作二级预防指南2022［J］. 中华神经科杂志，2022，55（10）：1071-1110.

［3］王拥军. 缺血性卒中二级预防新证据、新指南、新规范［J］. 中华神经科杂志，2022，55（10）：1061-1064.

［4］国家卫生和计划生育委员会神经内科医疗质量控制中心. 中国卒中中心建设指南［J］. 中国卒中杂志，2015，（6）：499-507.

［5］WU S，WU B，LIU M，et al. Stroke in China: advances and challenges in epidemiology，prevention，and management［J］. Lancet Neurol，2019，18（4）：394-405.

第七章
消化道出血中心

消化道出血（gastrointestinal bleeding）是指从食管到肛门之间的消化道出血。其中上消化道出血占60%～70%。临床表现为呕血、黑便或血便等，轻者可无症状，重者伴贫血及血容量减少，甚至休克，危及生命。因此，消化道出血的抢救需争分夺秒，需要准确及时地判断出血部位、出血量、出血速度、患者一般情况，及时给予合理的治疗方案。

第一节　消化道出血中心的概念及意义

消化道出血中心是针对消化道出血性疾病建立的多学科协作的急救综合大平台，是以胃肠内镜下治疗为引领，联合急诊科、消化内科、普外科、介入科，以及检验、影像等相关医技科室打造的集院内急救、多学科评估与分诊、重症监护、介入手术或介入复合手术、快速康复等为一体的出血医疗服务模式。

消化道出血中心的建立对于提高消化道出血性疾病救治水平具有重要意义。这种多科室合作模式有助于完善消化道出血患者的就诊流程，确保患者得到及时、有效的治疗。

消化道出血中心的优势主要体现在以下几个方面：首先，通过整合多科室资源，消化道出血中心能够为患者提供全方位的救治服务，包括急诊、内镜、介入、外科、重症等，大大提高救治成功率。其次，消化道出血中心的建立有助于缩短救治时间，降低患者的死亡率。最后，通过科学合理的救治流程，消化道出血中心能够降低患者的就医成本及医疗医保支出。

此外，消化道出血中心的建立还能够提高医生的诊疗水平，促进学术交流与合作，从而进一步提高消化道出血的救治水平。

（程　芮　周　正）

第二节　常见的消化道出血性疾病

消化道出血是临床常见综合征之一，可由多种疾病所致。上消化道出血是指十二指肠悬韧带（Treitz 韧带，屈氏韧带）以上的食管、胃、十二指肠、上段空肠及胰管和胆管出血，占消化道出血的 60%～70%。既往十二指肠悬韧带以下的肠道出血统称下消化道出血，目前有主张将屈氏韧带至回盲部小肠出血，称为中消化道出血，回盲部以远的结直肠出血称为下消化道出血。临床中还有很多不明原因消化道出血，占消化道出血的3%～5%。

一、上消化道出血

1. 消化性溃疡　消化性溃疡主要指发生在胃和十二指肠的慢性溃疡，因溃疡形成与胃酸/胃蛋白酶的消化作用有关而得名。胃十二指肠溃疡出血是上消化道出血的最常见病因，主要表现为胃或十二指肠黏膜破损。消化性溃疡的形成与多种因素有关，包括幽门螺杆菌感染、药物的不良作用、胃酸和胃蛋白酶分泌过多、吸烟、饮食不节或失调、胃和十二指肠运动异常等。胃镜检查是确诊消化性溃疡首选的检查方法。

2. 急性糜烂出血性胃炎　急性糜烂出血性胃炎是由各种病因引起的、以胃黏膜多发性糜烂为特征的急性胃黏膜病变，常伴有胃黏膜出血，可伴有一过性浅溃疡形成。它是上消化道出血的常见原因。病因包括：①药物。常见的有非甾体抗炎药，如阿司匹林、某些抗肿瘤药、口服氯化钾或铁剂等。②应激。如严重创伤、大面积烧伤、大手术、严重脏器功能不全、严重感染、颅内病变、癌症及休克等。③乙醇。乙醇具亲酯性和溶脂能力，高浓度乙醇可直接破坏胃黏膜屏障。确诊有赖急诊内镜检查，应在出血发生后48小时内进行内镜检查，因病变（尤其是非甾体抗炎药或乙醇引起者）可在短期内消失，延迟胃镜检查可能无法确定出血病因。

3. 食管胃底静脉曲张破裂　食管胃底静脉曲张破裂是上消化道出血的常见原因之一，也是肝硬化最常见且最凶险的并发症。肝硬化导致门静脉高压，使门静脉血液回流受阻，分流到食管静脉及胃底静脉，引起胃底食管静脉曲张。失代偿性肝硬化时，肝静脉血液回流受阻，进一步加重了胃底食管静脉曲张。可因粗糙食物、化学性刺激及腹内压增高等因素诱发，常表现为呕血与黑便。大量出血则致休克，并诱发腹水和肝性脑病，甚至死亡。食管胃底静脉曲张破裂出血也是失代偿期肝硬化的严重表现，因此，此类患者常同时有严重肝病的表现，如腹水、脾大、腹壁与脐周静脉曲张、痔核形成等门静脉高压、侧支循环建立与开放的表现，以及消瘦、食欲减退、出血倾向、贫血、蜘蛛痣与肝掌等肝硬化的表现。

4. 上消化道肿瘤 胃癌是消化道最常见的恶性肿瘤。胃癌的发生是一个多步骤、多因素进行性发展的过程，其发病与环境、饮食因素、幽门螺杆菌感染、遗传因素等有关。早期胃癌多无症状，或者仅有一些非特异性消化道症状。进展期胃癌最早出现的症状是上腹痛，常同时伴有食欲减退、厌食、体重减轻。早期胃癌即可引起出血，典型的呕吐物为咖啡渣样。出血原因是组织缺血性坏死，表面发生糜烂或溃疡，可侵蚀血管而出血。一般为持续小量出血，大量出血者占20%～25%。出血前常有食欲减退与消瘦，出血后上腹痛不减轻，有时反而加重。发病在40岁以上，胃病史短，出血量与贫血程度不相称，一次呕血后粪便隐血试验持续阳性支持胃癌的诊断。胃癌确诊有赖于胃镜检查及组织活检病理诊断，胃癌一旦确诊应及早手术，外科手术切除＋区域淋巴清扫是目前治疗胃癌的手段。胃癌出血的治疗与非静脉曲张上消化道出血治疗原则相同。

5. 胆道出血 凡由于外伤、炎症、肿瘤或动脉瘤造成肝内或肝外动脉、静脉与胆管或胆囊相通，引起上消化道出血者均属于胆道出血。国外多由肝外伤所致，国内则以肝内外胆道感染为主要病因。临床上常有右上腹阵发性绞痛、出血、黄疸，即胆道出血三联征。其特点是：①出血常与右上腹痛密切相关，呕血或便血前往往右上腹痛加重，而出血后疼痛常明显减轻。②出血后血凝块可阻塞胆道，使出血暂停，待胆汁自溶作用，逐渐增加胆道内压，遂把血凝块排出胆道，致再度出血，故胆道出血有间歇发作倾向。间歇时间为1～2周，但缺乏周期性亦不能作为排除本病的依据。③感染性胆道出血时常有高热和寒战，部分病例可触到肿大的肝脏和胆囊。急诊内镜检查见出血来自乏特壶腹，便可确诊。④选择性肝动脉造影很有价值，除可明确出血来源外，还可显示出血部位血管的一些病理改变影像，同时还显示肝脓肿、肝肿瘤与肝外伤等引起胆道出血的一些原发病灶。

6. 食管－贲门撕裂综合征（Mallory-Weiss综合征） 是指食管下端至食管胃连接部的黏膜撕裂。发病主要是腹内压力或胃内压骤然升高，促使黏膜撕裂。恶心或呕吐是胃内压升高的主要因素，妊娠呕吐、食管炎、急性胃炎、放置胃管、内镜检查、糖尿病酮症和尿毒症等都可引起剧烈呕吐。此外，酗酒、剧烈咳嗽、用力排便、举重、分娩、麻醉期间的严重呃逆、胸外按压、喘息状态、癫痫发作、腹部钝性损伤等也可造成胃内压升高。本症主要病理为食管远端黏膜和黏膜下层呈纵行撕裂，裂伤多为单发，亦可多发，裂伤长度一般0.3～4cm。食管黏膜下层含有丛状薄壁血管，一旦撕裂，可致出血。出血可轻微，但若撕裂累及小动脉，则引起严重出血。确诊有赖于急诊内镜检查。小量出血一般可自限止血。

7. 食管裂孔疝 多属食管裂孔滑动疝，病变部位胃经横膈上的食管裂孔进入胸腔。由于食管下段、贲门部抗反流的保护机制丧失，易发生食管黏膜水肿、充血、糜烂，甚至形成溃疡。食管炎及疝囊的胃出现炎症可出血，以慢性渗血多见，有时大量出血。本病好发生于50岁以上的人，患者平时常有胸骨后或剑突下烧灼痛的症状，向左肩、颈、前胸放射，伴反酸、嗳气。在饮食后、负重、弯腰或平卧时易发作，站立走动后缓解。X线检查可确诊。

8. 胰腺疾病 如急性胰腺炎腐蚀胃、十二指肠所致溃疡，假性胰腺囊肿、假性动脉瘤形成，胰腺脓肿破入十二指肠，慢性胰腺炎脾静脉受压或脾静脉栓塞所致区域性门静脉高压症，胰管结石侵蚀邻近血管导致胰管血管瘘可致上消化道出血。

9. 合并凝血功能障碍的出血 合并凝血功能障碍的出血是急性上消化道出血死亡的独立危险因素。①药物：抗凝药物、抗血小板药物、非甾体抗炎药等。②血液病：血友病、白血病、恶性组织细胞增多症、再生障碍性贫血、血小板减少性紫癜、弥散性血管内凝血。③其他可导致凝血机制障碍的疾病：肝功能障碍、肾功能障碍、败血症、流行性出血热等。

二、中、下消化道出血

中、下消化道出血依其出血量大小、速度和快慢等可分为三类。①慢性隐性出血：肉眼不能观察到便血，仅有粪便隐血试验阳性，常以不明原因贫血就诊或普查时发现。②慢性少量显性出血（亚急性出血）：表现为间歇性或持续性肉眼可见的少量显性便血，可呈鲜红色、果酱样或柏油样黑便，无循环衰竭表现。③急性大量出血：短期内排出大量鲜红或暗红色血便，伴血压下降等休克症状，常需输血治疗。多数中、下消化道出血相对缓慢，或呈间歇性，约80%的出血可自行停止。在治疗上除止血、补充血容量外，寻找中、下消化道出血部位、疾病性质进行原发病病因治疗最为重要。

中、下消化道范围广，出血病因繁多，分类各异。如按病变部位可分为4种。①小肠疾病：小肠肿瘤、黑色素－胃肠息肉综合征、克罗恩病（Crohn病）、小肠憩室与Meckel憩室、肠套叠、小肠血管畸形、急性出血性坏死性肠炎、缺血性小肠炎和肠结核等。②大肠疾病：溃疡性结肠炎、结肠息肉、结肠憩室、菌痢、阿米巴痢疾、结肠癌、克罗恩病、缺血性结肠炎、结肠子宫内膜异位症、结肠结核及肠套叠、结肠血管畸形等。③直肠疾病：直肠溃疡、非特异性炎症、肿瘤、息肉、放射性直肠炎和腹盆腔邻近脏器恶性肿瘤或脓肿侵及直肠等。④肛管疾病：痔、肛裂、肛瘘。此外，还有全身性疾病累及肠道。

三、不明原因消化道出血

不明原因消化道出血指常规消化内镜检查（包括检查食管至十二指肠降段的上消

化道内镜与肛门直肠至回盲瓣的结肠镜）和X线小肠钡剂检查（口服钡剂或钡剂灌肠造影）或小肠CT不能明确病因的持续或反复发作的出血。可分为不明原因的隐性出血和显性出血，前者表现为反复发作的缺铁性贫血和粪便隐血试验阳性，后者表现为黑便、血便或呕血等肉眼可见的出血。

不明原因消化道出血的病因有4种。①上消化道：Cameron糜烂，血管扩张性病变，静脉曲张，Dieulafoy病变，胃窦血管扩张症，门静脉高压性胃病。②中消化道：年龄＜40岁，Meckel憩室，Dieulafoy病，克罗恩病，乳糜泻；年龄＞40岁，血管扩张性病变，非甾体抗炎镇痛药性肠病，乳糜泻。③下消化道：血管扩张性病变，新生物。④少见病因：胆道出血，胰性出血，主动脉肠瘘。

（程　芮　周　正）

第三节　消化道出血止血术

消化道出血止血术是针对消化道出血的治疗手段，除一般治疗、药物治疗以外，常用的消化道出血止血术还有三腔二囊管压迫止血术、内镜下止血术、介入止血术、外科手术等。

一、三腔二囊管压迫止血术

三腔二囊管压迫止血术是一种针对门静脉高压引起的食管胃底静脉曲张破裂出血的紧急治疗方法。将三腔二囊管从鼻腔插入，进入胃部后充气使气囊膨胀，然后向外牵引，从而压迫胃底部的曲张静脉。在此之后，再次充气使位于食管下段的气囊膨胀，进而压迫食管内的曲张静脉，以达到局部压迫止血的目的。

三腔二囊管压迫止血能够快速、有效地控制静脉曲张破裂出血的症状，且经济、便捷，是基层医院或者无条件行急诊内镜治疗的食管胃底静脉曲张大出血的首选方案。也可以作为经颈静脉肝内门体支架分流术（transjugular intrahepatic portosystemic shunt，TIPS）或其他治疗的"桥梁"，当作为补救措施时，只压迫胃球囊，注气250ml以上，除非特别必要，不需要压迫食管球囊，应用三腔管压迫需要及时放松，并根据实际情况尽快选择进一步治疗措施。

二、内镜下止血术

消化道出血内镜下出血术发展越来越快，在消化道出血的应用越来越广，大大地减少了患者外科手术的创伤，也降低了消化道出血患者的病死率。内镜下止血方法主要包括药物喷洒止血、药物注射止血、金属夹止血、高温凝固止血等。

1. 内镜下药物喷洒　主要应用于消化道黏膜糜烂渗血、面积较大但出血量不大的病灶，如息肉切除术后残端渗血、消化性溃疡周边渗血及糜烂性胃炎并出血等，效果较好，但对于出血量多、损伤面积大者效果不佳，故喷洒止血法常与其他治疗方式联合使用。临床中常用的喷洒止血药物有盐酸肾上腺素、凝血酶等。

2. 内镜下药物注射止血　该方法适用于消化性溃疡局部静脉、小动脉出血，以及息肉切除后止血；常用药物如盐酸肾上腺素注射液（1∶10 000）、1%乙氧硬化醇、5%鱼肝油酸钠、无水乙醇。此方法对于广泛性损伤出血，大而深的十二指肠球部溃疡和胃溃疡并出血效果不佳。其中，肾上腺素局部注射可起到暂时的止血作用，但易造成灶性黏膜损伤，且作用时间有限、再出血发生率较高，故不建议单独使用，多与其他方法联合应用。另外，导致组织硬化的注射药物有酒精、氨基乙醇、聚乙二醇单十二醚，常注射于血管周围黏膜组织，此类药物注射可直接引起血栓形成，从而达到止血目的，但风险是易引起穿孔，应慎用。内镜下药物注射止血方法也多提倡联合其他内镜下止血方法同时使用，方可达到最佳治疗目的。

3. 金属钛夹止血　适用于目标明确的血管破裂出血，如急慢性消化性溃疡并出血、食管-贲门黏膜撕裂综合征、活动憩室出血、Dieulafoy病等，目前使用最多的是可旋转金属钛夹，对目标出血性血管和创面进行夹闭，进而达到止血的目的。

4. 套扎止血法、硬化剂联合组织胶注射术　①多用于肝硬化后食管静脉曲张破裂出血、Dieulafoy病出血的控制及消化道息肉残端动脉出血。②套扎止血法主要针对食管静脉曲张破裂出血，具体方法是在胃镜头端安装套扎器，活检孔道处安装好皮圈释放器，对需要套扎的食管曲张静脉自下而上螺旋套扎。另外，评估胃底有无曲张静脉，如为LDRf分型中食管和胃静脉曲张相通型（Le, g型），则采用内镜下胃静脉曲张三明治法（聚桂醇联合组织胶）联合食管静脉曲张套扎治疗具有一定的优势。因为此类型的食管静脉曲张破裂出血血流方向为自贲门胃底流向食管，所以需要先对胃底曲张静脉行硬化栓塞术，再对食管曲张静脉行套扎或硬化治疗。Dieulafoy病病情危急，易发生失血性休克，甚至死亡，因为动脉出血自行止血可能性不大，目前内镜治疗已成为Dieulafoy病首选的治疗措施，内镜下初次止血成功率可达90%，药物止血联合内镜下止血如套扎器皮圈套扎止血同时进行，止血成功率高。

5. 高温凝固止血　适用于溃疡并出血，局限性的胃黏膜糜烂出血，食管-贲门黏膜撕裂综合征及小血管畸形出血等，而弥漫性黏膜糜烂出血、深溃疡底部出血则为禁忌证。具体方法有高频电凝、热探头、激光微波、氩气刀等，主要是通过高温凝固出血血管残端达到止血目的。

三、介入治疗止血术

急性大出血无法控制的患者应及早考虑行介入治疗。临床推荐等待介入治疗期间可采用药物止血，持续静脉滴注生长抑素＋质子泵抑制剂控制出血，提高介入治疗成功率，降低再出血发生率。介入治疗包括选择性血管造影及栓塞（transcatheter arterial embolization，TAE）、经静脉逆行球囊闭塞术（balloon-occluded retrograde transvenous obliteration，BRTO）、TIPS，主要适用于出血保守治疗（药物、内镜治疗等）效果不佳、外科手术后再发静脉曲张破裂出血或终末期肝病等待肝移植术期间静脉曲张破裂出血。

1. TIPS 是一种创新的手术技术，用于治疗门静脉高压症。通过使用金属支架在肝内门静脉和体静脉之间建立通道，形成分流，以降低门静脉压力，从而减轻食管胃底静脉曲张和其他与门静脉高压相关的症状，改善患者的生活质量。其优点在于它是一种微创手术，创伤较小，恢复较快。缺点在于支架可能会移位或阻塞，需要进一步的干预和治疗，且手术费用较高。

2. BRTO 用于治疗存在脾肾分流的食管胃底静脉曲张破裂出血。该术式经股静脉逆行脾肾分流道进入胃底静脉曲张丛，用组织黏合剂或弹簧圈闭塞脾肾分流道及胃底曲张静脉，有效率超过95%。当患者存在明显脾肾分流时，可先行BRTO，然后择期行TIPS。

3. TAE 用于治疗非静脉曲张消化道大出血，内镜下治疗失败或无法明确出血病变。在消化道大出血的情况下，通过向动脉注射对比剂，通过对比剂浓聚和外渗，精准找到出血部位和责任血管，通过导管将栓塞剂或弹簧圈等栓塞材料送至出血血管，从而达到止血效果。

四、手术止血术

手术止血术是消化道出血的最后一道防线，适用于药物治疗无效、内镜及介入治疗失败等情况。手术止血术包括剖腹探查术、病灶切除消化道吻合术等，需根据具体情况选择合适的手术方式。

（周　正）

第四节　致死性消化道出血的诊治流程

急性消化道出血是临床最常见的危重急症之一。部分消化道出血可表现为持续活动性，出血快，休克进展迅速，因此，快速评估病情和明确诊断至关重要，医院应建立相应的致死性消化道出血诊治快速通道，做到优先收治和处理患者。

一、紧急评估

1. **意识评估**　首先评估意识，可予GCS或AVPU等级评估（awake，警觉意识；verbal，言语行为；painful，疼痛反应；unresponsive，无反应性）。意识障碍提示严重出血，也是误吸的高危因素。

2. **气道评估**　评估气道通畅性及梗阻的风险。

3. **呼吸评估**　评估呼吸频率、节律、力度及血氧饱和度。

4. **循环评估**　监测心率、血压、尿量及末梢灌注情况。可考虑有创动脉监测。

二、初步诊断

临床表现为呕血、黑便或便血的患者，容易诊断。而以头晕、乏力、晕厥等不典型症状就诊的患者，特别是生命体征不稳定、面色苍白及无法解释的急性血红蛋白（hemoglobin，Hb）浓度降低的患者，应警惕消化道出血的可能性。存在活动性出血、循环衰竭、呼吸衰竭、意识障碍、误吸或伴有严重的消化性溃疡、食管胃底静脉曲张及消化道恶性肿瘤等基础疾病且GBS（Glasgow Blatchford scoring）评分大于1分（表7-1），应考虑致死性消化道大出血。当呕血、黑便量与贫血程度不相符时，亦应警惕隐匿的上消化道大出血。呕鲜血与咖啡色液均提示病情危重。

表7-1　GBS评分

项目	参数	得分/分
收缩压（mmHg）	100～109	1
	90～99	2
	＜90	3
血尿素氮（mmol/L）	6.5～7.9	2
	8.0～9.9	3
	10.0～24.9	4
	25	6
血红蛋白（g/L）		
男性	120～129	1
	100～119	3
	＜100	6
女性	100～119	1

续　表

项目	参数	得分/分
其他表现		
脉搏（次/分）	100	1
黑便	存在	1
晕厥	存在	2
肝脏疾病	存在	2
心力衰竭	存在	2

注：GBS最高得分为23分。

三、分层救治

急性消化道出血危险分层及救治见表7-2。

表7-2　急性消化道出血危险分层

分层	症状体征	休克指数	救治	医疗区域
极高危	心率＞120次/分，收缩压＜70mmHg或急性血压降低（基础收缩压降低30～60mmHg），心搏、呼吸停止或节律不稳定，通气氧合不能维持	＞1.5	立即复苏	急诊抢救区
高危	心率100～120次/分，收缩压70～90mmHg，晕厥、少尿、意识模糊、四肢末梢湿冷、持续的呕血或便血	1.0～1.5	立即监护生命体征，10分钟内开始积极救治	急诊抢救区
中危	血压、心率、血红蛋白基本正常，生命体征暂时稳定，高龄或伴严重基础疾病，存在潜在生命威胁	0.5～1.0	优先诊治，30分钟内接诊，候诊时间大于30分钟需再次评估	急诊普通诊疗区
低危	生命体征平稳	0.5	顺序就诊，60分钟内接诊，候诊时间大于60分钟需再次评估	急诊普通诊疗区
极低危	病情稳定，GBS评分≤1分	0.5	随访	门诊

四、急诊处置

1. 卧床、禁食、吸氧、心电监护和建立2条肘关节以上静脉通路，必要时开通深静脉置管。持续监测心电图、血压、血氧饱和度。GCS评分＜8分，应对呼吸道采取保护措施。快速询问简要病史、诊治经过等情况。同步完善血常规、凝血功能、急诊肝肾功能、电解质、血型、输血前检查等化验及心电图等检查。对于意识障碍、休克患者均需留置导尿管，记录每小时尿量。积极复苏治疗包括容量复苏、输血及血管活性药物应用。高危急性上消化道出血患者目前证据不支持放置胃管有益。

2. 容量复苏　血流动力学不稳定的急性上消化道出血容量复苏，参考创伤大出血的复苏理念，出血未控制时采用限制性液体复苏和允许性低血压复苏策略，建议收缩压维持在 80～90mmHg 为宜。出血已控制应根据患者基础血压水平积极复苏。一般存在以下情况时应考虑输血：①收缩压＜ 90mmHg 或较基础收缩压下降＞ 30mmHg。②Hb ＜ 70g/L，HCT ＜ 25%。③HR ＞ 120次/分。对于急性大量出血，需立即启动当地大量输血方案进行输血。尽管目前对红细胞、血浆及血小板的比例尚无定论，但血浆或输血等过度扩容，既不能纠正凝血功能障碍，还可能导致容量超负荷。一般采用限制性输血策略，推荐 Hb 目标值为 70～90g/L。同时也注意避免仅用晶体液补液，从而加重腹水或其他浆膜腔液体潴留。有效血容量恢复的指征：①收缩压 90～120mmHg。②脉搏＜ 100次/分。③尿量＞ 17ml/h。④临床表现为神志清楚/好转，无明显的脱水貌。血管活性药物的使用：在积极补液的前提下，如果患者的血压仍然不能保证重要脏器的血液灌注，可以适当地选用血管活性药物，以改善重要脏器的血液灌注。可以综合临床表现、超声及实验室检查指导容量复苏，注意预防酸中毒、低体温、凝血病和基础疾病恶化。

3. 药物治疗　在生命支持和容量复苏的同时，可以采取经验性联合用药。优先给予静脉应用生长抑素＋质子泵抑制剂，当高度怀疑门静脉高压静脉曲张破裂出血时，在此基础上联用血管升压素＋抗菌药物。

五、全面评估

急性消化道大出血危及生命的病情被暂时控制、液体复苏和药物治疗开始后，应开始进行全面评估并推测出血病因和部位。常见病因分为急性非静脉曲张出血和静脉曲张出血两类。病情允许下完善相关影像学检查，如腹部增强CT、门静脉血管成像、腹部超声等检查。

同时持续动态监测生命体征、血常规、凝血功能和血尿素氮、血乳酸等指标，优化液体复苏方案。一般存在下列情况需考虑有活动性出血：①呕血、黑便次数增多，呕吐物由咖啡色转为鲜红色或排出的粪便由黑色干便转为暗红色稀血便，或伴有肠鸣音活跃。②胃管引流液有较多新鲜血。③经快速输液输血，周围循环灌注的表现未见显著改善，或虽暂时好转而又再恶化，中心静脉压仍有波动，稍稳定后又再下降。④红细胞计数、血红蛋白与血细胞比容持续降低，网织红细胞计数持续升高。⑤补液与尿量足够的情况下，血尿素氮持续异常或再次升高。

六、进一步诊治

1. **急诊内镜**　内镜是明确急性上消化道出血病因的首选关键检查。急性上消化道大出血应在出血24小时内进行内镜检查；经积极复苏仍有持续血流动力学不稳定者应进行紧急内镜检查；疑似静脉曲张出血者应在12小时内进行内镜检查，检查期间急诊医生应积极稳定患者循环状况，做好气道保护，患者病情危重或不适合转运时，可在急诊抢救室或ICU严密监护下实施床边内镜检查。在内镜检查前30～120分钟可考虑静脉输注红霉素250mg以改善内镜视野。

2. **三腔二囊管的使用**　通常情况下，胃镜检查明确为食管胃底静脉曲张破裂出血，内镜下治疗效果不佳时可选择三腔二囊管压迫止血。但对于一些高度怀疑静脉曲张出血的患者，出现持续呕血、生命体征极度不平稳、神志改变、转运风险极高且合并以下任何一种情况，可以在不完善胃镜的情况下直接使用三腔二囊管。三腔二囊管临床操作简单、经济实用、止血成功率高，但因为其有显著的不适感、较高的再出血率，以及消化内镜和介入的普及，临床中已经极少单独使用，而是作为桥接手段。三腔二囊管压迫止血后桥接介入治疗，或三腔二囊管同步介入治疗。

对于消化道大出血或活动性出血，内镜禁忌或检查不能明确病因，可选择腹部CTA帮助判断出血部位和病因。一般地，腹部CTA通常可发现速度为0.3～0.5ml/min的出血，对动脉和静脉来源出血均敏感。此外，腹部CTA不是一项治疗措施，需要在辅助诊断获益和治疗延迟风险之间进行权衡。在治疗延迟风险较高的情况下，可直接选择介入检查治疗。

3. **介入治疗**　①对于急性非静脉曲张消化道大出血患者，可进行选择性血管造影以判断出血部位。血管造影常规选择的血管有胃左动脉、胃十二指肠动脉、脾动脉和胰十二指肠动脉等血管。治疗方式包括在出血血管内注射血管收缩药物或直接行TAE治疗。②对于急性静脉曲张上消化道出血患者，药物和内镜止血后仍未控制时可考虑BRTO、经皮经肝胃冠状静脉栓塞术（percutaneous transhepatic variceal embolization，PTVE）、TIPS。严重的反复静脉曲张出血、Child-Pugh C级（＜14分）或B级合并活动性出血，可考虑早期进行TIPS，以减少出血复发。

4. **手术治疗**　对于急性非静脉曲张大出血患者，内镜检查明确病因及部位后，若药物治疗及内镜下治疗后仍无法控制者，若病情允许可手术探查治疗。对于急性静脉曲张大出血者，急诊外科手术的死亡率可高达50%，因此，对此类患者建议优先选用药物、内镜或介入治疗。外科手术治疗在非静脉曲张破裂出血尚有一定地位，但在门静脉高压消化道大出血的患者中，因为患者全身情况差，多合并凝血病，其手术病死率高，手术分流效果较介入不具备明显优势。

急诊处理后若患者病情稳定、出血控制，可根据其原发疾病情况转诊专科病房继续治疗或出院随访。对于高龄合并多种慢性病或有肝硬化病史的患者，应住院做进一步检查和治疗。

七、急诊致死性消化道出血诊治流程（图7-1）

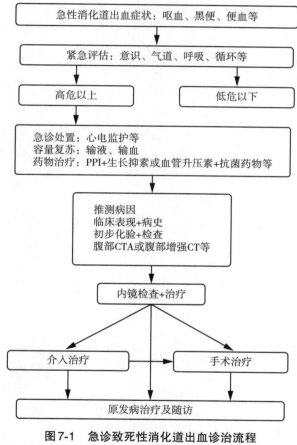

图7-1　急诊致死性消化道出血诊治流程
注：PPI，质子泵抑制剂。

（石永伟）

参 考 文 献

[1] 中华医学会急诊分会，中国医师协会介入医师分会，中华医学会放射学分会介入学组，等. 门静脉高压出血急救流程专家共识（2022）[J]. 中华内科杂志，2022，61（5）：496-506.

[2] 中华医学会外科学分会脾及门静脉高压外科学组. 肝硬化门静脉高压症食管、胃底静脉曲张破裂

出血诊治专家共识（2019版）[J]. 中华消化外科杂志，2019，18（12）：1087-1093.

［3］中华医学会肝病学分会，中华医学会消化病学分会，中华医学会消化内镜学分会. 肝硬化门静脉高压食管胃静脉曲张出血的防治指南［J］. 中华肝脏病杂志，2022，30（10）：1029-1043.

［4］中国医师协会介入医师分会. 中国门静脉高压经颈静脉肝内门体分流术临床实践指南［J］. 中华肝脏病杂志，2019，27（8）：582-593.

［5］中国医师协会急诊医师分会，中华医学会急诊医学分会，全军急救医学专业委员会，等. 急性上消化道出血急诊诊治流程专家共识（2020版）［J］. 中华急诊医学杂志，2021，30（1）：15-24.

第八章
急性中毒救治中心

急性中毒（acute poisoning）是指人体在短时间内一次或数次接触毒物或服用超过中毒量的药物后，机体产生的一系列病理生理变化及其临床表现。急性中毒是威胁生命的重大疾病，是否能早发现、早诊断、早处理与预后息息相关。我国卫生部于2008年进行了第3次全国死因调查，结果显示，在城市和农村人口死亡原因中，损伤与中毒位列第五。掌握好急性中毒的诊断与救治原则是有效救治急性中毒的基础。应熟悉掌握急性中毒的处理流程，使急性中毒救治快捷有序有效。

随着世界现代科技的迅猛发展和新型化合物的不断涌现，化学合成品产量从20世纪50年代每年700万吨增加到目前3亿多吨。同时，毒物的种类和数量也在不断地增加。在我国中毒患者中，仅职业病中毒患者就达370万，且正以每年100万人次的速度递增。急性中毒有其独特的流行病学特征、诊断和救治特点，尤其是对急性重症中毒的救治及对相应毒物的认识，临床上仍面临着很多棘手的问题。同时，急性中毒事件严重威胁人民群众生命安全，甚至导致群体伤亡，极易造成社会不稳定，破坏社会的安定和谐，给各级政府造成巨大压力。在临床医疗实践中，许多医疗机构对于中毒急救，特别是突发群体中毒事件给予了高度关注，制订了相应的应急预案，也尝试应用了如血液净化、人工肝等新技术。但是，中毒诊治的漏诊、误诊、延迟诊断及处理不当的情况仍时有发生。

综上所述，为促进我国急性中毒防治专业的发展，首先必须在全国范围内建立中毒控制中心和临床中毒治疗中心，通过相应监测系统，实时掌握中毒的流行病学特征，采取有效的预防措施，从源头上减少中毒的发生率。通过中毒控制中心开展大样本的临床流行病学研究，为临床治疗提供科学依据。此外，借助现代生物技术和手段，开展剧毒或发病机制不明的毒物毒理学研究，促进急性中毒和临床毒理学研究的发展。

第一节　急性中毒救治中心的概念及意义

急性中毒中心是针对急性中毒患者的救治网络，实施院外－院内联动、不同级别医疗机构上下联动、院内急诊－抢救－重症管理－中毒病房一体化救治模式，为患者构建从发病到救治的全程绿色通道，让患者在黄金救治时间内被抢救，得到有效救治，真正做到对于急性中毒的早发现、早诊断、早治疗，切实提高急性中毒患者的生存率及生活质量。中毒救治中心集合了医院的临床资源、行政资源和社会资源，这些资源借助多学科的优势，可以进行快速、准确的诊断疾病，并为疾病的治疗提供最宝贵的治疗时机，如果延误了救治的时间，患者可能会因此失去宝贵的生命。

急性中毒患者发病急骤、症状凶险、变化迅速，诊断和治疗上的延迟往往会造成严重的不良后果。对于急性中毒患者应该是院前院内联动，不同医疗机构上下联动，区域中毒救治联盟核心医疗机构在院内不同科室以急诊分诊－抢救室－EICU－急诊病房为主线，横向联动其他辅助科室（包括检验、影像、药剂科），打开绿色通道，实施畅通无阻的一站式、立体化救治模式。急性中毒患者急诊就诊后需要分诊护士准确识别出危重患者，按照急诊病情分级指导，安排危重患者即刻进入抢救室，抢救室医护人员在安抚患者及家属情绪的同时完成即刻评估、病情监测、毒物清除、促进毒物的排出、解毒药物的应用及对症治疗，EICU医护人员对患者进行包括血液灌流及药物治疗、必要的镇痛镇静及高级生命支持手段、重症监护及急性期心理护理；待患者平稳度过急性期病情稳定后可转入急诊病房，对患者进行恢复期的心理护理及健康指导。

（唐占凯）

第二节　我国急性中毒救治中心建设的探索

我国地域辽阔，东西部及城乡经济发展水平差异较大，同时受人文、经济发展水平、地理环境影响，我国不同地区急性中毒的流行病学特征存在一定差异，每个地区医疗机构对于急性中毒救治水平也参差不齐。基于此，国内有专家学者呼吁积极推进与上述五大中心齐头并进的急性中毒救治中心的建设，提升本地区医疗机构对于急性中毒患者的专科化与同质化救治水平。2010年，江苏大学附属医院依托急诊科在国内率先建立了急性中毒救治中心，设有急诊分诊台、抢救室、EICU、观察室、急诊病房。各模块相对独立、分工明确，对急性中毒患者开展急救、诊治、监护、健康教育等一体化服务，挽救了许多生命。

2016年，为适应突发事件应急工作发展的需要，进一步提升国家级的医学救援能力和水平，国家卫生健康委在全国分区域布局建设4类11个国家卫生应急移动处置中心，由国家发改委工程项目支持，其中仅有的2个国家突发中毒事件卫生应急移动处置中心正在山东、贵州建设。国家突发中毒事件卫生应急移动处置中心的建设在某种意义上是国家级区域急性中毒医疗中心建设的缩影。

广东医科大学附属湛江中心医院（湛江中心人民医院）成立的中毒救治中心依托综合医院中毒救治的技术优势，联合市内各级医疗机构打造区域中毒救治联盟，并通过建设中毒网络平台，完善急性中毒应急救治体系，规范急性中毒应急救治流程，并通过网络会诊平台实施远程中毒救治指导，提高中毒事件的应急能力与救治水平，更好地应对突发公共卫生中毒事件。中毒救治联盟医院由核心医院和非核心医院组成，其中湛江中心人民医院为核心医院，其他医疗机构为非核心医院。搭建突发性中毒事件信息管理平台能更好地解决突发性急性中毒事件的数据采集和数据处理问题，实现快速救治。

（唐占凯）

第三节　我国急性中毒救治现状及存在的问题

1953年，美国儿科学会发起了芝加哥地区中毒控制项目，在11个医院建立了中毒治疗协调中心，在芝加哥地区较好地解决了中毒事故处理方面的问题。此后，中毒控制中心在美国有了较快的发展，到1976年，全美中毒控制中心达到了641家。1999年4月23日，中国预防医学科学院中毒控制中心（National Poison Control Center，NPCC）成立，隶属于中国疾病预防控制中心职业卫生与中毒控制所，是国家级中毒控制机构。根据中国疾病预防控制中心（Chinese Center for Disease Control and Prevention，CDC）赋予的工作职能，NPCC承担中毒信息服务、公共卫生事件现场救援、毒物鉴定与检测，化学品安全卫生管理及毒物控制策略研究，职业病（中毒）信息收集、汇总与分析，为政府决策提供支持，促进中国中毒控制体系的建立和完善、构筑全国中毒控制网络等任务。中毒控制中心储备了16种特效解毒药物：乙酰胺注射液、二巯丙磺钠、二巯丁二酸胶囊、氯解磷定、亚甲蓝注射液、硫酸阿托品注射液（1mg）、硫酸阿托品注射液（10mg）、维生素 K_1、普鲁士蓝、依地酸钙钠、亚硝酸异戊酯、氟马西尼、亚硝酸钠、硫代硫酸钠注射液、活性炭、10%硫酸钠注射液，仅限用于突发中毒事件，卫生部门如需要调用，可通过职业卫生所24小时中毒咨询热线进行咨询。为适应中毒控制服务的需要，要求各地均要建立相应的机构来完成复杂的中毒控制任务。NPCC已有计划地在重点地区对相关实验室、医院进行认证，扶植了一批能够快速对常见毒物进行分析并对不明原因中毒事件甄别、检测的认证实验室和具有较强的现场抢救和院内救治能力的临床基地，这些基地也将是国家特效解毒药物的储备单位。

进入21世纪，随着医学科学技术的飞速发展，国内急重症事业发展突飞猛进，国内医学界也相继涌现出一大批优秀的从事中毒救治专业的青年才俊，同时各种医疗技术及仪器的创新发展为中毒学科发展带来了新动力，临床主要技术涵盖了有创及无创机械通气技术、心电监护及除颤技术、介入治疗技术、血液净化技术、急诊内镜治疗技术、床旁超声技术、POCT技术、远程监护技术、亚低温治疗技术、ECMO技术等。由于引起中毒的外源性化学物质众多，不同的毒物具有不同的作用机制，其临床表现千差万别，大多数中毒性疾病没有特效解毒药，临床毒物检验目前还面临着政策瓶颈，如先进的毒物质谱分析技术多属于实验室自建项目，其质量控制还没有统一的国家标准和指南，没有获得国家食品药品监督管理局批准，开展起来有一定的困难和阻力。国内很多医院急诊医学科并没有开设中毒专科门诊，也没有对治疗效果做追踪动态研究。有的医院急诊科虽然挂了中毒救治中心的牌子，其实就是整个急诊科承担这方面的工作，或者直接把患者转到EICU统管，谁值班谁负责，其临床诊治技术并不专业和精通。另外，中毒性疾病有很强的地域性和季节性，如何正确处理中毒专业学科发展与其他急诊医学亚专业之间均衡发展的关系也是一个很现实的问题。由于急性中毒病因及表现的多样性，许多中毒问题仍有待进一步研究和探讨，首先是各类有效解毒药物仍有待相关探索研究发现；其次要加深毒物代谢动力学及作用机制的研究，从而研究细胞分子水平的治疗作用；再次如何加强新方法、新技术的创新及我国传统中医药在急性中毒救治中的作用，以提高中毒救治率是中毒救治的永恒话题；最后通过多中心、大样本的临床研究，根据循证医学的原则，制订科学、规范的诊疗原则。

（唐占凯）

第四节　中毒救治单元的功能及设备

中毒救治单元是区域性中毒救治联盟体系的核心组成部分，是急性中毒救治中心的基础环节，是一个紧跟新时代发展特点、面向基层、改善民生的全新概念。中毒救治单元作为中毒中心建设的延续，主要承担急性中毒急诊接诊任务，同时涵盖了急性中毒急诊急救、毒物检测、脏器功能支持治疗与康复、心理辅导及长期随访等一体化医疗服务模式。因此，加强中毒救治单元建设显得迫切而有必要。国内各大医疗机构因地制宜针对中毒单元建设布局进行了诸多探索，泰山医学院附属医院建立急性中毒单元后，急性中毒患者各脏器功能损害的发生率、病死率明显下降，救治成功率明显提高，提示急性中毒单元的设置切实改善了急性中毒患者的临床疗效。

急性中毒单元是指在一定区域内布局，针对中毒患者的、具有诊疗规范和明确治疗目标的医疗综合体。它不是一种具体疗法，而是针对中毒患者一体化救治管理体系，包括院前急救、中毒救治门诊、中毒救治监护室、中毒救治病房、后期康复及长期随访的一体化医疗服务体系。中毒单元小组成员包括受过专业训练的急诊医生、护士、院前急救医生、心理医生、康复医生及其他与中毒相关专业医生等。现分别对各个组成部分及所需配备介绍如下。

一、院前急救

1. **中毒专用急救监护型救护车**　该车除具备生命体征监护功能外，能够开展基本的高级生命支持操作。救护车所需配备的物品主要包括急救类药物、常规仪器设备、中毒专用急救箱、洗消类设备等。

2. **通信设备**　主要是指院前与院内急救网络传输系统的建立，以便及时传输患者信息，提前做好院内抢救准备；还可以利用移动电话远程指导中毒患者的家属或基层医院医生采取必要的急救措施。

3. **院外救援个人防护装备**　是指用于针对某些生产类、有挥发或腐蚀性的化学物品中毒的防护设备，包括防护服、防护面罩、护目镜等。

4. **毒物快速检测设备**　是指能够快速检测毒物的仪器设备，以便于及时明确毒物，有针对性地开展治疗，如百草枯尿检试纸，胆碱酯酶活力、酒精浓度、亚硝酸盐中毒的高铁血红蛋白等快速检测仪、血糖仪等。

5. **中毒救治门诊**　主要包括中毒咨询室、毒物检测室、洗消室、洗胃室，其各部分的主要功能及其所需配备的设备如下。

（1）中毒咨询室：配备有"化救通"查询软件便于毒物的快速查询；24小时服务的中毒咨询电话，指导非专业人员及时辅助抢救，为急性中毒的有效治疗争取宝贵时间。咨询人员为24小时值班的急性中毒救治小组成员。

（2）毒物检测室：除配备有气相色谱仪快速毒物检测仪外，还配置了网络联络装置，并与其他有条件的医疗机构和专业检测机构相互协作。

（3）洗消室：适用于经呼吸道、消化道、眼部及皮肤黏膜等接触的患者，减少毒物的接触；主要设备包括热水器、洗眼器、洗消床等。

（4）洗胃室：目的是及时清除胃肠道内尚未吸收的毒物，减少毒物的吸收。其配备主要包括：①自动洗胃机。②洗胃、催吐及导泻物品。③常见中毒的急救与处理流程，常用解毒药物的用法、剂量及注意事项，以便于急救时能及时查阅，对症处理。

④监护设备，如心电监护仪、心肺复苏仪、除颤仪、呼吸机等。

（5）中毒救治监护室：是指针对中毒患者的监护型病房，利于对中毒患者24小时实时监护，及时发现并发症并尽早行相应的脏器支持，如血液净化、IABP、ECMO、人工肝等，降低并发症及感染的发生等。

（6）中毒救治康复：由康复科、高压氧室和心理科等组成，包括电疗、针灸、推拿按摩、高压氧吸入、心理康复等。

二、急性中毒单元人员组成及其职责要求

急性中毒单元的人员配置包括急诊科医护人员、心理治疗师、康复科医生、多学科医生等。这些人员共同组成一个多学科医疗队，遵循"以急诊科医护人员为主导，其他学科共同参与"的原则，针对每例急性中毒患者制订个体化诊疗方案。

1. **院前急救人员** 掌握急救基本知识和技术，如气管插管等；熟悉各类中毒特效解毒药及其用法、用量，并掌握其不良反应及并发症，以便患者在院前急救中得到及时应用；能根据患者初期症状、体征初步判断病情。

2. **急诊科医生** 是急性中毒单元小组的核心，该部分人员为从事多年临床工作、具有丰富经验的院内、院外医生，且经过中毒急救相关知识的专业培训，能熟练掌握各种疾病的抢救流程及技术操作规范。其职能是对所有中毒患者进行确切诊断、彻底洗消、药物治疗、脏器替代、并发症处理等临床工作，负责及时启动和组织多学科协同救治程序，制订个体化治疗措施，并决定患者观察、住院、出院及随访。

3. **护理人员** 是经过专门培训的护师、护士，对急性中毒有较好的掌握和了解，能从事现场急救、病情观察与评估、及时发现中毒患者出现的不良反应、掌握救治及早期康复工作。其职能是配合医生完成抢救、洗消等急救护理工作，并承担重症监护、日常护理、心理护理等，主要由急诊科护师及以上人员组成。

4. **心理治疗师** 为具有相关专业资质的临床医生。其主要职能是对故意服毒患者进行心理疏导，根据患者的具体情况制订个体化的心理治疗方案。

5. **康复治疗师** 主要为康复医学科医生。其主要职能是对病情严重、出现并发症的患者进行早期康复及后期的康复指导。

6. **多学科医生** 主要包括呼吸科、心血管内科、消化科、普外科、烧伤科、眼科、皮肤科及营养科等，为从事本专业临床实践多年、有丰富的临床经验，在中毒所致的各脏器功能障碍方面有一定了解的医生。其主要职能是协助急诊科医生对除外非中毒性急危重症、中毒性急危重状态及并发多脏器功能障碍且治疗困难患者，制订进一步治疗方案。

7. **医学社会工作者** 主要由志愿者负责。其主要职能是负责中毒预防知识和急救知识的宣传及普及。

三、急性中毒单元小组人员的培训

急救常涉及多专业、多学科的知识，一个中毒危重患者可能同时出现不同器官系统的疾病，涉及多个学科；除此之外，其病情急骤、变化迅速，需要急救人员在较短时间内做出正确诊断，果断实施合理的药物或器械急救。因此，每个急救人员都应掌握相应的急救技术。为使相关急救人员做到规范诊疗，提高中毒救治整体水平，对相关人员进行相关培训。主要包括以下培训内容：①操作技术和技能的培训。②管理和协调能力的培训。③科研能力的培养。④小组人员基本素质的培养，主要包括思想素质、业务素质、心理素质、身体素质。

四、急性中毒单元小组工作目标

急性中毒单元小组内的所有组成部分都是为了一个共同目标——减少急性中毒患者的病死率，降低并发症的发生率，缩短住院时间，提高患者生存质量，最终使患者重返社会，减少其对家庭与社会的经济负担。

五、中毒救治监护室工作

急性中毒患者经院前急救及门诊的抢救后，立即转入急诊重症中毒救治监护室，并且早期行血液净化等措施，时间越早越好，之后密切监测患者的生命体征，定时监测患者的脏器功能，及时监测并预防并发症的发生，做到早发现、早治疗，防止病情加重恶化，延长病程，对出现并发症者早期开展脏器支持。

六、中毒救治病房工作

针对由监护室转入的患者，进行后续的治疗。对生命体征平稳，症状、体征不明显，毒物检测指标基本正常的患者，先转入监护病房。急性中毒救治小组每周进行至少1次例会，对每个患者的救治经验或存在的问题进行讨论，相互学习探讨。

（唐占凯）

第五节　急性中毒的诊治

急性中毒病情复杂、变化急骤，严重者出现多器官功能障碍或衰竭，甚至危及患者生命。

一、中毒病因

从急性中毒原因来看，有意接触毒物者高于意外接触者，自杀是急性中毒的重要原因。急性中毒途径以消化道为主，地点以家庭为主；静脉注射途径多在娱乐场所出现。急性中毒的毒种主要有药物、乙醇、一氧化碳、食物、农药、鼠药6大类；乙醇作为单项毒种在中毒物质中占第一位，乙醇中毒集中在青壮年群体，男性明显多于女性；药物中毒以治疗性用药为主，最常见的是苯二氮䓬类镇静催眠药；急性中毒病死率为1.09%～7.34%，其中农药中毒占急性中毒死亡的40.44%；急性农药中毒病死率为7.12%～9.30%，农药中毒种类主要是有机磷农药和百草枯，百草枯中毒病死率为50%～70%。食物中毒在急性中毒中仍占有重要位置。一氧化碳中毒与北方冬季家用燃煤取暖及目前家庭使用燃气、热水器或以液化石油为燃料的火锅有密切关系。

二、常用中毒评分

中毒严重程度评分标准分五级。①无症状（0分）：没有中毒的症状或体征。②轻度（1分）：一过性、自限性症状或体征。③中度（2分）：明显、持续性症状或体征。出现器官功能障碍。④重度（3分）：严重的威及生命的症状或体征，出现器官功能严重障碍。⑤死亡（4分）：死亡。在目前已知的所有急性中毒种类中，除非已有明确的针对该种中毒的严重程度分级标准，其余均推荐参考中毒程度评分（poisoning severity score，PSS）表，实行急性中毒病情分级并动态评估（表8-1）。

表8-1　中毒程度评分表

器官与系统	无症状（0分）	轻度（1分）	中度（2分）	重度（3分）	死亡（4分）
消化系统		● 呕吐、腹泻、腹痛 ● 激惹、口腔小溃疡、一度烧伤 ● 内镜下可见红斑或水肿	● 明显或持续性的呕吐、腹泻、梗阻、腹痛 ● 重要部位的一度烧伤或局限部位的二度或三度烧伤 ● 吞咽困难，呃逆 ● 内镜下可见黏膜溃疡	● 大出血、穿孔 ● 大范围的二度或三度烧伤 ● 严重的吞咽困难，呃逆 ● 内镜下可见透壁性溃疡，伴周围黏膜病变	

续　表

器官与系统	无症状（0分）	轻度（1分）	中度（2分）	重度（3分）	死亡（4分）
呼吸系统		● 咳嗽，轻度支气管痉挛 ● 胸部X线片轻度或无异常	● 持续性咳嗽，支气管痉挛 ● 胸部X线片出现异常伴有中度症状	● 明显呼吸功能障碍，低氧需要持续供氧（如严重支气管痉挛、呼吸道阻塞、声门水肿、肺水肿、急性呼吸窘迫综合征、肺炎、气胸） ● 胸部X线片出现异常伴有严重度症状	
神经系统		● 头晕，头痛，眩晕，耳鸣 ● 烦乱不安 ● 轻度锥体束外系症状 ● 轻度胆碱能或抗胆碱能症状 ● 感觉异常 ● 轻度的视觉和听力障碍	● 嗜睡，对疼痛反应正常 ● 兴奋，幻觉，谵妄 ● 中度锥体束外系症状 ● 中度胆碱能或抗胆碱能症状 ● 局部麻痹但不影响重要功能 ● 明显视觉和听力障碍	● 意识丧失 ● 呼吸抑制或功能障碍 ● 极度兴奋 ● 癫痫持续状态 ● 瘫痪 ● 失明、耳聋	
心血管系统		● 偶发期前收缩 ● 轻度或一过性血压过高或过 ● 窦性心动过缓 心率： 成人50～60次/分 儿童70～90次/分 婴儿90～100次/分 ● 窦性心动过速 心率： 成人100～140次/分	● 窦性心动过缓 心率： 成人40～50次/分 儿童60～80次/分 婴儿80～90次/分 ● 窦性心动过速 心率：成人140～150次/分 ● 持续性期前收缩，心房颤动、心房扑动，Ⅰ度、Ⅱ度房室传导阻滞，QRS和QT间期延长，心肌缺血，明显高或低血压	● 窦性心动过缓 心率： 成人＜40次/分 儿童＜60次/分 婴儿＜80次/分 ● 心动过速 心率：成人＞180次/分 ● 致命性室性心率失常，Ⅲ度房室传导阻滞，心肌梗死，急性心功不全，休克，高血压危象	
代谢系统		● 轻度酸碱平衡紊乱 HCO_3^-15～20mmol/L或30～40mmol/L，pH 7.25～7.32或7.5～7.59 ● 轻度水电解质紊乱 钾3.0～3.4mmol/L或5.2～5.9mmol/L ● 轻度低血糖 成人50～70mg/dl或2.8～3.9mmol/L ● 一过性高热	● 酸碱平衡紊乱明显 HCO_3^-10～14mmol/L或＞40mmol/L，pH 7.15～7.2或7.6～7.69 ● 水电解质紊乱明显 钾2.5～2.9mmol/L或6.0～6.9mmol/L ● 低血糖明显 成人30～50mg/dl或1.7～2.8mmol/L ● 持续性高热	● 严重酸碱平衡紊乱 HCO_3^-＜10mmol/L，pH＜7.15或＞7.7 ● 严重水电解质紊乱 钾＜2.5mmol/L或＞7mmol/L ● 严重低血糖 成人＜30mg/dl或＜1.7mmol/L ● 致命性高热或低热	

续　表

器官与系统	无症状（0分）	轻度（1分）	中度（2分）	重度（3分）	死亡（4分）
肝脏		● 轻度血清酶升高GOT、GPT 2～5倍正常值	● 中度血清酶升高（GOT、GPT 5～50倍正常值），无其他生化异常（如血氨，凝血异常）或严重肝功能障碍的临床证据	● 重度血清酶升高（GOT、GPT ＞50倍正常值），其他生化异常（如血氨，凝血异常）或肝衰竭的临床证据	
肾脏		● 轻度蛋白尿/血尿	● 大量的蛋白尿/血尿 ● 肾功能障碍 少尿/多尿，血清肌酐200～500μmol/L	● 肾衰竭 无尿，血清肌酐＞500μmol/L	
血液系统		● 轻度溶血 ● 轻度高铁血红蛋白血症（10%～30%）	● 溶血 ● 明显高铁血红蛋白血症（30%～50%） ● 凝血异常，但无活动性出血 ● 中度贫血，白细胞减少，血小板减少症	● 重度溶血 ● 重度高铁血红蛋白血症（＞50%） ● 凝血异常并伴活动性出血 ● 重度贫血，白细胞减少，血小板减少症	
肌肉系统		● 肌肉痛，压痛 ● 肌酸磷酸激酶250～1500U/L	● 僵硬、痉挛、肌束震颤 ● 横纹肌溶解症 肌酸磷酸激酶1500～10 000U/L	● 严重肌疼、僵硬、痉挛、肌束震颤 ● 横纹肌溶解症 肌酸磷酸激酶＞10 000U/L ● 骨筋膜间室综合征	
局部皮肤		● 不适，一度烧伤（发红）或小于体表面积10%的二度烧伤	● 占体表面积10%～50%的二度烧伤（儿童10%～30%）或三度烧伤小于体表面积2%	● 占体表面积＞50%的二度烧伤（儿童＞30%）或三度烧伤大于体表面积2%	
眼部		● 不适，发红，流泪，轻度眼睑水肿	● 剧烈不适、角膜擦伤 ● 轻度角膜溃疡	● 角膜溃疡或穿孔，永久性的损伤	
叮咬处局部反应		● 局部瘙痒，肿胀 ● 轻微疼痛	● 明显的水肿，局部坏死，疼痛明显	● 明显的水肿，接连部位水肿，广泛的坏死 ● 重要部位的水肿阻碍气道 ● 剧烈疼痛	

注：GOT，谷草转氨酶；GPT，谷丙转氨酶。

　　中毒患者早期病情的评估关系到患者能否得以正确的处置。尽管现有的临床分型对患者预后判断具有一定的指导意义，但并不适用于蘑菇中毒的早期诊治。专家认为有整套完整的HOPE6评分（表8-2）和TALK评分（表8-3）对拟诊蘑菇中毒患者进行初步评估和再评估，将蘑菇中毒病情分为致死性和非致死性两类（图8-1）。

　　存在下列情形，应考虑致死性蘑菇中毒：①初次评估HOPE6评分≥2分。②初次

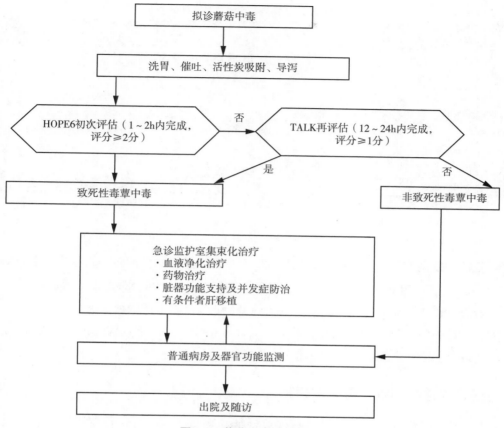

图8-1 蘑菇中毒诊治流程

评估HOPE6评分＜2分，而后续再评估TALK评分≥1分。③若标本经实验鉴定明确为致死性蘑菇种类，或送检标本中检测到鹅膏毒肽等致死性毒素。

表8-2 蘑菇中毒初次评分表（HOPE6评分表）

项目	描述	得分/分
病史 （history，H）	明确有蘑菇食用史	1
器官功能损害 （organ damage，O）	生命体征不稳定或出现肝、肾、凝血等器官功能损害中的一项或多项	1
识图及形态辨别 （picture identification，P）	实物或图片对比、鉴定为致死性蘑菇种类	1
症状出现时间 （eruption of symptom ＞ 6h，E6）	进食蘑菇后发病潜伏期超过6小时	1

表8-3　蘑菇中毒再评分（TALK评分表）

项目	描述	得分/分
毒物检测 （toxicant dentification，T）	毒物检测明确为致死性毒素类型，如鹅膏毒肽	1
出凝血障碍 （APTT extension，A）	出凝血障碍，尤其APTT、PT、TT延长	1
肝功能损害 （liver dysfunction，L）	肝功能损害，GOT、GPT升高，PTA下降	1
肾功能损害 （kidney dysfunction，K）	血肌酐、尿素氮进行性升高	1

注：APTT，活化部分凝血活酶时间；PT，凝血酶原时间；TT，凝血酶时间；GOT，谷草转氨酶；GPT，谷丙转氨酶；PTA，凝血酶原活动度。

若HOPE6评分≥2分，则考虑致死性蘑菇中毒，患者需立即转入急诊监护室启动集束化治疗；若HOPE6评分<2分，则需要对患者进行是否为致死性蘑菇中毒的再评估。

若患者摄入蘑菇病史明确，且TALK评分≥1分，则考虑致死性蘑菇中毒，应立即转入急诊监护室启动集束化治疗；若TALK评分持续可转入留观病区，并动态评估肝、肾功能及凝血变化，持续48～72小时。

三、急性中毒综合征临床表现

1. 胆碱样综合征　包括毒蕈碱样综合征和烟碱样综合征。毒蕈碱样综合征表现为心动过缓、流涎、流泪、多汗、瞳孔缩小、支气管分泌液过多、呕吐、腹泻、多尿，严重时可导致肺水肿。主要见于有机磷酸盐、毛果芸香碱和某些毒蘑菇中毒等。烟碱样综合征表现为心动过速、血压升高、肌束颤动、肌无力等。主要见于烟碱样杀虫剂中毒、烟碱中毒、黑寡妇蜘蛛中毒等。

2. 抗胆碱综合征　主要表现为心动过速、体温升高、瞳孔散大、吞咽困难、皮肤干热、口渴、尿潴留、肠鸣音减弱，甚至肠梗阻，严重时甚至出现谵妄、幻觉、呼吸衰竭等。主要见于颠茄、阿托品、曼陀罗、某些毒蘑菇、抗组胺类药物、三环类抗抑郁药等中毒。

3. 交感神经样中毒综合征　主要表现为中枢神经系统兴奋，抽搐、血压升高、心动过速、体温升高、多汗、瞳孔散大。考虑与体内儿茶酚胺升高有关，主要见于氨茶碱、咖啡因、苯环己哌啶、苯丙胺、可卡因、苯丙醇胺、麦角酰二乙胺等中毒。

4. 麻醉样综合征　主要表现为中枢神经系统抑制，呼吸抑制、血压下降、瞳孔缩小、心动过缓、肠蠕动减弱、体温降低，严重时昏迷。主要见于可待因、海洛因、复方苯乙哌啶、丙氧酚中毒等。

5. **阿片综合征**　主要表现同麻醉样综合征。主要见于阿片类、严重乙醇及镇静催眠药等中毒。

6. **戒断综合征**　主要表现为心动过速、血压升高、瞳孔扩大、多汗、中枢神经系统兴奋、定向障碍、抽搐、反射亢进、竖毛、哈欠、幻觉。主要见于停用以下药物：乙醇、镇静催眠药、阿片类、肌松剂（氯苯胺丁酸）、选择性5-羟色胺再摄取抑制剂（selective serotonin reuptake inhibitor，SSRI）及三环类抗抑郁药物等。

四、常见中毒处理流程

急性中毒患者病情紧急、进展迅速，入院后需立即采取有效措施，尽早、高效地降低毒素在血液中的含量。血液灌流是目前临床公认的清除毒物的方法且效果显著。大多数患者仅接受输液＋洗胃等基础治疗，只有少数患者在洗胃结束后经医生判断病情严重再通知启动血液净化小组、EICU单元准备，治疗效果不佳，往往造成延误。

提高工作效率，使患者得到最及时、最有效的救治。《中国急性百草枯中毒诊治专家共识》（2022）推荐口服百草枯中毒后应争分夺秒尽早洗胃，并于2～4小时内尽早行血液灌流，合并肾功能损伤患者行血液透析。急性中毒的特点是复杂性、紧迫性，有些患者伴有自杀倾向，往往不配合抢救，如何在短时间内对患者进行有效救治，是急救流程规范化的关键和最终目的。中毒的应对流程在加强组织管理的同时，提倡多学科合作，提高医护的急救能力，缩短患者等待救治的时间，关键环节简化对于改善患者预后具有重大意义。实施中毒流程化（图8-2）是提高医院工作质量和效率的保证，能提高医院综合服务能力和管理水平。

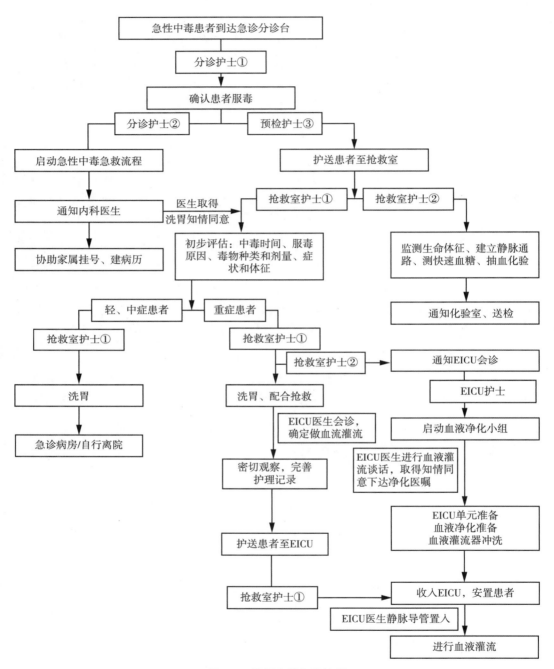

图8-2　常见中毒急诊流程

（杜力文）

第六节　急性中毒相关技术

无论在发达国家还是发展中国家，中毒都是一个较为普遍的公共卫生问题，并且消化道是急性中毒最为常见的途径。进入胃肠的毒物未吸收入血就不会引起全身性中毒，这个简单的道理早在公元前5世纪就被人类得以认识。于是，为了预防、减少毒物经胃肠吸收而催生了一系列干预措施，如胃排空、吸附剂、导泻剂。一些患者虽提供了明确的暴露史，但患者实际接触的毒物与其主诉不符，或患者实际接触了多种毒物，更有少部分患者提供虚假的暴露史以达到其他目的。另外，某些患者入院时已经存在意识障碍、多器官功能衰竭等急危重症表现，无法获知或者没有明确的毒物暴露史，均增加了中毒诊断的难度，容易造成误诊、漏诊，延误治疗。毒物检测技术的出现极大地提高了中毒诊断的准确性。理论上，毒物检测是中毒疾病诊断的金标准。临床毒检的开展能最大限度地精准判断中毒患者的暴露因素、可能的暴露剂量及暴露时间。尽早发现并明确中毒疾病的危害效应，挽救更多可治疗患者的生命。其他与中毒相关的血液净化技术和高压氧技术也都将在本节阐述。

一、急诊中毒胃肠去污技术

在过去的十几年中，随着循证医学的发展，对于胃肠去污技术在急性中毒治疗中的价值引发一些疑问。国际上最大的2个临床中毒研究组织——美国临床中毒学会（American Academy of Clinical Toxicology，AACT）和欧洲中毒中心与临床中毒学家协会（European Association of Poisons Centres and Clinical Toxicologists，EAPCCT）先后开展了数个重要研究来讨论各种胃肠去污技术的指征、禁忌证和不良反应。与普遍观点不同，他们认为没有一种胃肠去污技术值得被常规使用。虽然争论不断，但包括美国在内的大多数急诊科还是在急性中毒治疗中实施该项技术。我国学者针对胃肠去污技术的临床研究开展较少，笔者仅就其中部分常用技术作一介绍。

（一）洗胃术

患者经口腔摄入毒物或过量药物后，洗胃术是清除毒物防止其吸收的主要方法之一。常规洗胃的方法有2种。

1. **胃管洗胃法**　将胃管从鼻腔或口腔插入，经食管到达胃内，先吸出毒物后注入洗胃液，并将胃内容物排出，以达到消除毒物的目的。

（1）适应证：①经口毒物中毒或过量药物中毒，尤其是中、重度中毒。②无洗胃禁忌者均应采用胃管洗胃术清除毒物。③外院转来中毒患者，为避免洗胃不彻底，需再次采用胃管洗胃术。④需留取胃液标本送毒物检测者，首选胃管洗胃术。⑤中毒后昏迷患者可以考虑气管插管后洗胃。

（2）禁忌证：①口服强酸、强碱及其他腐蚀剂者。②食管与胃出血、穿孔者，如食管静脉曲张、近期胃肠外科手术等。③食管或贲门狭窄或梗阻。④严重心肺疾病。

（3）并发症：①急性胃扩张。②胃穿孔。③大量低渗液洗胃致水中毒。④水电解质紊乱。⑤酸碱平衡失调。⑥昏迷患者洗胃误吸、胃内容物反流而造成窒息。⑦迷走神经兴奋反射性引起心搏骤停。

（4）洗胃窗口期：国内外针对口服洗胃的窗口期存在争议，但基于我国中毒现状和专家经验，口服毒物的患者有条件时应尽早行插胃管洗胃，不受时间限制。口服中毒4～6小时内，因排毒效果好且并发症相对少，故应首选此种洗胃方法。如果口服量大，中毒程度严重，即使超过6小时，仍可考虑洗胃。

（5）术前准备：弯盘，20ml注射器，治疗巾，镊子，压舌板，纱布，F26～F28一次性硅胶洗胃管，牙垫，止血钳，润滑油，治疗巾，棉签，胶布，夹子，听诊器，温开水等。

（6）洗胃液的温度：洗胃液的温度以25～38℃为宜，水温过高致血管扩张，加速毒物吸收；水温过冷，刺激胃壁，促进胃肠蠕动，使毒物进入小肠，增加毒物吸收的机会，同时过冷引起患者寒战，加重病情。

常见中毒洗胃液的选择见表8-4。

表8-4 常见中毒洗胃液

洗胃液	用途	注意事项
温开水	用于毒物不明的中毒，敌百虫中毒	避免洗胃液温度过高，防止毒物吸收
活性炭	0.2%～0.5%混悬液，用于一切化学物质中毒	氰化物中毒禁用
1%～5%碳酸氢钠溶液	有机磷中毒、百草枯中毒	敌百虫中毒禁用
2%～4%碳酸氢钠溶液	氨基甲酸酯类农药中毒（呋喃丹等）	避免使用高锰酸钾等氧化剂
2%～4%碳酸氢钠溶液	拟除虫菊酯类农药中毒（敌杀死等）	禁用油类泄剂
牛奶、蛋清、植物油	腐蚀性液体中毒（洁厕灵等）	
液体石蜡	用于汽油、煤油、甲醇等脂溶性毒物	口服150～200ml后再洗胃

（7）插入胃管方法：①告知患者洗胃的过程和目的，以取得配合。②患者一般采取左侧卧位，置幽门于高位，头低于腰部，使口腔位置低于喉头，以减少胃内容物进

入肠腔，减少毒物吸收。颌下铺治疗巾，取出义齿，选择通气侧鼻腔。③清洁鼻腔，润滑胃管。左手用纱布裹着胃管，右手持止血钳夹住导管前端测量长度（发际至剑突），沿口腔或一侧鼻孔轻轻插入。当导管插入14～16cm处（咽喉部），叮嘱患者做吞咽动作，导管可顺利通过食管口，插管长度一般为55～70cm，可以使胃管充分达到胃大弯及胃底部。接电动洗胃机进行洗胃。④洗胃过程中，注意变换体位，按摩胃区，既有利于保护胃黏膜，避免胃管在一个位置反复抽吸，又可最大限度地清除胃腔皱襞中的毒物。⑤停止洗胃的标准：洗胃液直至回收液清亮，无特殊气味，总量至少2～5L，有时可以达到6～8L。

（8）传统判断胃管在胃内的方法

1）听诊气过水声：用无菌注射器注入10～20ml空气于胃管内，将听诊器放在患者上腹部，听有无气过水声。如胃管已达胃内，则将胃管固定于鼻翼及鼻背部。听诊气过水声虽在临床中使用广泛，但不能区分胃肠与呼吸道，气体注入肺或气管时也会有相似的气过水声。

2）气泡试验：将导管末端放入盛有凉开水或生理盐水的容器中，看有无气泡溢出。

3）抽取胃液：将胃管插入一定深度后，可用无菌注射器接于胃管末端回抽，看是否可抽出胃液，胃液常为清亮无色或草绿色，肠液一般为胆汁色。

2. 催吐洗胃法 呕吐是人体排除胃内毒物的本能自卫反应。因催吐洗胃术简便易行，对于服毒物不久，且意识清醒又能配合的急性中毒患者（除外服腐蚀性毒物、石油制品及食管静脉曲张、上消化道出血等），是一种现场抢救有效的自救、互救措施，多在院前使用，不足之处是胃内毒物排出不彻底。

（1）术前准备：治疗盘，量杯，洗胃溶液，压舌板，治疗巾，盛水桶，水温计。

（2）操作方法：①向患者解释操作过程及目的，以取得合作。②患者取坐位或半坐卧位，戴好治疗巾，盛水桶置患者坐位前。③嘱患者在短时间内自饮大量洗胃液，即可引起呕吐，不易吐出时可用压舌板压住其舌根部引起呕吐。如此反复进行，直至吐出的灌洗液澄清无味为止。

（二）导泄和胃肠洗消

洗胃后，灌入泻药以清除肠道内毒物。一般不用油脂类泻药，以免促进脂溶性毒物吸收。导泻常用甘露醇、硫酸钠或硫酸镁，口服或由胃管注入。

1. 20%甘露醇250ml洗胃后胃管注入或口服。

2. 硫酸钠或硫酸镁 剂量为15～30g，加水200～300ml口服。其中以硫酸钠为佳，因在中毒时，肠管常受损害，可以吸收硫酸镁中大量镁离子而产生中枢神经系统的阻抑作用。

3. 中药 大黄粉10g，元明粉15g，用开水冲服。

4. 全肠道灌洗（whole bowel irrigation，WBI） 使用聚乙二醇电解质溶液进行WBI的原理是促进毒物尽快通过近端小肠，以防止或减少此处的吸收。目前认为WBI可应用于那些缓释剂型或肠衣片药物中毒，尤其是在2小时内就诊的患者。WBI常见的不良反应为恶心、呕吐、腹胀、肠痉挛。通过胃管摄入者可能发生误吸。

5. 活性炭 是一种由多种物质高温转化成的不溶性粉末，经过活化处理后使吸附面积明显增加。一种尚未上市的超级活性炭（super activated charcoal）的吸附面积达到3150m²/g，较标准活性炭吸附能力更强，口感较好。与吐根相似，活性炭的吸附作用也有很强的时间依赖性，并且随着时间增加效果递减。

二、高压氧治疗

2013年，国家卫生计生委发布的《高压氧临床应用技术规范》（WS/T 422—1013）将高压氧治疗（hyperbaric oxygen therapy，HBOT）定义为：在高于当地压力的环境中，吸入高于当地大气氧浓度的氧来治疗疾病的方法。美国水下与高气压医学会对于高压氧治疗的定义更为严格。定义指出：高压氧治疗是一种在特定的压力容器中，在大于1个绝对大气压（atmosphere absolute，ATA）（101.3kPa）的压力下，吸入近100%（至少95%）医用级氧气而达到治疗疾病目的的治疗方法。然而，在某些情况下，在3.0ATA以上的压力下，氧浓度水平降低到100%以下，以实现氧分压达到至少1.2ATA且低于3.0ATA，从而避免氧毒性。

1. 高压氧治疗用于中毒的可能机制

（1）迅速提高肺泡氧分压和血液溶解氧含量：在1ATA大气压下呼吸100%纯氧，肺泡氧分压约为673mmHg；在1.5ATA压力下呼吸100%纯氧，肺泡氧分压约为1053mmHg；在2ATA压力下呼吸100%纯氧，肺泡氧分压可达1433mmHg（表8-5）。在常压吸入空气的情况下，每100ml血液中溶解氧仅有0.3ml，常压吸入纯氧时，每100ml血液中溶解氧约为1.7ml。环境压力每增加1ATA，液体溶解氧量将增加约2.3ml/100ml。因此，高压氧能够使血浆中溶解氧量增加，改善组织的缺氧状态，如一氧化碳中毒、氰化物中毒导致的组织缺氧。

表8-5　不同压力下肺泡氧分压

压力/ATA（mmHg）	呼吸空气时氧分压/mmHg	呼吸纯氧时氧分压/mmHg
1.0（760）	102	673
1.5（1140）	182	1053
2.0（1520）	262	1433
2.5（1900）	342	1813
3.0（2280）	422	2193

（2）高血氧有效扩散距离：常压下呼吸空气时，毛细血管血液氧弥散距离约为30μ0；随着毛细血管血液中氧分压的升高，氧的弥散距离随之增加。在3ATA环境下呼吸纯氧，毛细血管血液氧弥散距离达到100μm。

（3）减轻组织水肿：高压氧条件下，血管反射性收缩，导致灌流范围内的血流量减少（约下降10%），但氧供明显增加，能够达到减少渗出、促进静脉回流、改善微循环及减轻组织水肿的作用。

（4）其他：对于中毒损伤，高压氧治疗还具有促进神经再生，调节免疫功能，增强抗氧化功能，对抗厌氧菌、抑制及杀灭需氧菌、提高抗菌药物敏感性等抗感染作用，刺激干细胞生长和分化等多重作用。

2. **适应证和禁忌证**　根据2018年中华医学会高压氧医学分会修订的《医用高压氧舱安全管理与应用规范》，对于中毒的急救，高压氧治疗Ⅰ类适应证包括：①急性一氧化碳中毒。②氰化物中毒。Ⅱ类适应证包括：①四氯化碳、硫化氢、氨气、农药中毒（百草枯中毒禁用高压氧治疗）。②中毒性脑病。③急性热、化学性因素、吸入性烟雾造成的肺损伤。

禁忌证包括：①未处理的气胸。②同时服用双硫伦类药物。③同时服用抗肿瘤药物，如博来霉素、顺铂、多柔比星。④早产和/或低体重的新生儿。

3. **高压氧治疗方案的选择**　目前，对于不同类型的中毒，尚无统一标准的高压氧治疗方案。高压氧治疗方案的选择主要根据疾病治疗的需要和患者的全身状况综合考虑，从而确定治疗压力、加减压时间和方式、吸氧时间、中间休息时间，以及每日高压氧治疗的频次和总次数。

4. **注意事项**　由于高压氧治疗是在特殊密闭的高压高氧环境中进行，医用氧舱内电气设备的工作电压不得大于24V，进舱电气设备总功率不超过0.5W。如除颤仪，常规呼吸机等急救设备无法进入高压氧舱；急救人员进出氧舱需要等待规定的加减压时间等。因此，在进行高压氧治疗之前，除排除高压氧治疗的禁忌证，需要全面评估患者的生命体征、气道管理、引流管管理、基础病与合并症，以及判断可能出现的异常情况，如癫痫、呕吐等。应权衡利弊，在尽可能减少不利因素的情况下进行治疗。

三、血液净化技术

血液净化（blood purification，BP）是指利用一定的仪器和设备，将患者血液引出体外，经过一定程序清除血液内的某些代谢废物或有毒物质，再将血液引回体内的过程。根据处理原理和方法的不同，血液净化包括血液透析、血浆置换、血液灌流、免疫吸附、连续性肾脏替代治疗（continuous renal replacement therapy，CRRT）、多种杂合模式等。

血液净化技术在多种急性中毒情况下均可发挥重要作用，包括但不限于重金属中毒、药物过量及毒气吸入等。对于某些特定的有毒物质，如苯和甲醇，此技术更是展现出了其卓越的疗效。此外，在传统治疗手段无法取得理想效果或无效的情况下，血液净化技术往往能够作为一种强有力的救治方法，为患者带来生的希望。

（一）应用范围与适应证

1. 适应证

（1）毒（药）物或其他代谢产物能被血液透析、血液滤过、血液灌流、血浆置换排出体外者。

（2）中毒剂量大，毒（药）物毒性强。

（3）摄入未知成分和数量的药物或毒物；病情迅速进展，危及生命。

（4）中毒后合并内环境紊乱或急性肾功能障碍或多个器官功能不全或衰竭。

（5）毒物进入人体有延迟效应，较长时间滞留体内引起损伤。

2. 禁忌证 急性中毒对血液净化目前尚无绝对禁忌证，但下列情况在选择血液净化时应慎重考虑。

（1）有重要脏器的严重出血或有严重全身出血倾向者。

（2）经积极救治，中毒患者仍然处于严重低血压状态，血液净化很难顺利完成者。

（3）血小板<（30～50）×10^9者。

（4）对体外血路或滤器等材料过敏者。

（二）常用血液净化技术及其在急性中毒中的应用

1. 血液透析（hemodialysis，HD） 运用半透膜的渗透和扩散原理，将患者的血液引出体外，通过透析机清除毒素、药物和有害物质等，以达到治疗效果的技术。HD主要用于清除分子量小、水溶性好、不容易与蛋白质结合的物质，如巴比妥类和安眠酮。

2. 血液滤过（hemofiltration，HF） 类似于肾小球滤过原理，通过体外滤过器清除患者血液中的毒素，达到治疗目的。HF在清除高蛋白结合率和大分子量毒物方面优于HD。对于急性重症中毒患者，HF和HD联合应用可显著提高血液净化清除效率。

3. 血液灌流（hemoperfusion，HP） 利用吸附剂的吸附作用，将血液中的有毒物质吸附到吸附剂上。它适用于清除各种分子量、脂溶性及高蛋白结合率的有毒物质，是急性百草枯中毒的首选治疗方案。然而，血液灌流可能导致水和电解质紊乱，通常作为HD的补充治疗。

4. 血浆置换（plasma exchange，PE） 一种通过交换患者的血浆与新鲜血浆或血浆替代品来去除血液中毒物和其他有害物质的方法。它的适应证与HD和HP相似，但清除速度更快。然而，由于我国血液制品短缺，PE的应用受到严重限制。此外，它还可能引发过敏反应，并且在清除炎性因子方面的效果一般。

5. CRRT 又称连续血液净化。目前有9种技术模式，其中CVVHD、CVVH和CVVHDF三种模式常用于急性重症患者的治疗。虽然临床上CRRT主要用于治疗肾衰竭，但在急性中毒治疗中也可以与其他血液净化模式联合使用。独立应用CRRT治疗中毒患者的文献报道相对较少。

现代急诊医学不断演进，为应对复杂的中毒病例，新兴的治疗方法也在不断涌现。其中一项备受关注的技术是CRRT。

在某些特定的中毒情况下，CRRT展现出独特的优势。其持续性的血液净化过程使其在清除一些难以通过传统手段迅速排除的毒物方面表现卓越。此外，CRRT的适用性不仅限于药物中毒，还可以针对某些特殊的毒素或代谢产物提供有效的清除手段。

以下将详细介绍CRRT的操作方法，在处理中毒患者时以便为急诊科医生提供更为全面的治疗视角。尽管在许多情况下，CRRT可能并非首选手段，但了解其操作原理和应用范围将有助于医生在面对各种中毒病例时做出明智的治疗决策。

CRRT是一组连续、缓慢清除体内溶质及水分的体外血液净化技术，能稳定清除致病因子及炎症介质，重建和维持机体内环境稳定，恢复细胞功能，保护重要器官功能，不易引起病情的反跳和反复。其中连续性静脉-静脉血液滤过（continuous veno-venous hemofiltration，CVVH）模式较常用，主要通过对流和弥散方式缓慢清除毒物，能长时间维持内环境稳定。

（1）CRRT的血管通路：《重症血液净化血管通路的建立与应用中国专家共识》（2023）推荐重症患者进行血液净化治疗时首先选择临时血液净化导管。《改善全球肾脏病预后组织（Kidney Disease：Improving Global Outcomes，KD IGO）指南》（2012年）指出，CRRT时血管通路选择依次为：右颈内静脉首选，股静脉次选，左颈内静脉为第三选择，因易发生血管狭窄，不建议急性肾损伤3期患者选择锁骨下静脉置管。

（2）CRRT的置换液：CRRT一般为连续的24小时治疗，因此，高质量液体是保证治疗安全的关键。置换液的质量标准为：内毒素＜0.03EU/ml，细菌数＜1×10⁶CFU/ml。目前CRRT置换液主要包括商品化的置换液和血液透析滤过机在线生产的置换液。推荐采用商品化置换液作为首选。

1）商品化置换液：①总量4250ml。②置换液的终浓度（4L A液＋250ml B液）：Na^+ 141mmol/L，Cl^- 110mmol/L，Ca^{2+} 1.5mmol/L，Mg^{2+} 0.75mmol/L，葡萄糖10mmol/L，HCO_3^- 35mmol/L。

2）改良的Port配方：①总量4250ml。②置换液的终浓度（4L A液＋250ml B液）：Na^+ 143mmol/L，Cl^- 116mmol/L，Ca^{2+} 1.4mmol/L，Mg^{2+} 1.56mmol/L，葡萄糖11.8mmol/L，HCO_3^- 34.9mmol/L。

上述配方为临床常用的置换液配方，但均未含钾，需要根据血钾水平决定是否补充10%KCl。若血清钾水平在正常范围内，一般增加10%KCl 12～15ml，即置换液中K^+浓度4.02～5.03mmol/L。

（3）CRRT的治疗剂量：应依据患者治疗需求和残存肾功能水平选择治疗剂量。推荐采用体重标化的流出液容积作为剂量单位［ml/（kg·h）］，《KDIGO指南》（2012年）推荐治疗剂量为20～25ml/（kg·h）。为达到这一实际治疗量（达成剂量），治疗剂量可增加5%～10%，需设定更高的处方剂量［一般为25～30ml/（kg·h）］。当CRRT预计治疗时间＜24小时时，需通过增加治疗剂量达到治疗目的。同时，应尽量减少CRRT发生中断的次数。

（4）CRRT的抗凝治疗

1）首先评估患者的凝血功能和出血风险，然后根据患者凝血功能、有无出血风险选择合适的抗凝策略。近期存在活动性出血、近期发生创伤或进行手术（特别是颅脑外伤或神经外科手术）、视网膜出血、高血压失控等的患者，被认为是出血高危人群。对于凝血功能无明显障碍，无出血风险的重症患者可采用全身抗凝或局部枸橼酸抗凝。

2）《连续性肾脏替代治疗的抗凝管理指南》指出，进行CRRT时，只要患者无使用枸橼酸禁忌，推荐使用局部枸橼酸抗凝，而不是肝素。局部枸橼酸抗凝时，在滤器前输注4%枸橼酸钠，在滤器后补充氯化钙或葡萄糖酸钙溶液以补充CRRT时通过滤器清除的钙剂。《KDIGO指南》（2012年）推荐外周血Ca^{2+}浓度应维持在1.1～1.3mmol/L，体外循环Ca^{2+}浓度保持在0.25～0.40mmol/L。

3）如果患者存在使用枸橼酸禁忌且无出血风险，建议使用普通肝素或低分子量肝素抗凝，而不是其他药物。普通肝素作为抗凝剂时，建议首剂量为2000～3000IU（30～40IU/kg），维持剂量为5～10IU/（kg·h）。以达那肝素、那屈肝素等类肝素作为抗凝剂时，建议首剂量为 15 ～ 25IU/kg，维持剂量为 5IU/（kg·h）。以依诺肝素等低分子量肝素作为抗凝剂时，建议首剂量为 30 ～ 40IU/kg，维持剂量为 3 ～ 5IU/（kg·h）。

4）对于合并出血风险且未接受抗凝药物治疗的患者，进行 CRRT 时，只要患者无使用枸橼酸禁忌，建议使用局部枸橼酸抗凝，而不是无抗凝剂模式。对于合并出血风险且未接受抗凝药物治疗的患者，进行 CRRT 时，不建议使用局部肝素化的方式抗凝。

5）对于有严重凝血功能障碍、严重活动性出血、有抗凝剂使用禁忌的患者，推荐行无抗凝剂 CRRT，但应警惕体外循环管路及滤器凝血的发生。建议用肝素生理盐水对管路和滤器进行预冲，再用不含肝素的生理盐水冲洗管路，防止患者全身肝素化。

（5）CRRT 的停机时机：目前终止 CRRT 的指征尚无一致标准，根据《血液净化标准操作规程》：①停用 CRRT 指征。患者生命体征平稳，血流动力学正常，肾脏之外重要器官功能恢复正常，水电解质和酸碱平衡紊乱及容量负荷已纠正。②暂停 CRRT 指征。患者尿量可以满足营养治疗等容量负荷，且肾功能逐渐恢复。

6. **免疫吸附（immunoadsorption，IA）**　利用特定免疫吸附剂将血液中的免疫复合物、抗体等有害物质去除。尽管在急性中毒救治中应用相对较少，但为某些特定中毒情况提供了新的治疗思路。

（三）选择血液净化技术的原则与决策流程

在选择血液净化技术时，医生需要综合考虑患者的中毒类型、毒性物质、中毒程度及整体健康状况。同时，还需要考虑技术的可行性、安全性和舒适性。

影响毒物血液净化清除的因素有 6 个。

1. **毒物分布容积（Vd）**　指毒物剂量除以稳定状态下毒物浓度。表示毒物在血管内外的分布比例。

2. **毒物半衰期（$T_{1/2}$）**　指毒物血浆浓度减半的时间。超过 5 个半衰期，体内毒物残留仅剩 3%。计算公式：$T_{1/2} = 0.693 \times Vd/$毒物清除率（CL）。

3. **清除率（CL）**　指单位时间内毒物被清除的量。机体清除率为所有器官和血液净化对毒物清除的总和。$CL = UV/P$，其中 U 为超滤液中毒物浓度，V 为超滤液总量，P 为血浆浓度。CL 是评价血液净化效果的指标。

4. **毒物蛋白结合率**　毒物主要与白蛋白结合，结合的毒物不易被清除，游离毒物易于被超滤或透析清除。

5. **毒物分子质量与物质筛选系数**　毒物分子质量决定通过透析器膜、滤过器膜、血浆分离器膜的能力。分子质量越大，筛选系数越小，不易被清除。滤器膜孔越大，超滤系数越大，对流清除效果越好。置换液量大，后稀释模式毒物清除高。

6. **溶解度**　毒物在血液中的溶解度越高，越容易被清除。

表8-6　血液净化的选择

毒物的结合率/%	分子量	推荐治疗方法
> 95		血浆置换
80～95		血液灌流
< 80	< 15 000Da	高通量血液透析
< 80	15 000～20 000Da	血液滤过
< 80	> 15 000Da	高/中截断血液透析或血液滤过
< 80	< 50 000Da	血浆置换

四、毒物检测技术

临床毒物检测主要是通过分析患者的生物标本，如血液、尿液等，以确定是否存在中毒，并确定中毒的类型和严重程度。临床中毒检测的毒物主要涉及气体毒物与挥发性毒物、医用合成药物、杀虫剂及除草剂、杀鼠剂、天然药毒物、毒品、金属毒物及水溶性无机毒物等。下面就各类毒物的中毒检测技术进行简要介绍。

1. 气体毒物与挥发性毒物

（1）气体毒物：主要有一氧化碳和硫化氢等。血液中一氧化碳可采用煮沸法、氢氧化钠法、氯化钯试验等测定。当血液中碳氧血红蛋白（carboxyhemoglobin，HbCO）饱和度达30%以上时可采用煮沸法检测，此法是判断一氧化碳中毒最快速的定性分析方法。氢氧化钠法常用来检验血液中是否含有超量的一氧化碳。当血液HbCO饱和度在10%以上时可采用氯化钯试验法检测。硫化氢的检测必须取新鲜的血液等标本。若硫化氢进入人体较久或吸入硫化氢的量较大，尿液也可以作为检测标本。硫化氢的检测主要采用硫化铅试验法和亚甲基蓝试验法。

（2）挥发性毒物：主要包括氢氰酸和含氰化合物、乙醇和甲醇、苯酚和苯甲酚、苯系物、乙醚等。普鲁士蓝法是检验氢氰酸和含氰化物的一种有效分析方法，加酸使氰化物转变为氢氰酸逸出，CN^-分别与Fe^{2+}和Fe^{3+}反应生成普鲁士蓝。也可采用罗丹（Rhodan）反应[①]，氰化物与过硫化铵反应生成硫氰酸盐，然后再与Fe^{3+}反应生成血红色的硫氰酸铁。乙醇可用Lieben碘仿反应[②]，如含有乙醇，可生成黄色碘仿沉淀。血清和

[①] 罗丹（Rhodan）反应：是指硫氰酸盐和硝酸铁（Ⅲ）之间的化学反应。这个反应得名于德国化学家卡尔威廉·罗丹。Rhodan反应的化学方程式如下所示：$SCN^- + Fe^{3+} \rightarrow Fe(SCN)^{2+}$。在这个反应中，硫氰酸盐（$SCN^-$）与硝酸铁（Ⅲ）（$Fe^{3+}$）发生反应，生成硫氰酸铁（Ⅱ）配合物［$Fe(SCN)^{2+}$］。这种配合物通常呈现深红色，因此，Rhodan反应常被用作铁离子的定性分析方法。

[②] Lieben碘仿反应：1870年，A.Lieben研究了碘、碱和很多羰基化合物的反应，发现此类反应的机制，并以此为基础发明了碘仿测试，如含有乙醇，可生成黄色碘仿沉淀。

尿液中的甲醇和乙醇均可采用气相色谱法或顶空气相色谱法快速准确检测。苯酚和苯甲酚可采用显色反应或气相色谱法等进行检测，化学显色反应主要有米伦（Millon）试剂反应[③]、三氯化铁反应和溴水反应。采用Millon试剂反应，如含有苯酚，溶液应呈深红色；如含有邻甲酚，显浅橙色；如含有间甲酚，显黄色；如含有对间甲酚，显黄绿色。采用三氯化铁显色反应，如有苯酚或苯甲酚，则溶液呈蓝色或蓝紫色。采用溴水反应时，苯酚与溴水反应生成白色或乳黄色三溴苯酚沉淀，苯甲酚也有阳性反应。采用气相色谱法测定时，苯酚、邻甲酚、间甲酚和对甲酚可以分别测定。苯系物、乙醚等挥发性毒物一般均可采用气相色谱法、顶空气相色谱法或气质联用法进行测定。

2. 医用合成药物　引起中毒的医用合成药物主要有巴比妥类、吩噻嗪类、苯二氮䓬类安眠镇静药，利多卡因、丁卡因等局部麻醉药和β-内酰胺类抗菌药物等。巴比妥类可用结晶反应或显色反应进行检测，结晶反应有硫酸铜-吡啶、碘-碘化钾磷酸和三氯化铁-碘化钾结晶反应，显色反应主要有碱性钴盐试验、铜盐-吡啶试验和汞盐-二苯卡巴腙反应等。吩噻嗪类药物可以采用FPN试剂[④]或氯化钯试剂进行显色反应，不同的吩噻嗪类药物与FPN试剂反应呈现的颜色深浅、显色快慢不同，氯化钯与吩噻嗪类药物能形成有色配合物。苯二氮䓬类药物可以采用芳伯胺试验、甘氨酸试验、硫酸-荧光试验等显色反应进行测定，也可以采用碘化铋钾试液沉淀反应进行测定。利多卡因和丁卡因等局部麻醉药可以采用苦味酸盐结晶反应、重氮化偶合反应等进行显色。β-内酰胺类抗菌药物可采用羟肟酸铁显色反应测定。但由于显色反应和结晶反应等化学法测定的灵敏度不高、选择性不强、干扰因素较多，如果需要准确测定，一般采用气相色谱法、气质联用法或液相色谱-串联质谱法测定。

3. 杀虫剂及除草剂　常见杀虫剂主要有有机磷类、氨基甲酸酯类、拟除虫菊酯类、杀虫双、杀虫脒等。除草剂主要有百草枯、五氯酚钠等。有机磷类杀虫剂为有机磷酸酯类化合物，主要包括辛硫磷、甲拌磷、马拉硫酸、乐果、甲胺磷等，可以采用胆碱酯酶活性测定方法，也可以采用二氯化钯显色反应进行测定。氨基甲酸酯类农药主要有呋喃丹、西维因、叶蝉散等，可以采用薄层色谱法展开后对硝基苯偶氮氟硼酸盐试剂、吉布斯（Gibbs）试剂[⑤]、氨基安替比林-铁氰化钾试剂等进行显色。拟除虫菊酯类杀虫剂主要有二氯苯醚菊酯、氯氰菊酯等，可以采用薄层色谱法利用邻联甲苯胺、高锰酸钾-溴等试剂进行显色。杀虫双可以用硫氰酸铁比色法测定，杀虫脒可以用奈

---

③ 米伦（Millon）试剂反应：是指在含有Tyr的蛋白质溶液中加入米伦试剂（亚硝酸汞、硝酸汞及硝酸的混合液）会发生沉淀，加热则变为红色沉淀的现象。

④ FPN试剂：Ferroportin试剂，又称膜铁转运蛋白试剂。

⑤ 吉布斯（Gibbs）试剂：是一款检查酚羟基对位无取代基的化合物。

斯勒（Nessler）试剂⑥进行显色反应。由于化学显色法的干扰相对较大，灵敏度偏低，常见杀虫剂的高灵敏检测可以采用气相色谱法和气－质联用法进行准确的定性定量分析。百草枯可用碱性连二亚硫酸钠反应生成蓝色溶液，五氯酚钠可以用硫酸铜反应生成褐红色的五氯苯酚铜，也可以用4-氨基安替比林－铁氰化钾显色反应。如果需要低含量的准确测定，可以采用液相色谱－串联质谱法进行测定。

4. 杀鼠剂　主要分有机合成类、无机类、天然植物类和气体熏蒸类杀鼠剂。有机合成类主要包括有机氟类（如氟乙酰胺、氟乙酸钠等）、含氮杂环类（如毒鼠强、三环唑等）、香豆素类（如华法林、溴敌隆等）、茚二酮类（如敌鼠、氯敌鼠等）等。有机氟类杀鼠剂可以采用硫靛反应显色测定，含氮杂环类可以采用薄层色谱法展开后采用变色酸显色。有机氟类和含氮杂环类的理想检测方法是气－质联用法，采用氟乙酰胺、毒鼠强等的质谱特征碎片离子进行定性定量检测，如毒鼠强可采用m/z92、212和240的碎片离子进行定性分析，采用m/z212或m/z240进行定量分析。香豆素类杀鼠药可以采用薄层色谱法展开后采用22%三氯化锑－氯仿等溶液显色测定，茚满二酮类杀鼠药可以采用薄层色谱法展开后采用20%三氯化铁溶液或22%三氯化硒－氯仿溶液等显色测定。如需准确测定，可以采用液相色谱－串联质谱法、三离子定性方法及多反应监测模式准确定量测定，如敌鼠以m/z339→167和m/z339→145两个离子对进行定性分析，以m/z339→167离子对进行定量分析。

5. 天然药毒物　主要有乌头类生物碱、马钱子碱、莨菪烷生物碱、雷公藤毒素等，这类毒物中毒后，由于自身分子结构相对较为复杂，化学显色反应的专一性相对较差，可以采用液相色谱－串联质谱法、三离子定性方法及多反应监测模式准确定量测定，如乌头碱以m/z646→586和m/z646→526两个离子对进行定性分析，以m/z646→586离子对进行定量分析。

6. 毒品　主要是指鸦片、海洛因、甲基苯丙胺、吗啡、大麻、可卡因、芬太尼，以及国家规定管制的其他能够使人形成瘾癖的麻醉药品和精神药品。这些毒品除采用专用的免疫法试剂盒，如吗啡试剂盒等，还可以采用液相色谱－串联质谱法，利用三离子定性方法、多反应监测模式准确定量测定，如甲基苯丙胺以m/z150→119和m/z150→91两个离子对进行定性分析，以m/z150→119进行定量分析。

7. 金属毒物　常见的主要有砷、汞、钡、铬、铅等。金属毒物的测定一般需要破

---

⑥ 奈斯勒（Nessler）试剂：又称碘化汞钾、四碘合汞酸钾、四碘合汞（Ⅱ）酸钾，是碘化汞钾与氢氧化钾的混合溶液，化学式为K_2HgI_4。是黄色的、有潮解性的晶体，有毒，可溶于水、乙醇、乙醚和丙酮。

坏有机质后进行。砷可以采用Gutzeit法[⑦]或Ag-DDC[⑧]比色法测定，汞可以采用Reinsch试验[⑨]、升华法或化学法等测定，钡可以采用玫瑰红酸钠沉淀法、铬酸钡沉淀法等测定，铬可以采用铬酸盐沉淀法测定，铅可以采用硫化铅沉淀法测定。但由于化学法专一性差、灵敏度低，如果需要准确灵敏的测定可以采用原子吸收法、原子荧光法或电感耦合等离子体-质谱法（inductively coupled plasma-mass spectro metry，ICP-MS）进行准确的定性定量测定。

8. 水溶性无机毒物　常见水溶性无机毒物包括亚硝酸盐、强酸、强碱等。亚硝酸盐是一种血液毒素，其检测可以采用格里斯（Griess）试剂[⑩]反应法生成紫红色溶液进行测定，也可以采用1,8-萘二胺反应法生成橘红色沉淀进行测定。亚硝酸盐也可以采用离子色谱法或离子对色谱法进行测定。

尽管临床毒物分析化学法具有快速、简便、成本低的优势，但由于灵敏度低、选择性差，正慢慢被免疫分析法和仪器分析法取代，特别是质谱及其联用技术的快速发展，目前已较多应用于临床的中毒检测，如气质联用法用于农药、挥发性毒物等的中毒测定，液相色谱-串联质谱法用于灭鼠药、天然药毒物、医用合成药物和毒品等的测定，ICP-MS用于金属毒物的测定，质谱将成为临床中毒检测的重要技术。

（李福军　范丹峰　蔡珂丹　刘承祥　熊　亮　金米聪）

参 考 文 献

［1］张文武. 急诊内科［M］. 4版. 北京：人民卫生出版社，2017.
［2］杨丽萍，解敏，陈红梅，等. 中毒中心全程无缝隙护理模式的构建及应用研究［J］. 当代护士（上旬刊），2019，26（11）：123-125.
［3］廖林川，法医毒物分析［M］. 5版. 北京：人民卫生出版社，2016.
［4］苏耿，姚为学，李志文，等. 中毒中心与区域救治联动平台建设对中毒救治的影响［J］. 岭南急诊医学杂志，2020，（5）.
［5］褚沛，张宇明，高亚莉，等. 我国急性中毒临床救治现状和发展［J］. 临床急诊杂志，2013，14（10）：455-458.
［6］营向东. 我国中毒救治专业的回顾、发展与展望［J］. 医学综述，2019，25（17）：3329-3332.

---

⑦ Gutzeit法：古蔡法，又称砷斑法，是利用金属锌和酸作用产生新生代的氢，与标本中的微量亚砷酸盐作用形成砷化氢，遇溴化汞试纸产生不同程度的黄色、棕色或黑色的砷斑。

⑧ Ag-DDC比色法：又称二乙基二硫代氨基甲酸银法，不仅可用于砷盐的限量检查，还可用作微量砷盐的含量测定。

⑨ Reinsch试验：又称雷因须试验，是指在酸性条件下，金属铜能使砷、汞、银、锑、铋等金属还原成元素状态或生成铜合金而沉积于铜的表面，显示出不同的颜色及光泽，常用于砷、汞的快速鉴定。

⑩ 格里斯（Griess）试剂：是对氨基苯磺酸和α-萘胺醋酸的混合溶液的简称。

［7］周瑞芳．急性中毒单元的建设及其在急性有机磷中毒中的应用研究初探［C］．中华中医药学会急诊分会2017年学术年会暨急诊分会换届会议、四川省中医药学会急诊专委会2017学术年会论文集，2017．

［8］史继学．急性中毒救治单元的建设与临床应用［C］．2016中国中毒救治首都论坛暨第八届全国中毒及危重症救治学术会议论文集，2016．

［9］中国医师协会急诊医师分会，中国毒理学会中毒与救治专业委员会．急性中毒诊断与治疗中国专家共识［J］．中华急诊医学杂志，2016，25（11）：1361-1375．

［10］中国医师协会急诊医师分会，中国急诊专科医联体，中国医师协会急救复苏和灾难医学专业委员会，等．中国蘑菇中毒诊治临床专家共识［J］．中华急诊医学杂志，2019，28（8）：935-943．

［11］楼秋英，张伟，李舒霞，等．急性中毒患者院内急救流程再造的实践与效果评价［J］．中华现代护理杂志，2018，24（23）：2811-2815．

［12］中国医师协会急诊医师分会，中国毒理学会中毒与救治专业委员会．急性中毒诊断与治疗中国专家共识［J］．中华急诊医学杂志，2016，25（11）：1361-1375．

［13］何振扬．急性中毒的血液净化治疗［C］．中华医学会急诊医学分会全国第11届创伤复苏中毒学术会议论文集，2005．

［14］汪镜静．急性中毒血液净化模式选择的临床研究进展［J］．锦州医科大学学报，2018，39（2）：109-112．

［15］苏浩鹏，于朝霞．血液灌流器治疗急性中毒患者的新进展［J］．临床医学进展，2023，13（6）．

［16］彭艳，邹鑫森．早期连续性肾脏替代治疗对严重多发伤合并急性肾损伤预后影响的临床研究［J］．中国全科医学，2020，23（26）：3268-3273．

［17］陈香美．血液净化标准操作规程［M］．北京：人民军医出版社，2021．

［18］魏甜甜，张凌，付平．急性肾损伤肾脏替代治疗的KDIGO与ADQI指南解读［J］．西部医学，2019，31（2）：175-179，184．

［19］许晶，吕佳颐，崔方正，等．新型冠状病毒流行下连续性肾脏替代治疗用于维持性血液透析的初探［J］．肾脏病与透析肾移植杂志，2022，31（5）：414-419．

［20］中华医学会肾脏病学分会专家组．连续性肾脏替代治疗的抗凝管理指南［J］．中华肾脏病杂志，2022，38（11）：1016-1024．

［21］中国重症血液净化协作组．重症血液净化血管通路的建立与应用中国专家共识（2023）［J］．中华医学杂志，2023，103（17）：1280-1295．

［22］赵明辉．肾脏病临床概览［M］．北京：北京大学医学出版社，2021．

［23］GAUTAM S C, LIM J, JAAR B G. Complications Associated with Continuous RRT［J］. Kidney360, 2022, 3（11）：1980-1990.

［24］CHEN W Y, CAI L H, ZHANG Z H, et al. The timing of continuous renal replacement therapy initiation in sepsis-associated acute kidney injury in the intensive care unit：the CRTSAKI Study（Continuous RRT Timing in Sepsis-associated AKI in ICU）：study protocol for a multicentre, randomised controlled trial［J］. BMJ Open, 2021, 11（2）：e040718.

［25］Centers AAOPC. Chapter19. Posion Control Centers［J］. 2000. DOI：10. 1016/B978-012744770-4/50060-3.

［26］MURDESHWAR HN, ANJUM F. Hemodialysis. 2023 Apr 27. In：StatPearls［Internet］. Treasure Island（FL）：StatPearls Publishing；2023 Jan-. PMID：33085443.

第九章
其他危重症中心（疾病）

在日常抢救中，时间就是生命。对于急危重症患者而言，每分每秒都至关重要。及时处理抢救急危重症不仅是医疗工作者的神圣职责，更是对生命的尊重和敬畏。本章将探讨其他危重症中心如复苏中心、危重孕产妇救治中心和新生儿救治中心、烧伤救治中心等相关内容，及时处理抢救如心搏骤停、新生儿危重症、高危孕产妇、急腹症、热射病、脓毒症等急危重症的重要性，并分析如何提高抢救效率，以确保患者能够得到最快速、最有效的治疗。

第一节 复苏中心

复苏中心建设是指医疗机构针对心搏骤停患者建立的专门体系，旨在通过整合各种医疗资源并优化整个救治流程，为患者提供从心搏骤停预防到急救、监护、治疗、康复的全过程高质量救治服务，以争取最佳的复苏结局。这一概念自2018年在中国被正式提出，并在浙江省得到积极的探索和实践，形成《复苏中心建设浙江共识》。

复苏中心最主要的功能是为院外和院内心搏骤停患者提供高质量的临床救治（图9-1），遵循国家卫生健康委员会"五大中心"建设的本质精神，响应人民群众对高质量急诊医疗服务的需求。复苏中心建设面向二级甲等及以上的综合性医院，每年收治至少40例院外心搏骤停患者，具备急诊医学科、心血管内科、神经内科、呼吸内科、ICU、康复科等核心部门。它不仅涵盖了心搏骤停的预防和治疗，还包括了相关的教学、科研、健康教育和培训等方面的工作。复苏中心的建设目标是提高心搏骤停患者的生存率和生活质量，同时也推动医院相关学科尤其是急诊学科的发展，提升医院的管理水平。

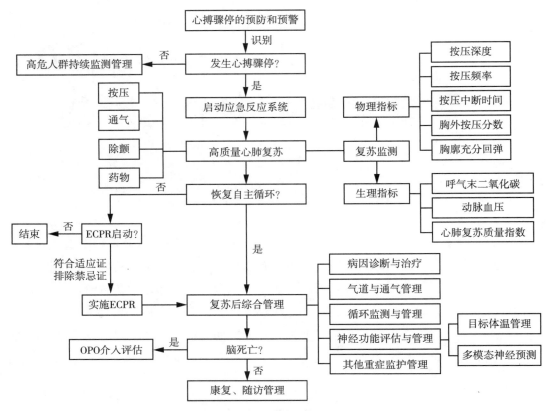

图 9-1　心搏骤停患者诊疗流程

注：OPO，人体器官获取组织。

一、抢救区域和人员组成

抢救室应设置急诊复苏单元，要求从急诊入口处能够便捷到达。复苏单元是心搏骤停患者院内紧急抢救的关键场所，必须保证足够的空间、设备、物资和人员的配置，实现"一站式"抢救。急诊复苏单元应紧邻CT室，尽可能缩短与导管室、手术室、ICU/EICU的距离，并确保24小时随时可用。复苏单元能够满足紧急情况下开展床旁手术、可疑或明确传染病患者复苏的需求。

急诊复苏小组的基本组成一般至少包括4名医护人员，均经过复苏相关的培训。应设有复苏小组组长1名，应具备急诊医学中级及以上职称，接受过高级心肺复苏能力培训；急诊科住院医生1名；急诊护士2名，其中1名具有中级职称，接受过高级心肺复苏能力培训。根据患者复苏的需要，可相应增加人数及相应学科的人员。

二、设备设施和床旁检测技术

复苏单元备有齐全的急救设备、器械、耗材和药品等，能够满足各种情况的紧急复苏和床边手术的需求。包括抢救床、多功能监护仪、呼吸机；气道与呼吸管理设备；循环监测与管理设备；床旁检查/检验设备；抢救药品；抢救和紧急手术的器械与耗材；体温管理设备；转运设备；个人防护/感控用品；信息/通信设备，包括远程信息系统，方便进行院前-院内联系、远程会诊等。高级复苏中心及以上应配备ECMO设备。

复苏单元应具备24h/7d可用的床旁检查和POCT，包括心电图（≤10分钟）、床旁超声评估（≤10分钟）、胸痛三项标志物（≤20分钟）、床边摄片（≤20分钟）、床边心脏超声检查（≤30分钟）等，复苏中心的放射科可进行24h/7d全身常规CT和大部分增强CT检查，高级复苏中心可完成冠状动脉、主动脉、肺动脉、脑血管增强CT检查，复苏医学中心可完成心脏MRI检查。导管室能够完成急诊心血管、脑血管、肺动脉和动脉系统造影检查。

另外，除常规监测技术外，还能开展特殊监测技术，包括PiCCO、床旁心脏超声监测等，复苏医学中心可行床旁经食管心脏超声检查、多模态脑功能监测、代谢监测。复苏中心应具备脑死亡判断能力。复苏医学中心需具备基因检测能力，针对心搏骤停的病因进行筛查。

三、治疗技术

1. 急诊复苏单元　①通用治疗技术：气管插管、机械通气、中心静脉置管、骨髓腔输液（intraosseous infusion，IO）、动脉置管等。②病因治疗技术：床旁开胸、开腹止血，静脉溶栓术；高级复苏中心及以上可行开胸心脏按压。③复苏特殊技术：开展TTM，高级复苏中心及以上可行REBOA、ECPR、紧急O型血输注。

2. 导管室和手术室　手术室开展急诊开颅、开胸、开腹术和血管开放手术等。高级复苏中心及以上可开展杂交手术；复苏医学中心可行冠状动脉旁路移植术、心脏瓣膜置换术、肺动脉取栓术等疑难复杂手术，具备心肺移植能力。导管室开展急诊PCI、急诊脑血管介入治疗及其他常见血管内介入治疗。

3. EICU　开展呼吸机治疗、CRRT、TTM等技术。高级复苏中心及以上可开展ECMO治疗。

4. 康复治疗　为患者制订和落实完整规范的康复治疗计划，包括在EICU、普通病房及康复病房的评估与治疗方案。

为了推进心搏骤停患者救治和复苏中心的建设，需要医院管理层、急诊学科带头人有共识，并且要有一定的科学规范可遵循。急诊科成员和抢救室医生应主动承担起复苏中心建设的重任，学科带头人要充分认识到复苏中心建设的重要性，并争取医院支持，在推进复苏中心建设过程中实现急诊学科更好地发展。

（杜力文）

第二节　危重孕产妇救治中心和新生儿救治中心

一、危重孕产妇救治中心

依据"健康中国2030"规划纲要及实施母婴安全计划，危重孕产妇救治中心需要不断提升急危重症的救治能力。随着医疗禁区逐渐打破，疾病谱复杂多样化，危重孕产妇救治中心需要进一步前移危重孕产妇的防控关口，降低孕产妇的死亡率。

原则上危重孕产妇救治中心依托综合救治能力较强的医疗机构，或产科实力突出且与其他医疗机构建立了多学科诊疗协作机制的妇幼保健院或专科医院。危重孕产妇救治中心承担辖区危重孕产妇的救治、会诊和转诊工作，并对下级救治中心开展技术指导和双向协作。危重孕产妇救治中心的设置遵循统筹规划、择优确定、科学布局的原则。市、县两级均应建立至少1个危重孕产妇救治中心。一般地方各级卫生行政部门根据本地实际酌情调整。

救治中心妇产科医生应掌握高危妊娠的基本理论知识：①妊娠及分娩并发症，包括妊娠高血压疾病、胎儿窘迫、产科出血、休克、弥散性血管内凝血、羊水栓塞、严重感染、静脉血栓形成及肺栓塞症等。②妊娠合并症，包括心脏病、肝病、肾病、血液系统疾病、内分泌系统疾病、多脏器功能衰竭、外科合并症等。③妊娠合并性传播疾病/艾滋病。④阴道助产技术。⑤新生儿急救的基础理论。⑥危重孕产妇救治需要的其他知识。

救治中心相关医生应掌握孕产妇危重症诊疗和救治的基本技能：①分娩期并发症，包括子宫破裂、羊水栓塞、重度子痫前期、子痫及其并发症、胎盘早剥、前置胎盘及其并发症等处理措施。②产后出血及失血性休克防治措施。③静脉血栓及肺栓塞等各种救治技能。④新生儿窒息复苏技术及早产儿处理。⑤危重孕产妇救治需要的其他技能。

救治中心相关医生除需掌握一般临床监护和治疗技术外，应具备独立完成以下监测与支持技术的能力：①心肺复苏术。②人工气道建立与管理。③机械通气技术。④纤维支气管镜技术。⑤深静脉及动脉置管技术。⑥血流动力学监测技术。⑦胸穿、心包穿刺术及胸腔闭式引流术。⑧电复律与心脏除颤术。⑨床旁临时心脏起搏技术。⑩持续血液净化技术。⑪疾病危重程度评估方法。

二、危重新生儿救治中心

危重新生儿救治中心是指医疗机构内独立设置的，以新生儿病房和新生儿重症监护病房为依托实体，具有危重新生儿监护诊疗能力，承担区域内危重新生儿救治、转运、会诊和新生儿专科技术培训、指导任务的临床单位。

　　设置危重新生儿救治中心的医疗机构应依托危重新生儿救治中心建立健全危重新生儿救治协作网，安全、优质地开展相应服务能力层级所有的基本技术项目。高级的危重新生儿中心应具备下列能力：①新生儿复苏。②健康新生儿评估及出生后护理。③出生体重＜1000g的低出生体重新生儿或胎龄＜28周的早产儿的全面医疗护理。④严重脓毒症和各种脏器功能衰竭内科医疗护理。⑤MRI检查和新生儿遗传代谢病质谱学筛查。⑥生命体征平稳的轻度外观畸形或有高危因素的足月新生儿的护理和医学观察。⑦儿科各亚专业的诊断治疗，包括脑功能监护、支气管镜、胃镜、有创循环监测、连续血液净化、早产儿视网膜病变治疗、高频通气、一氧化氮吸入治疗、亚低温治疗等。⑧实施中、大型外科手术。⑨不短于72小时的持续呼吸道正压给氧或不短于24小时的常频机械通气。⑩鼓励具备实施体外循环支持的严重先天性心脏病矫治术、ECMO治疗和遗传代谢病诊断和处置的能力。

（余旭琦）

第三节　烧伤救治中心

　　在医院急诊科及院前出诊中，由于各种原因造成的烧伤烫伤常见，由于患者疼痛明显和突发性，很容易产生心理恐惧与焦虑，烧伤后处理不当不仅会延误诊断治疗，严重者可危及生命。因此，在急诊科工作的医护人员，要对烧伤烫伤的急救与护理原则有充分的认识并掌握。

　　早期处理对烧伤患者的预后至关重要，可以减少感染、休克等并发症的发生，降低烧伤面积，减轻疼痛，促进创面愈合。在烧伤发生后，立即进行适当的急救措施对于减轻损伤、预防感染和促进愈合至关重要。迅速脱离热源是首要任务，以避免进一步的损伤。冷疗可以减轻烧伤区域的炎症反应和疼痛，促进血管收缩，减少渗出。此外，清洁伤口、覆盖保护创面和适当的液体复苏也是早期处理的重要环节。

一、烧伤面积和深度估算方法

　　不同程度的烧伤对全身影响相差悬殊，因而烧伤严重程度的估计甚为重要。影响烧伤严重程度的因素很多，除烧伤面积和深度外，患者伤前的健康状况、年龄、复合伤或复合中毒、烧伤原因、烧伤部位等也影响烧伤的严重程度。烧伤面积和深度是估计烧伤严重程度的主要因素，也是进行治疗的重要依据。

（一）烧伤面积的估计

烧伤面积的估计是指烧伤区占全身体表面积的百分数。

1. **新九分法（表9-1）** 根据我国成人人体实测的资料研究，将体表各部划分为11个9%，以便计算。可用口诀助记：3，3，3；5，6，7；13，13，1；5，7，13，21。小儿头部比例较成人大而下肢短小，故其烧伤面积估算采用Lund-Browder图，根据年龄和身高调整各部位占比：头颈部面积（%）＝9＋（12－年龄），双下肢面积（%）＝46－（12－年龄）。

表9-1　中国新九分法

部位		占成人体表面积/%		占儿童体表面积/%
头颈	发部	3		9＋（12－年龄）
	面部	3	}9	
	颈部	3		
双上肢	双上臂	7		9×2
	双前臂	6	}9×2	
	双手	5		
躯干	躯干前	13		9×3
	躯干后	13	}9×3	
	会阴	1		
双下肢	双臀	5[①]		9×5＋1－（12－年龄）
	双大腿	21	}9×5＋1	
	双小腿	13		
	双足	7[①]		

注：①成年女性的臀部和双足各占6%。

2. **手掌法** 以患者自己的一只手掌（手指并拢时）为其体表面积的1%。此法计算小面积烧伤较方便，当然也能用于大面积烧伤的测算。实践中常联合运用以上两种方法比较方便。如双下肢皮肤均被烧伤，而躯干皮肤为散在烧伤时，可用新九分法估计双下肢烧伤面积，用手掌法估计躯干的烧伤面积，然后相加。

（二）烧伤深度的估计

根据皮肤的解剖结构，皮肤由表皮、真皮、皮肤附件组成。表皮可分为两层，即表皮浅层和表皮深层（又称生发层）；表皮之下是真皮，真皮浅层为乳头层，深层为网状层；真皮下面统称皮下组织。目前烧伤深度的估计主要是根据临床表现，常用三度四分法。

1. **Ⅰ度（红斑型）**　损伤表皮浅层，生发层健在。表现为红斑、痛觉明显，但不形成水疱。大多数晒伤属于Ⅰ度烧伤。在3～4天内，坏死的表皮脱落，由再生的角质细胞取代。在估计烧伤严重程度和液体复苏量计算烧伤面积时，此类烧伤不包括在内。

2. **Ⅱ度（水疱型）**　①浅Ⅱ度：损及真皮乳头层，形成特征性水疱，水疱下的创基鲜红，水肿，潮湿，表现为剧痛。如无感染1～2周愈合，可有色素沉着，无瘢痕形成风险。②深Ⅱ度：损伤达真皮网状层，可有或无水疱，撕去表皮见基底较湿，呈苍白或红白相间的颜色，痛觉迟钝。外力作用下毛细血管再充盈缓慢或完全不充盈。3～4周靠残存附件上皮细胞增殖修复，有色素变化和瘢痕形成。一般来说，大部分3周内未愈合的深二度烧伤均应行切（削）痂植皮手术。

3. **Ⅲ度（焦痂型）**　损伤皮肤全层，附件全部受累，深达皮下脂肪，甚至伤及筋膜、肌肉、骨骼和内脏等。外观焦黑、皮革样、干燥、坚硬、凹陷。未烧焦的Ⅲ度烧伤具有欺骗性，外观可如深二度烧伤呈红白相间。其创面干燥、苍白，按压不变色，局部感觉消失，可出现树枝状静脉栓塞。大多数Ⅲ度烧伤应及早切痂植皮，以减少感染和瘢痕增生，避免致畸致残。

二、烧伤严重程度分类

1970年，上海全国烧伤会议制订的烧伤分类法主要根据烧伤深度和面积，将烧伤分为轻度、中度、重度和特重度四类。

1. **轻度**　总面积＜10%的Ⅱ度烧伤。

2. **中度**　总面积11%～30%或Ⅲ烧伤面积＜9%。

3. **重度**　总面积31%～50%或Ⅲ度面积10%～19%，或烧伤面积＜31%，但有下列情况之一：①全身情况严重或有休克。②复合伤（严重创伤、冲击伤、放射伤、化学中毒等）。③中、重度呼吸道烧伤（呼吸道烧伤波及喉以下者）。

4. **特重烧伤**　总面积＜50%或Ⅲ度烧伤面积＞20%。

三、烧伤的急诊处理

过去30年间得益于烧伤治疗管理的长足进步，严重烧伤患者的损伤程度和死亡率已极大降低。而烧伤的早期处置是否及时得当，对以后的治疗及患者的预后和转归都有重要影响，尤其是在收住群体烧伤患者时，应分清轻、重、缓、急，进行有效、有序列的分类抢救。医生应重点关注烧伤重症的抢救。

烧伤休克的主要病理生理基础是渗出引起的体液丢失，并有心功能和血管舒缩机能的算常改变。烧伤休克重在预防，若已发生休克，则应及早治疗。一般在休克被控制、病情相对平稳后进行。多行简单清创。清创时，重新核对烧伤面积和深度。清创后，据情况对创面实行包扎或暴露疗法，选用有效外用药物。体液大量渗出是烧伤休克的主要发病基础，根本措施是快速恢复血容量，目前尚无有效的抗渗出治疗方法，补液仍是防治烧伤休克的主要手段。

1. **口服补液治疗** 成人烧伤面积 < 30%，小儿烧伤面积 < 10% 的轻、中度烧伤，且无休克表现和胃肠功能障碍者，可给予口服补液治疗。切忌大量饮用白开水，否则易导致细胞外液稀释，并发水中毒。口服补液采取少量多次方法，成人每次量不宜超过 200m，小儿不超过 50m，补液过多过急可引起呕吐、腹胀，甚至急性胃扩张，患者出现频繁呕吐或并发胃潴留时，应停止口服补液，改用静脉补液治疗。

2. **静脉补液治疗** 烧伤休克期复苏的补液治疗，输液量大，持续时间长，应有可靠的静脉通道作保证，遇有周围静脉充盈不良、穿刺困难时，应采取静脉切开，切莫因反复建立补液通道而延误抢救时机。烧伤后体液丢失的成分主要是电解质和血浆，丢失量与烧伤面积、深度及体重有密切关系，且有一定的规律性。目前常用的休克复苏液体：①胶体溶液包括全血、血浆、人体白蛋白、右旋糖苷、6%羟乙基淀粉、4%琥珀酰明胶等。②电解质溶液包括生理盐水、平衡盐溶液、碳酸氢钠溶液、高氧晶体溶液，常用5%或10%的葡萄糖溶液作为基础水分补充。

3. **防治烧伤休克的监测指标**

（1）病史及体格检查：尿量的变化不仅能较准确地反映肾脏和其他脏器组织的血液灌注情况，还是评价休克复苏简便、灵敏的指标之一。为循环系统功能检查的主要项目，是诊断休克存在与否的重要依据。呼吸不平稳并非休克所特有的体征，如疼痛、吸入性损伤、中毒、面颈部高度肿胀等均可造成呼吸变化。患者安静、神志清楚，表示脑循环灌流好，否则提示有中枢性缺氧，最大可能是由休克所致，应加强复苏补液治疗。体液丢失量超过2%即可出现口渴，口渴的严重程度可间接反映体液丢失量。经复苏补液治疗后，患者的皮肤黏膜色泽转为正常，肢体转暖，静脉、毛细血管充盈，动脉搏动有力，表明对休克治疗反应良好，反之则预示休克仍未纠正。

（2）实验室及监护指标：①烧伤早期，血清钠离子降低，若血钠升高则提示血容量不足，应加快输液，反之血钠过低，应考虑水分输入过多，警惕水中毒。动态监测血浆晶体和胶体渗透压，有助于选择液体的种类。②血气分析是监测烧伤休克的重要指标，可判断机体缺氧与 CO_2 潴留情况。③血流动力学参数是监测休克较准确的指标。一般可测定中心静脉压，了解心脏排出能力与回心血量。④碱缺失和血清乳酸盐检测。在代偿性休克时碱缺失较其他生理指标，如心率、平均动脉压、心输出量等更敏感地反映容量的真实丢失。休克迟迟未能纠正的患者，组织缺氧造成持续性高乳酸，提示预后险恶。

4. **吸入性损伤防治** 吸入性损伤是热力和/或烟雾引起的呼吸道以至肺实质的损

害。随着对烧伤的了解和治疗措施的改善，烧伤休克和感染的发病率和病死率均明显下降，吸入性损伤已成为当前烧伤的重要死亡原因。

建议伤后立即吸高浓度氧，意识清醒者可给予鼻导管吸氧，意识丧失者应立即给予经口或鼻插管用高浓度氧辅助通气，开始吸100%氧，纠正缺氧。当出现严重呼吸困难时，应立即行气管插管以维持患者的通气功能。当气道内滞留大量黏稠分泌物或者脱落的坏死细胞难以自行排出时，可用气道灌洗，对深部难以清理的部分可进行支气管肺泡灌洗。吸入性损伤后已出现轻度呼吸衰竭或已确诊为重度吸入性损伤者，应在出现明显呼吸衰竭以前，及早采用机械通气。

烧伤早期急救是烧伤治疗的第一步，也是最为关键的一步。正确的急救措施不仅可以减轻患者的痛苦，还可以为后续的治疗打下良好的基础。因此，掌握正确的急救方法，以便在遇到烧伤事故时能够迅速、有效地进行处理。

（范友芬）

第四节 急 腹 症

急腹症（acute abomen）是一类以急性腹痛为突出表现，需要早期诊断和及时处理的疾病。也就是说，急性腹痛都属于急腹症的范畴。急腹症是一种急诊情况，是临床综合征，而不是指某种单一的疾病。内科、妇科、神经科及全身性疾病均能够引起急腹症。外科急腹症是泛指常需手术治疗的急腹症。本节主要讨论外科急腹症。外科急腹症是外科临床的常见病、多发病，都是以急性腹痛为主要症状，以首选急诊手术为主要治疗措施的一类疾病。

一、急腹症的诊断和鉴别思路

（一）获得患者信息

1. **初步评价患者一般情况** 性别、年龄、生命体征、意识状态、营养状态、面容表情、体位、姿势等。在接诊患者时，应第一时间了解患者的一般情况，进而对这个患者的病情轻重缓急做出初步判断。

2. **询问病史**

3. **体格检查** 腹痛的检查，其他部位的检查。

4. **曾经有过的辅助检查**

（二）综合患者信息，进行初步排除诊断

1. 首先排除腹外病变引起的腹痛

（1）双肺下叶病变：双肺下叶炎症可刺激膈肌的周围部分，通过下6肋肋间神经而引起牵涉痛，出现上腹部疼痛，甚至在呼吸道症状出现前即可出现比较剧烈的腹痛。但该类疼痛往往于咳嗽深呼吸时加重。

（2）急性心肌梗死或急性心肌炎：尤其是上腹部疼痛，必须排除心绞痛或心肌梗死。心电图往往是基本必要的检查。

（3）某些全身性疾病引起的腹痛：糖尿病酮症、某些金属中毒后诱发腹部绞痛，如长期与铅接触等；急性风湿热、系统性红斑狼疮、急性白血病等均可能引起腹痛。要注意仔细询问病史。

2. 排除某些可迅速致死的疾病引起的腹痛

这尤其重要，通常一般的急腹症并不能迅速致死。但有一些情况可导致患者在短时间内死亡，必须注意排除。常见的有：①急性心肌梗死。②糖尿病酮症酸中毒。③主动脉夹层、主动脉瘤破裂。④异位妊娠破裂大出血。⑤腹腔实质性脏器破裂，如肝破裂、脾破裂。

3. 排除内科、妇科疾病引起的腹痛

4. 排除由腹壁疾病引起的腹痛

（三）辅助检查

1. 实验室检查 血常规，C反应蛋白（C-reactive protein，CRP），血生化，降钙素原，血、尿淀粉酶，心肌肌钙蛋白I，心肌酶谱等。

2. 影像学检查 ①心电图：诊断急性心肌梗死。②B超：胆囊、泌尿系结石，异位妊娠，睾丸扭转，卵巢囊肿扭转，腹腔积血积液等情况。③CT（腹部急诊首选）：消化道穿孔，急性胰腺炎，阑尾炎，实质脏器肿瘤破裂出血，腹部外伤症，肠梗阻，下肺炎等。④CTA：腹部血管性疾病，需要排除血管动脉瘤破裂，肠系膜血管血栓、栓塞，动脉夹层等。⑤X线检查（基本不首选）：消化道穿孔，肠梗阻初筛。⑥内镜：对消化道出血有帮助，可以明确出血部位，有条件的情况下可以镜下止血。⑦诊断性腹腔穿刺：肝脾破裂，腹膜炎，大肠破裂。

（四）急腹症的处理原则

1. 尽快明确诊断。

2. 诊断未明确时，禁用强效镇痛剂，避免掩盖病情，延误诊断。

3. 需手术或探查，及时进行；如暂时可保守，需注意严密观察患者的生命体征和

腹痛情况。

4．手术原则　抢救生命放在首位，其次是根治疾病。

二、常见的普外科急腹症

1．**胃十二指肠溃疡穿孔**　①"板状腹"和X线检查膈下游离气体是溃疡穿孔的典型表现。患者既往有溃疡病史，突发上腹部刀割样疼痛，迅速蔓延至全腹部，腹膜刺激症状明显，典型的"板状腹"，肝浊音界消失，X线检查膈下游离气体可以确诊。②部分患者发病前可无溃疡病史。

2．**急性胆囊炎**　进食油腻食物后发作右上腹绞痛，向右肩和右腰背部放射。体检时右上腹有压痛、反跳痛、肌紧张，墨菲（Murphy）征阳性。胆石症所致腹痛多在午夜发病，不少患者被误诊为胃病。超声检查可见胆囊壁炎症、增厚，胆囊内结石有助于诊断。

3．**急性胆管炎**　上腹疼痛伴高热、寒战、黄疸是急性胆管炎的典型表现。急性胆管炎由于胆管的近端是肝血窦这一解剖特殊性，一旦感染，细菌很容易进入血液循环，导致休克和精神症状，宜尽早行胆管减压引流。如内镜插管失败需立即改行胆管减压引流术。

4．**急性胰腺炎**　常见于饮酒或暴食后。腹痛多位于左上腹，疼痛剧烈，呈持续性，可向肩背部放射。腹痛时伴有恶心、呕吐。呕吐后腹痛不缓解。血、尿淀粉酶明显升高。增强CT可见胰腺弥漫性肿胀，胰周积液。胰腺有坏死时可见皂泡征。

5．**急性阑尾炎**　转移性右下腹痛和右下腹固定压痛是急性阑尾炎的典型表现。疼痛始于脐周或中上腹部，待炎症波及阑尾浆膜（脏腹膜），腹痛转移并固定于右下腹。阑尾炎病变加重达到化脓或坏疽时，可出现右下腹局限性腹膜炎体征。阑尾一旦穿孔，腹膜炎体征可扩大到全腹，压痛仍以右下腹最重。阑尾炎引起麻痹性肠梗阻。

6．**小肠急性梗阻**　小肠梗阻时通常有腹痛、腹胀、呕吐和便秘四大典型症状，但视梗阻部位的不同有所变化。高位小肠梗阻症状以呕吐为主，腹胀可以不明显。反之，低位小肠梗阻时，腹胀明显，但呕吐出现较晚。小肠梗阻初期肠蠕动活跃，肠鸣音增强，可闻"气过水声"。梗阻后期出现肠坏死时，肠鸣音减弱或消失，X线立位平片可见气液平，肠腔扩张。超声检查对肠套叠引起的小肠梗阻有诊断意义，对其他类型小肠梗阻无诊断价值。

7．**腹部钝性损伤**　腹部钝性损伤需鉴别有无合并腹腔实质性脏器破裂出血、空腔脏器破裂穿孔及血管损伤。有实质性脏器破裂出血或伴有血管损伤者应伴有心率加快、血压下降等血容量降低的相应临床表现。合并空腔脏器破裂穿孔者应伴有腹膜刺激症状和体征。单纯的腹壁挫伤和轻度实质性脏器损伤，全身情况稳定者可以先行非手术治疗，加强观察。合并严重实质性或空腔脏器损伤者都应进行手术探查。

8. 妇产科疾病所致急性腹痛

（1）急性盆腔炎：多见于年轻人，表现为下腹部疼痛伴发热，腹部有压痛和反跳痛，一般压痛点比阑尾点偏内、偏下。阴道分泌物增多，直肠指检有宫颈提痛，后穹隆触痛，穿刺可抽出脓液，涂片镜检可见白细胞内有革兰阴性双球菌可确诊。

（2）卵巢肿瘤蒂扭转：其中最常见为卵巢囊肿扭转。患者有卵巢囊肿史。疼痛突然发作。出现腹膜炎体征提示有扭转肿瘤缺血、坏死。

（3）异位妊娠：最常见为输卵管妊娠破裂，有停经史，突发下腹疼痛，伴腹膜炎体征，应警惕异位妊娠。有出血征象，如心率快，血压下降，提示内出血。腹部压痛和肌紧张可不明显，但有明显反跳痛。阴道不规则流血，宫颈呈蓝色，后穹隆抽出不凝血可确诊。人绒毛膜促性腺激素（human choionic gonadotophin，HCG）阳性及盆腔超声也可协助确诊。

（叶　华）

第五节　热　射　病

热射病即重症中暑，是由热损伤因素作用于机体导致多脏器系统损害而引起的严重致命性疾病，在长时间热环境下体育竞技、户外劳作和军事训练中较为常见，具有病死率高、漏（误）诊率高、救治难度高、预后差等特点。在热射病的实际防治过程中，经常存在认识不充分、诊治不及时、治疗方案实施不正确等情况，最终导致患者预后不佳。而急诊是热射病救治的重要关口，准确的诊断和及时、有效的治疗对提高热射病患者生存率、改善预后有极为重要的意义。

一、热射病的病理生理学机制

热射病的损伤机制以长时间热暴露为基础，其病理生理学机制庞大而复杂。目前认为，热射病是源于热暴露导致的直接细胞损害和全身炎症反应之间复杂的相互作用，基于此所提出的"双通道机制"逐渐被众多学者所认同。第一通道即热暴露使核心温度升高造成的各器官系统直接损害；第二通道则是热暴露引起的热应激、内毒素血症，引起全身炎症反应综合征（systemic inflammatory response syndrome，SIRS），免疫功能紊乱，这种病理过程被定义为热射病"类脓毒症反应"。

二、热射病的诊断与分型

热射病是由于暴露在高温高湿环境中机体体温调节功能失衡，产热大于散热，导致核心温度迅速升高，超过40℃，伴有皮肤灼热、意识障碍（如谵妄、惊厥、昏迷）及多器官功能障碍的严重急性疾病，是中暑最严重的类型。根据致病因素的不同，热射病又可分为经典型热射病（又称非劳力型热射病，classic heat stroke，CHS）和劳力型热射病（exertional heat stroke，EHS）。

经典型热射病多见于体温调节能力不足者（如年老体弱者、儿童）、伴有基础疾病者（如精神障碍、脑出血后遗症者）及长时间处于高温环境者（如环卫工人、交警、封闭车厢中的儿童）等；劳力型热射病多见于既往健康的年轻人，如军人、消防员、运动员、建筑工人等。

热射病的诊断主要参考病史信息和临床表现两方面，其诊断标准如下。

1. **病史信息** ①暴露于高温、高湿环境。②高强度运动。
2. **临床表现** ①中枢神经系统功能障碍表现（如昏迷、抽搐、谵妄、行为异常等）。②核心温度超过40℃。③多器官（≥2个）（肝、肾、横纹肌、胃肠等）功能损伤表现。④严重凝血功能障碍或弥散性血管内凝血。

由病史信息中任意一条加上临床表现中的任意一条，且不能用其他原因解释时，应考虑热射病的诊断。需注意的是，现行指南推荐以直肠温度作为核心温度的标准。

三、热射病的流行病学特点

（一）发病特点

1. **热射病发病与3个环境因素密切相关** 高温、高湿、无风环境。
2. **中暑的气象阈值** 日平均气温30℃或相对湿度73%。当气温和湿度条件同时存在时，中暑发生率明显增加，日最高气温37℃时中暑人数急剧增加。
3. **热指数（指高温时，当相对湿度增加后，人体真正感受到的温度会超过实际温度，即体感温度）** 是应用温度和湿度运算得出的数值，与热射病的发病率呈正相关。当热指数41，热射病发病率增高；当热指数54，极易发生热射病。

（二）易感因素

1. **经典型热射病易感因素** 主要分为两个方面。
（1）个体因素：①基础疾病，如甲亢、少汗症、严重皮肤疾病等。②年龄，如高龄或幼儿。③防暑意识不足，如因节俭选择不开空调、泡温泉或蒸桑拿时间过久等。

④脱水。⑤肥胖或低体重。⑥户外劳作。⑦服用某些影响体温调节的药物，如抗胆碱类药物、抗组胺类药物、抗精神病类药物、β受体阻滞剂、利尿剂。

（2）环境因素：①居住环境。高温（湿）、通风不足或条件差。②强烈的太阳辐射。连续数日高温天气、突然升温≥5～10℃。

2. 劳力型热射病易感因素 主要包括以下方面。

（1）个体因素：①发热，感冒，胃肠炎，腹泻，呕吐。②脱水。③睡眠不足。④缺乏热习服训练。⑤肥胖。⑥低血钾。

（2）环境因素：训练场地热负荷过重，强烈的太阳直射。

（3）组织因素：与体能不相适应的训练计划，不适当的训练和休息周期，补水不足。易感因素的叠加，增加了热射病的严重程度，并与预后相关。

四、热射病的治疗

早期有效治疗是决定预后的关键，其中"十早一禁"原则是热射病治疗的首要原则，具体包括早降温、早扩容、早血液净化、早镇静、早气管插管、早补凝抗凝、早抗炎、早肠内营养、早脱水、早免疫调理；在凝血功能紊乱期禁止手术。热射病的治疗分为现场急救、转运后送及院内救治三个阶段。

（一）现场急救

1. 主要采用六步法 ①立即脱离热环境。②快速测量体温。③积极有效降温。④快速液体复苏。⑤气道保护与氧疗。⑥控制抽搐。

2. 快速、有效、持续降温 是热射病的首要治疗措施，包括：①水浴或冰水擦浴。②电子冰毯、冰帽。③快速液体复苏。④不提倡药物降温。

3. 在热射病救治现场，应快速建立至少两条静脉通路，在现场第1小时输液量为30ml/kg或总量1500～2000ml（生理盐水或林格液），维持患者尿量为100～200ml/h。

4. 现场有效控制抽搐、躁动不仅可辅助降温治疗，还可避免产热及耗氧量增加，防止加剧神经系统损伤。

（二）转运后送

如现场缺乏必要的救治条件，或热损伤症状比较严重虽经现场救治仍无法有效缓解，或现场初步判定为热射病，以上情况均应尽快组织转运后送至有救治经验的医院进行院内救治。在转运过程中，仍应积极做到：①密切监测体温，如有条件应测量直肠温度，同时做好生命体征的监测记录。②持续有效降温，不能因转运后送而延误降温治疗。

（三）院内救治

热射病的急诊院内救治主要包括4个方面。

1. 目标温度管理 在病情稳定前应持续监测核心温度，或者至少每10分钟测量一次，建议核心温度管理的目标是维持直肠温度在37.0～38.5℃。

2. 气道管理与呼吸支持 建议早期气管插管及机械通气。

3. 循环监测与液体管理 早扩容、早补液，给予充分的液体复苏，纠正水电解质紊乱及酸碱失衡，尽可能使平均动脉压＞65mmHg（1mmHg＝0.133kPa）。

4. 器官保护治疗 包括脑、心脏、肺、肝、肾、胰腺、胃肠、横纹肌、凝血功能保护。

五、热射病的预防

降低热射病病死率的关键在于预防。最有效的预防措施是避免高温（高湿）及不通风的环境、减少和避免中暑发生的危险因素、保证充分的休息时间、避免脱水的发生，从而减少热射病的发生率及病死率。适当的热习服训练亦是一项行之有效的防暑措施。与此同时，指南推荐了中医药在热射病防治过程中不可或缺的重要作用，日常生活中常见的菊花、金银花、荷叶、薄荷、藿香和广藿香等都具有清热解暑的功效，不仅可以在一定程度上预防热射病的发生，也可以在发病的第一时间起到良好的治疗效果。

（严　力）

第六节　脓　毒　症

脓毒症是由机体对感染反应失调引起的危及生命的器官功能障碍。脓毒症和脓毒性休克是重要的医疗健康问题，每年影响全球数百万人，其中1/6～1/3的患者死亡。在脓毒症发生后的最初几个小时内进行早期识别和恰当治疗，可以改善预后。

对于感染或疑似感染的患者，当脓毒症相关序贯器官衰竭［sequential（sepsis-related）organ failure assessment，SOFA］评分较基线上升≥2分可诊断为脓毒症（表9-2）。由于SOFA评分操作起来比较复杂，临床上也可以使用床旁快速SOFA（quick SOFA，qSOFA）标准识别重症患者（表9-3），如果符合qSOFA标准中的至少2项，应进一步评估患者是否存在脏器功能障碍。

脓毒性休克为在脓毒症的基础上，出现持续性低血压，在充分容量复苏后仍需血管活性药来维持平均动脉压（mean arterial pressure，MAP）≥65mmHg及血乳酸浓度＞2mmol/L。

表9-2　SOFA评分标准

系统	评分/分				
	0	1	2	3	4
呼吸系统					
PaO_2/FiO_2/mmHg（kPa）	≥ 400（53.3）	< 400（53.3）	< 300（40.0）	< 200（26.7）＋机械通气	< 100（13.3）＋机械通气
凝血系统					
血小板（$10^3/\mu l$）	≥ 150	< 150	< 100	< 50	< 20
肝脏					
胆红素（μmol/L）	< 20	20 ~ 32	33 ~ 101	102 ~ 204	> 204
心血管系统	MAP ≥ 70mmHg	MAP < 70mmHg	多巴胺<5或多巴酚丁胺（任何计量）①	多巴胺5.1~15.0或肾上腺素≤0.1或去甲肾上腺≤0.1①	多巴胺>15或肾上腺素>0.1或去甲肾上腺素>0.1①
中枢神经系统					
GCS评分②/分	15	13 ~ 14	10 ~ 12	6 ~ 9	< 6
泌尿系统					
肌酐（μmol/L）	< 110	110 ~ 170	171 ~ 299	300 ~ 440	> 400
尿量（ml/d）	—	—	—	< 500	< 200

注：①儿茶酚胺类药物给药剂量单位为μg/（kg·min），给药至少1小时；②GCS评分范围为3 ~ 15分，分数越高代表神经功能越好。

表9-3　qSOFA标准

项目	标准
呼吸频率	≥ 22次/分
意识	改变
收缩压	≤ 100mmHg

一、早期液体复苏

1. 早期开始液体复苏对于脓毒性休克至关重要。基于Rivers等提出的方案，较早的指南已经推荐了标准化的定量复苏，称为早期目标导向性治疗（early goal directed therapy，EGDT），通过集束化管理流程，达到各种中心静脉压（central venous pressure，CVP）、MAP、血细胞比容（hematocrit，HCT）和$ScvO_2$的目标，可将急诊脓毒症的死亡率从44.4%减少到29.2%，绝对风险下降了15%。

2. EGDT设定的目标　①CVP 8 ~ 12mmHg，MAP 65 ~ 90mmHg。②尿量>

0.5ml/（kg·h）。③ScvO$_2$ ≥ 70%，HCT ≥ 30%。通过一系列集束化管理流程对脓毒症患者进行早期干预（入急诊后6小时），试图通过增加对组织的氧输送，或减少氧耗来达到上述目标。

3. 2018年"拯救脓毒症运动"对脓毒症集束化治疗进行更新，提出"1小时集束化治疗"策略，进一步强调了应立即开始复苏和治疗。2021年的《拯救脓毒症运动指南》再次推荐30ml/kg这一剂量的液体复苏，并强调除详细的初步评估外，还要对脓毒症患者治疗反应性进行持续评估。尤其是初始复苏后的液体治疗，应基于血管内容量状态和器官灌注。推荐使用动态指标进行评估，包括结合被动抬腿试验的心输出量监测，液体负荷试验、胸腔内压改变结合每搏量监测（每搏量变异度）等。

4. 随着人们对脓毒症和感染性休克病理生理改变的认识加深、动态评估指标的运用，以及《拯救脓毒症运动指南》1小时早期感染性休克的集束化治疗，使感染性休克的死亡率大大下降。EGDT作为初始评估和治疗的"bundle"（集束化治疗）其所能带来的益处变得更加微小。

二、抗感染治疗

抗菌药物的尽早使用对脓毒症或脓毒性休克患者的预后至关重要。在出现脓毒症或脓毒性休克的情况下，延迟应用抗菌药物将增加病死率，且抗菌药物的延迟应用对住院时间、感染相关的器官损伤等次要终点产生不良影响。

《拯救脓毒症运动指南》指出，对疑似脓毒性休克或脓毒症的成人患者，推荐在明确诊断的1小时内立即开展抗感染治疗。对未发生休克的疑似脓毒症成人患者，推荐快速评估感染性因素与非感染性因素。快速评估包括病史采集、临床检查、感染性与非感染性病因筛查，以及针对类似脓毒症情况的紧急治疗。上述评估应尽可能在病情出现后3小时内完成，以便探寻患者的感染原因，当脓毒症发生的可能性很高时，应尽快开展抗感染治疗。对未发生休克的疑似脓毒症成人患者，推荐对快速筛查的时间进行限制，如果怀疑持续感染存在，应在首次识别脓毒症后的3小时内使用抗菌药物。对未发生休克且感染可能性较低的成人患者，推荐延迟使用抗菌药物，并继续密切监测。

此外，对于脓毒症及脓毒性休克患者的抗菌药物疗程建议为7～10天；对于脓毒性休克，如果初始应用联合治疗后临床症状改善或感染缓解，推荐降阶梯，停止联合治疗，并建议以测定降钙素原水平为辅助手段指导脓毒症患者抗菌药物疗程。同时，对可能有特定感染源的脓毒症患者，应尽快明确其感染源，并尽快采取适当的控制措施。

三、其他生命支持

去甲肾上腺素通过其缩血管作用而升高MAP，对心率和每搏输出量的影响小，可有效改善脓毒性休克患者的低血压状态。多巴胺主要通过增加心率和每搏输出量升高MAP，可能对心脏收缩功能受损的患者疗效更好，因此，对成人脓毒性休克患者，推荐将去甲肾上腺素作为首选升压药，对于快速性心律失常风险低或心动过缓的患者，可将多巴胺作为替代药物。而对使用去甲肾上腺素后MAP水平仍不达标的成人脓毒性休克患者，推荐联合使用血管加压素，而不是增加去甲肾上腺素剂量。因为脓毒性休克患者体内血管加压素水平低于休克状态的预期水平。小剂量血管加压素（0.03U/min）用于其他升压药治疗无效的脓毒性休克患者，可提高MAP或减少去甲肾上腺素的用量。

另外，指南推荐对脓毒症所致ARDS的成人患者采取小潮气量通气策略（6ml/kg），而非大潮气量通气策略（＞10ml/kg）。对脓毒症所致的严重ARDS成人患者，推荐将PEEP的上限目标设为30cmH$_2$O，而非更高。对脓毒症所致中重度ARDS成人患者，推荐使用较高的PEEP而不是较低的PEEP。对脓毒症或脓毒性休克所致的急性肾损伤，且需要进行肾脏替代治疗的成人患者，推荐使用连续性或间歇性肾脏替代治疗；在无明确肾脏替代治疗指征的情况下，不推荐进行肾脏替代治疗。

（张舒宜　诸雪琪）

参 考 文 献

[1] 全军热射病防治专家组，热射病急诊诊断与治疗专家共识组. 热射病急诊诊断与治疗专家共识（2021版）[J]. 中华急诊医学杂志，2021，30（11）：1290-1299. DOI：10.3760/cma.j.issn.1671-0282.2021.11.002.

[2] 全军热射病防治专家组，全军重症医学专业委员会. 中国热射病诊断与治疗专家共识[J]. 解放军医学杂志，2019，44（3）：181-196. doi：10.11855/j.issn.0577-7402.2019.03.01.

[3] 国家卫生和计划生育委员会. 危重孕产妇救治中心建设与管理指南[J]. 发育医学电子杂志，2018，6（1）：1-6.

[4] E RIVERS, B NGUYEN, S HAVSTAD, et al. Early Goal Directed Therapy in the Treatment of Severe Sepsis and Septic Shock [J]. The New England Journal of Medicine, 2001, 345（19）：1368-1377.

[5] The ARISE Investigators and the ANZICS Clinical Trials Group. Goal-directed resuscitation for patients with early septic shock [J]. N Engl J Med, 2014, 371：1496-1506.

[6] The ProCESS Investigators. A randomized trial of protocol-based care for early septic shock [J]. N Engl J Med, 2014, 370：1683-1693.

[7] MOUNCEY PR, OSBORN TM, SARAH POWER G, et al. Trial of early, goal-directed resuscitation for septic shock（The ProMISe Trial）[J]. N Engl J Med, 2015, 372：1301-1311.

[8] ANGUS DC, BARNATO AE, BELL D, et al. A systematic review and meta-analysis of early goal-directed therapy for septic shock：the ARISE, ProCESS and ProMISe investigators [J]. Intensive Care Med, 2015, 41：1549-1560.

第十章
急危重症中心伦理

急危重症抢救的伦理原则是确保患者得到及时、有效的救治，保护患者的权益，提高医生的职业素养。另外，为了提高急危重症患者的救治效率和成功率，可采取一系列政策措施简化加速抢救流程。这不仅体现了医疗机构对患者生命的尊重和救治的紧迫性，还展示了急诊工作高效、人性化的医疗服务。

第一节 医患沟通

狭义的医患沟通是指医疗机构医务人员在日常诊疗过程中，与患者及其家属就诊疗、服务、健康及心理和社会相关问题，主要以医疗服务方式进行的沟通交流。它发生在全部医疗机构每次医疗服务活动中，是医生和患者之间进行的信息交流与沟通。广义的医患沟通是指医学和医疗卫生行业人员主要围绕医疗卫生和健康服务法律法规、政策制度、伦理道德、医疗技术与服务规范、医学人才标准和方案等方面，以非诊疗服务各种方式与社会各界进行的沟通交流。例如，制订新医疗卫生政策，修订医疗技术与服务规范和标准，公开处理个案，健康教育等，是在狭义的医患沟通基础上衍生出来的。

良好的医患沟通能够促进现代医学模式的发展，完善医疗过程，正确诊断疾病，更有效地治疗疾病，融洽医患关系，促进医学事业与社会文明进步和发展。随着信息技术的发展，互联网诊疗的出现逐渐被民众所接受，并不断发展，线下医患沟通似乎有被线上医患沟通所替代的趋势，但急诊科由于科室的特殊性，其诊疗活动不适合线上实现，面对面的医患沟通仍然是急诊抢救室医疗活动的重要组成部分。同时，急诊抢救室因其职能的不同，医患沟通在难度、方式、时机、内容等方面与普通门诊及普通病房存在明显差别。

一、一般特征

1. 急危重症抢救模式 各医院抢救室根据各自硬件条件、病源情况及管理理念不同，可分为开放、半开放及封闭3种管理模式。开放式抢救室人员流动较大，卫生条件无法控制，患者所处环境嘈杂，不利于患者恢复，甚至影响医疗救治效率，医患沟通环境有限；半开放式抢救室允许个别家属进入，兼顾家属对患者情况的实时掌握，同时适度避免嘈杂环境对患者及救治操作的影响，能够为医患提供合适的沟通空间及时机，但仍存在感染等风险，不能完全营造静谧的室内环境；封闭式抢救室类似监护室，患者由护工照护，其余非工作人员禁止进入，能够有效降低环境噪声，提升卫生条件可控性，减少对医护人员影响，但不利于家属对患者状态直观了解，为医患沟通提出更高要求。根据抢救室管理模式不同，医患沟通的频率、程度、时机都会有所变化，对沟通效果也有间接影响，需要医护人员按实际进行处理。

2. 危重症患者 近年来，急危重症患者疾病谱及一般特征的流行病学相关研究显示，急诊抢救室患者除急症特点外，还呈现高龄、危重症、疾病谱相对集中等特点。患者年龄以60～70岁为多，且随着患者年龄增长，其滞留时间也呈曲线增多。患者疾病谱则以呼吸系统、循环系统、外伤、消化系统为主。根据各医院诊疗特色差异，患者一般特征及疾病谱也存在偏差。急危重症患者依病因除慢性病急性发作外，还包括一些普通病房少见的病因，如车祸外伤、酗酒斗殴、自杀等，与普通患者相比，这类患者常表现出一些特殊的心理反应，如紧张、焦虑、躁动、恐慌、淡漠等。医护人员应根据科室患者特点，加强相关知识储备，改变沟通策略。

二、医患沟通主体

从广义上来说，医患沟通已不仅仅局限于医生与患者两个主体，而是涵盖构建和谐医患关系的所有相关主体，如医生、护士、患者、家属、医辅人员及其他相关人员。从医患沟通的实际操作角度来说，每一个主体对沟通的有效性及满意度都有或多或少的影响，在实际沟通中应充分发挥相关主体的作用，最大限度地确保高效沟通的达成。

三、医患沟通影响因素

（一）医护层面

1. 知识水平 医务人员医疗知识及技术水平的高低直接影响患者信任程度的建立，良好的信任度促进沟通效果的提升。

2. 重视程度 医务人员对沟通本身足够重视，积极交流，主动思考，促进沟通效果提升。

　　3. **性格特征**　医务人员自身外向的性格能够增进医患间正向关系，帮助建立相互认同感，削弱沟通的隔阂。

　　4. **工作情绪**　医务人员面对高强度的工作负荷，承担患者生死转归的精神压力，职业倦怠造成其无法保持积极向上的情绪，态度生硬，影响沟通。

　　5. **沟通技巧**　病情的阐述方式、语言的轻重、谈话时机的把握等技巧都能够有效提升医务人员的沟通能力，直接影响沟通的效果。

（二）患者层面

　　1. **理解能力**　患者及家属对医疗知识、临床治疗较完整的理解能力，能够扫除沟通障碍，增进对医务人员判断、决策的理解。

　　2. **预期认知**　患者及家属对于医疗本身的局限性及医院诊疗水平差异的认识不足，需将患者对于疾病治疗效果的预期拉回到现实水平，减少因未达到良好治疗效果而带来的负面情绪。

　　3. **疾病本身**　疾病本身带来的负面感受给患者带来痛苦；疾病治疗的困难增加患者留院时间，也会带来情绪负面影响。

　　4. **信息获取**　医患受文化、教育等差异的影响，造成医疗信息获取的不对等，形成医患双方的信息差，影响两者间的信任与平等沟通。

　　5. **心理承受**　急诊抢救室患者多属急性发病，患者及家属对疾病接受心理准备不足。

（三）医院层面

　　1. **硬件环境**　舒适的就诊环境能够帮助医患双方调整心态，实现平和沟通。

　　2. **资源调配**　合理的医疗资源调配控制能够缓解医务人员压力，减少患者就诊负面感受，促进高效救治与沟通。

（四）社会层面

　　1. **舆论导向**　积极正向的舆论有利于建立"尊医重卫"的和谐氛围，缓解医患双方负面情绪，为有效沟通提供良好的社会环境。

　　2. **法规支持**　适当的法规制度建立，有利于规范医疗行为，为医务人员沟通提供依据。

四、常用沟通技巧

（一）语言技巧

　　称谓得体，使患者及家属感受到尊重。语言表达过程中多采用替换、类比等技巧，使语言通俗易懂，便于理解，同时能够较好地维护患者的隐私。使用激励性、幽默的语句，并温和地表达出来，调动患者与疾病做斗争的积极性，缓解疾病话题的沉重感，同时增强患者对医务人员提供信息的真实性感受。对方在表达的过程中，适时地表示肯定，并语言进行反馈，以表示理解、同情，也可用略有不同的语言重复患者及家属刚说过的话，使对方能感觉对他的观点的重视。对于患者难以启齿的话题，可由医务人员代述，并引导其正确看待，拉近关系，增强信任度。不随便评价他人的治疗过失，避免产生不信任感。提问方式根据实际情况调整，封闭式提问有利于掌握谈话方向，开放式提问有利于引导患者及家属袒露心声。

（二）肢体动作

医务人员可以通过适当的微笑来体现自己对患者的关爱。对于病情较重、心理脆弱的患者，微笑能够表达医务人员对患者的鼓励和善意，往往可以消除患者对医生的陌生感，拉近患者与医生的距离。抚触能表达医生对患者的关注和安慰，特别对于老年人及儿童，能够减轻患者的孤独感和无助感，当然，肌肤接触的方式具有明显的文化、种族差异，医务人员须注意这方面的技巧和分寸，避免使患者产生反感心理或不信任感。也可利用握手、轻拍等肢体接触动作，给予患者信心，建立信任，赢得患者的尊重。用目光启动交往，与患者交流时，要注视患者的面部、双眼，使患者感到温暖并消除紧张。在给患者进行治疗时，要专注于自己的操作，给予患者信任感和安全感。保持良好形象，衣着得体，增加患者对医务人员的信任度。尽量保持社交距离（75cm），根据空间及谈话内容适当调整距离。

（三）沟通思维

1. **耐心倾听** 医生应认真倾听，适当保持沉默，让患者感到医生愿意去倾听，愿意对他的疾病情况进行了解，医生在患者叙述的过程中应认真理解患者所述，当患者有许多顾虑时，医生应该引导他们将自己的情感表达出来。在倾听时，医生应放下自己的负面情绪，不应表现出厌烦和不屑，以免让患者感到被忽视和不适。尽量不打断患者的叙述，仔细体会弦外音，必要时进行记录。

2. **保持共情** 医务人员与患者之间虽然有一定的信息差，有时看问题的角度也不尽相同，医务人员应主动地换位思考，设身处地地从患者的角度出发，能更容易充分考虑患者的难处。当医务人员与患者达成共情时，患者在与医生交流时才更容易敞开心扉，诉说其对治疗的看法和感受，也能让医患沟通更加舒适有效，并建立医患信任。

3. **主动关心** 主动关心患者的生活起居，了解其家庭、工作、生活情况，将工作电话告知家属，解决患者合理需求，建立双方互信的基础。

4. 信息掌握　了解患者的一般情况，如文化背景，尽可能多地熟悉和了解不同地域、民族及宗教等文化表现与内涵，掌握应对不同文化背景患者及其家属的方法和技巧。

5. 信息渠道　为患者及家属提供了解病情及医学常识的渠道，提前做好双方信息不对等情况出现的解释工作。

（四）协作沟通

沟通过程中应主动学习，提前准备，对于医疗专业以外的知识，多翻阅相关专业书籍，请教专业人士。对于本专业领域以外的医疗需求，应及时请求会诊。必要时邀请心理医生、医务社工、民警协助参与沟通。

五、特殊医患沟通

（一）特殊群体

1. "三无"人员　指本人无力支付医疗费用；无责任机构或亲属帮其垫付治疗费用；无亲属朋友照顾，独自一人的患者。对于该类患者，应始终保持平等对话和良好沟通，维护好"三无"患者的隐私权和健康权，将患者病情及救治情况详细记录，专人管理，妥善保管"三无"患者的个人财物。及时报告科室负责人及相关主管部门，积极查找相关线索，通知患者家属或单位，告知有关患者的病情、抢救经过及预后。同时与公安、媒体、民政等单位做好沟通。

2. 儿童　与患儿沟通时，可以尝试多使用昵称，多给予口头夸奖，使用肢体语言，如轻拍患儿背部、握住小手，安抚患儿，消除恐惧，让患儿予以配合，医务人员在充分取得患儿信任后，再进行进一步诊疗。与家长沟通时，多扮演朋友的角色，尽量放缓语速，使用通俗易懂的语言让家长理解、明白，务必做到详细解释叮嘱。诊疗过程中，医务人员要充分考虑到患儿的需求、承受力，首先安抚情绪，缓解症状。

3. 精神心理患者　对于此类患者，不能出现歧视或轻视等侮辱人格的行为，避免刺激和怀疑的语言，利用安慰性的语言内容和语言方式来稳定患者的激烈情绪。在沟通过程中，严格保护患者的隐私，根据患者不同疾病种类采用不同的暗示性语言。为患者建立轻松愉悦的交流氛围，采用一些鼓励性的语言，引导和鼓励患者及家属。

（二）特殊公共事件

急诊抢救室作为应对社会突发公共事件医疗救治的一线科室，在事件发生后将承担繁重的救治压力及一触即发的舆论压力。公共事件救治在建立有效应急机制的过程中，除医疗专业应急处置外，应同步关注医患沟通工作，以降低公共事件医疗救治负面舆论出现的风险。沟通中注意以下内容。

1. 在多部门协作的同时由专人负责医患沟通工作。

2. 极力做好家属情绪安抚，增加信息沟通频次，畅通沟通渠道。

3. 避免采用家属群体性谈话方式进行沟通，逐个家庭进行个性化谈话。

4. 避免谈论非医疗相关问题，病情、治疗方案需详尽阐述，并适当表达医院对患者医疗救治的关注，以增强患者及家属信心。

5. 主动关心家属，积极解决患者及家属的合理诉求。

6. 加强与医院行政部门信息沟通，了解政策支持及舆论变化等信息。

六、医患沟通能力的提升方法

1. **理论学习**　医患沟通基础理论包含哲学、政治经济学、医学、社会学、伦理学、心理学、法学、人际沟通原理等内容。在实际学习过程中，应加强相关知识储备，关注医患沟通技巧实践理论学习。

2. **分析案例或案例讨论**　梳理涉及急诊、重症医学科、儿科等科室的医患沟通特殊案例、医患纠纷案例，应用以问题为基础的教学法（problem-based learning，PBL）、迷你临床演练评估（mini-clinical evaluation exercise，Mini-CEX）对案例进行分析讨论。

3. **情景模拟**　应用标准化病人（standardized patient，SP）与标准化家属（standardized family，Slam）模仿情景模拟临床问题进行沟通技能训练，包括病情告知、术前谈话及签署知情同意书、并发症或纠纷处理、出院宣教、特殊矛盾处理等。参考急诊抢救室日常情景模拟临床问题，模仿患者及家属各种不愿合作、提出特殊要求等情境。

4. **服务参与**　在医院急诊为患者提供咨询、引导、帮扶、接送，在抢救室与一位或若干位患者及家属交流，给予患者生活照料及相关健康教育等。

5. **沟通技能考核**　根据临床工作实际，采用SP及Slam进行技能考核。从称呼与礼貌，同情与安慰，过渡沟通，倾听理解，患者心理状况关注，病情与处理方案的耐心解释，患者病情关心，疾病原因、诊疗、费用分析，风险适度交代，鼓励与安慰，商讨降低费用等诊疗方案意见征求，提供可能帮助等方面进行考核，检验沟通能力提升效果。

（肖耀文）

第二节　急危重症抢救伦理

急危重症抢救救治患者的理念是：以患者为中心，对急危重症患者按照"优先处置转运"及"先及时救治,后补交费用"的原则救治,确保急诊救治及时有效。

在急诊抢救情况下,是以挽救患者生命、提高抢救成功率、减少伤残率、提高生命质量为目的,能否及时无误地对急危重症患者做出判断和救护,直接关系到患者的安危和抢救的成败。随着医学的快速发展,临床上对急危重症患者的医疗救护水平日益显著提高,使许多濒临死亡的患者得以挽回生命。同时,由于患者病情危重,特别是老年危重症患者较多,对医生的伦理素养提出了更高的要求。

急危重症中心作为医院中处理急危重症患者的关键区域,经常涉及复杂的伦理问题。

一、医疗资源分配冲突

在医疗资源有限的情况下,如何公平、合理地分配抢救资源,确保最需要的患者得到及时救治,是急危重症中心伦理面临的重要挑战。例如,当多名患者病情都极为严重,但有限的ICU床位或特殊医疗设备无法满足所有患者的需求时,如何做出决策成为一个伦理难题。

应基于患者的病情严重程度、治疗可能性和社会效益等因素进行综合考虑,确保资源分配的公正性和合理性。

二、知情同意与家属决策冲突

在紧急情况下,患者可能无法自行做出治疗决策,此时需要依赖家属的意见。然而,家属的决策可能与医生的专业建议存在分歧,甚至在某些情况下,家属可能拒绝接受必要的治疗措施。

医生应在尊重家属意愿的同时,充分告知治疗方案的利弊和风险,并努力寻求共识。在紧急情况下,医生可根据医疗规范和法律法规,采取必要的抢救措施,同时尽快与家属沟通并解释情况。

三、隐私保护与信息披露冲突

在抢救过程中,医生可能需要了解患者的隐私信息以制订治疗方案。然而,如何平衡患者隐私保护与医疗信息披露之间的关系,是一个常见的伦理冲突点。

医生应严格遵守医疗保密原则,仅在必要的范围内披露患者的隐私信息,并确保信息的传递符合法律法规和伦理要求。

四、生命质量与生命价值权衡

在某些情况下,患者可能处于生命垂危状态,且治疗成功的可能性极低。此时,医生需要在尊重生命的同时，关注患者的生命质量，并考虑是否继续进行治疗。

医生应根据患者的病情、治疗可能性和生活质量等因素进行综合考虑，并与家属充分沟通，共同做出符合伦理的决策。

五、绿色通道伦理问题

绿色通道是指医疗机构为急危重症患者提供的快捷高效的服务系统。它为患者提供了优先服务和扶持政策，如加快审批流程、减免费用等。然而，这种优先权可能引发相关的伦理问题。

（一）符合绿色通道的患者

1. 应急救助患者 主要指急危重伤病、需要急救但身份不明确或无力支付相应费用的患者，包括但不限于以下内容。

（1）急危重症，包括各类休克、循环呼吸骤停、急性心肌梗死、时间窗内的脑卒中、多发伤、复合伤，以及其他疾病的危重情况须急诊处理的患者。

（2）重大交通事故患者及因交通事故逃逸无家属陪同者。

（3）指令性任务、突发公共卫生事件、重大灾难事故伤亡者，如台风、爆炸、火灾、传染病、中毒等自然或人为灾难造成的人身伤亡。

（4）无家属陪同且须急诊处理的患者。

2. 符合救助条件的流浪乞讨人员 急诊接诊需要急救的流浪乞讨人员，医生需联系医务科，由医务科联系相关区县救助管理站进行甄别，对于经甄别符合生活无着落的流浪乞讨人员救助条件的，由民政部门救助管理机构为其办理救助登记手续，依法依规提供急病救治。

（二）绿色通道患者的救治

1. 对于需要紧急救治的患者，医生应采取紧急措施进行诊治，不能取得患者或者其近亲属意见的，经医务科或总值班批准，可以立即实施相应的医疗措施。国家鼓励医生积极参与公共交通工具等公共场所急救服务，医生因自愿实施急救造成受助人损害的，不承担民事责任。

2. 符合应急救助的病种。主要依据《需要紧急救治的急危重伤病标准及诊疗规范》中规定的病种，以院前急救、急诊科、重症医学科及需要专科进行的紧急抢救治疗为主，如得不到及时救治可能导致身体残疾，甚至危及生命。

3. 急危重症患者一旦进入绿色通道，一律实行优先抢救、优先检查和优先住院原则，其急救、检查、住院、手术均实行先救治后结算的机制，即先行急救、检查等处置，后挂号交费；先住院或手术急救，后交费办手续。

4．分诊护士评估患者病情，情况符合绿色通道指征，立即通过绿色通道。

5．需急诊手术治疗的患者，做好必要的术前准备后，手术室优先安排手术。

6．需住院患者，接诊医生开具电子入院卡时勾注"绿色通道"，住院会计会优先为患者办理住院手续；无家属陪同且须急诊住院处理的患者，经医务科或行政总值班同意后，由急诊护士为患者办理住院手续。

7．凡遇多学科疾病的患者，原则上由对患者生命威胁最大疾病的主管科室收治，必要时会同医务科或行政总值班协商解决。

8．进入绿色通道的患者由医务人员负责陪护检查、住院等服务。

9．医务人员必须尊重经绿色通道抢救患者家属的知情权，及时告知患者的病情变化，并请家属书面签字。不能取得患者或其近亲属意见，或者患方拒绝签名时，医务人员经医疗机构负责人授权的人员批准，可以立即实施相应的医疗措施。工作时间原则上由医务科被授权人签名，其他时间由总值班人员签名（图10-1）。

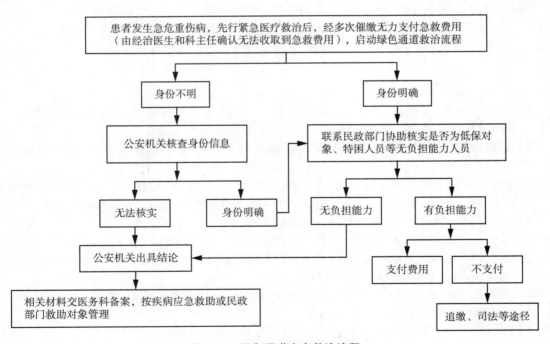

图10-1　绿色通道患者救治流程

（三）关于绿色通道患者的伦理问题

1．**紧急情况下的权衡**　在危急时刻，医生会优先患者的生命和健康。如果推迟治疗可能会威胁患者生命或造成永久性损伤，医生有权采取必要的治疗措施，即使此时无法获得明确的知情同意。

2. 法律依据 大多数国家和地区的法律允许医生在紧急情况下无须事先获得明确的知情同意。医生在抢救时必须尊重患者的权利和尊严，尽量在可能的情况下尊重患者或其家属的意愿。

3. 道德风险的防控 绿色通道患者可能因病情复杂或治疗难度大而面临更高的道德风险。例如，医生可能因急于救治患者而采取激进的治疗方案，从而增加治疗风险和并发症的发生率。此外，绿色通道患者可能因特殊待遇而产生依赖心理，影响其对医疗资源的合理利用。医生在提供绿色通道服务时，应坚持科学、严谨的医疗态度，确保治疗方案的合理性和安全性。同时，应加强对患者的心理支持和引导，帮助其建立正确的医疗观念和治疗信心。医院也应建立完善的监管机制，对绿色通道患者的治疗过程进行全程监控和评估，确保医疗质量和安全。

综上所述，急危重症患者的抢救工作是一项高度紧张且充满挑战的任务，需要医生在尊重患者和家属权益的同时，遵循医学伦理，做出合理、公正、人道的医疗决策。同时，社会应加强对医学伦理的教育和宣传，提高公众对医疗工作的理解和支持。

（叶佳微）

参 考 文 献

［1］林欣欣，连毅，陶晓玥，等. 规范化培训制度下临床医学专业学位研究生医患沟通能力培养的问题和对策［J］. 中国高等医学教育，2021，（1）：21-22.

［2］王越，刘建国. 临床医学生医患沟通能力培养方法的思考与探索［J］. 医学与法学，2019，11（5）：71-74.

［3］国家卫生计生委办公厅. 疾病应急救助工作指导规范（试行）［EB/OL］. （2017-04-19）［2024-03-02］. http：//www.nhc.gov.cn/yzygj/s3593/201704/100cfc9193624465963f322d587270f3.shtml.

［4］国家卫生计生委办公厅. 关于做好疾病应急救助有关工作的通知［EB/OL］. （2014-06-20）［2024-03-02］. https：//www.gov.cn/xinwen/2014/07/08/content_2714310.htm.

［5］国家卫生计生委. 疾病应急救助工作取得阶段性成效［EB/OL］. （2015-01-05）［2024-03-02］. https：//www.gov.cn/xinwen/2015/01/05/content_2800198.htm.

［6］向国春，李婷婷，顾雪非. 我国疾病应急救助制度运行现状分析与对策研究［J］. 中国卫生经济，2020，39（2）：44-46.

［7］闫金松. 诊疗方案修订迫切需要伦理论证［J］. 医学与哲学，2020，41（21）：9-18.

［8］季轩民. 呼唤道德责任的公共健康——评《公共健康伦理探究》［J］. 中国医学伦理学，2017，30（8）：1051-1052.

［9］叶家欣，黄峻. 医学科研与医学科研伦理的辩证思考［J］. 医学与哲学（人文社会医学版），2008，（5）：30-32.

［10］方玉东，张莉莉，陈越. 国外科研伦理管理理论与实践综述［J］. 山东农业大学学报（社会科学版），2011，13（2）：97-101.

第十一章
急危重症中心教学

随着医疗技术的飞速发展和患者需求的日益增长，急诊医学领域正经历着前所未有的变革。急诊医学作为一门紧急救治和危重症护理的学科，不仅要求医生具备深厚的医学知识和快速的反应能力，更要求他们在高压环境下，迅速、准确地做出医疗决策。因此，急危重症中心的教学建设显得尤为重要，直接关系到医生能否在实践中有效地运用所学知识与技能，以挽救生命，减轻病痛。

本章将从教学目标的明确性、师资队伍的专业化、教学计划的系统性、实践教学的强化、教学设施的现代化、教学内容的动态更新及教学管理的科学化等多个角度，全面剖析急危重症中心教学建设的关键环节。此外，还将分享急危重症中心的教学实践经验，探讨如何通过教学查房、病例讨论和小讲课等多种形式，有效提升住院医师的专业素养和临床能力。

第一节　急危重症中心的教学建设

急诊医学作为一门实践性极强的学科，其教学不仅要传授理论知识，更要注重临床技能的培养和实际应用。本节旨在深入探讨和阐述急诊医学教育的核心要素。通过这些关键点的深入分析和讨论，期望为急诊医学教育工作者提供指导和启发，以培养出更多具备专业素养、临床技能和人文关怀的急诊医生，从而提高急诊医疗服务的整体质量和效率。以下将逐一剖析这些要素，以期构建一个全面、高效、与时俱进的急诊医学教育体系。

一、教学目标的明确性

急危重症中心的教学目标是培训的核心和出发点，决定了教学内容的选择和教学方法的应用。教学目标应明确、具体，既要符合急诊医学的专业要求，又要满足住院医师的职业发展需求。这些目标应包括急诊医学的基本理论、临床技能、急救程序、重症监护、疼痛管理、心理支持等方面。此外，教学目标还应涵盖住院医师的沟通能力、团队合作精神、职业道德和法律意识。急危重症中心应定期审视和更新教学目标，确保其与医学教育的最新发展和急诊医学的实践需求保持一致。

二、师资队伍的专业化

师资队伍是急危重症中心教学建设的基石。一个专业化的师资队伍不仅能够传授知识，更重要的是能够通过自身的经验和专长激发学生的学习兴趣和职业热情。急危重症中心的师资队伍应由具有丰富临床经验、精湛医疗技术和深厚教学功底的急诊医生组成。这些指导教师应不断更新自己的专业知识，掌握先进的教学方法，以确保教学质量。同时，师资队伍的建设还应注重教师之间的合作与交流，通过团队教学、跨学科合作等方式，提升整体的教学效果。

三、教学计划的系统性

教学计划是实现教学目标的蓝图，它规定了教学内容、教学方法、教学进度和评价方式。急危重症中心的教学计划应系统全面，涵盖急诊医学的各个领域，包括基础理论、临床技能、专业实践等。教学计划还应考虑到学生的不同背景和需求，提供个性化的学习路径。此外，教学计划应具有一定的灵活性，能够根据医学教育的发展和急诊实践的变化进行调整。教学计划的制订和实施应由专业的教学团队负责，确保教学活动的有序进行。

四、实践教学的强化

实践教学是急诊医学教育的重要组成部分，能够帮助学生将理论知识应用于临床实践，提高其临床思维和操作技能。急危重症中心应提供充足的实践机会，如急诊科室轮转、参与急诊抢救、急救技能操作等。实践教学应与理论教学相结合，通过实际操作让住院医师掌握急诊医学的核心技能。

五、教学设施的现代化

教学设施是急危重症中心教学活动的物质基础，直接影响到教学的效果和学生的学习体验。急危重症中心应配备先进的教学设施，如模拟病房、模拟ICU、急救技能训练室、电子教学资源等。这些设施应能够模拟真实的急诊环境，为住院医师提供接近实际的培训体验。此外，急危重症中心还应利用现代信息技术，如远程教学系统，丰富教学手段，提高教学效率。

六、教学内容的动态更新

急诊医学是一个快速发展的领域，新的理论和技术不断涌现。因此，急危重症中心的教学内容必须保持动态更新，以确保住院医师能够掌握最新的急诊医学知识和技能。教学内容的更新应基于医学研究的最新成果和急诊实践的最新需求。急危重症中心应建立教学内容更新的机制，包括教学内容的审查、评估和修订，确保教学内容的时效性和前瞻性。

七、教学管理的科学化

教学管理是急危重症中心教学活动顺利进行的保障。急危重症中心的教学管理应科学化、规范化，建立完善的教学管理体系和质量监控机制。教学管理者应定期对教学活动进行监督和评估，确保教学质量。此外，教学管理还应注重教师和学生的反馈，及时调整教学计划和方法，满足教学需求。教学管理的科学化还包括教学资源的合理配置、教学活动的有序组织、教学效果的有效监控等方面。

（诸雪琪）

第二节　急危重症中心的教学实践

在急危重症中心，我们面临着生死攸关的挑战，每一次的决策和行动都可能直接影响患者的生命安全。在这样的高压环境下，教学实践不仅是传授知识和技能的过程，更是培养住院医师临床思维、应急处理能力和人文关怀的重要途径。本节旨在深入探讨在这一特殊领域中，如何通过教学查房、病例讨论和小讲课等多种形式，有效提升住院医师的专业素养和临床能力。希望通过这些实践，不仅能够提高医疗服务的质量和效率，更能在每一次救治中体现医者的仁心与责任，为患者的生命健康保驾护航。

一、教学查房

教学查房是由指导教师组织，围绕真实患者的临床诊疗，以培养住院医师临床诊治、临床思维、职业素养等胜任力为目标的综合性实践教学活动。教学查房在急危重症中心的实施，更可以提高住院医师处理各种突发卫生事件的应急能力及各科室的协调能力。

教学查房的实施通常分为三个阶段：首先在示教室进行查房前的准备工作和目标介绍；其次是在病房进行的床旁教学，包括住院医师汇报病史、体格检查和指导教师的现场指导；最后回到示教室进行病例讨论和教学总结。这样的"三部曲"有助于住院医师将理论知识与临床实践相结合，提高他们的临床思维和决策能力。查房结束后，指导教师应进行总结，指出住院医师在专业知识、操作技能等方面存在的问题，并进行系统的归纳总结，同时做好记录，以便住院医师复习和提高。建议每2周至少进行1次教学查房，每次控制在1小时左右，以确保教学活动的质量和效果。

此外，由于急危重症中心常直面急危重症患者，教学查房同时也会更加注重人文关怀，强调患者和医护人员的全面参与，共同做出治疗决定。这种以患者为中心的整体护理理念，有助于提升医疗服务的质量和效率。通过这样的教学查房，医护人员能够在实践中不断学习和进步，同时也能够更好地服务于患者，提高患者的生存率和生活质量。

二、病例讨论

住院医师规范化培训中的病例讨论是一个关键的教学环节，旨在通过临床真实案例的分析，提升住院医师的临床思维和决策能力。急危重症中心作为医院中处理急危重症患者的重要场所，病例讨论更是具有极其重要的意义。讨论会应每1～2周至少安排1次，共同探讨疑难病例、死亡病例及具有教学价值的病例，以确保住院医师有充分的机会参与和学习。

在准备病例讨论时，讨论资料应至少提前2～3天发放给住院医师，以便他们有足够的时间进行课前准备和文献查阅。指导教师在准备过程中应明确讨论目的，并以问题的形式呈现，同时准备可能讲解的疑难问题与相关新进展。

教学病例讨论的实施应包括开场交流、病历摘要汇报、归纳总结病例特点、展开问题进行讨论与分析等环节。在讨论过程中，应鼓励所有住院医师积极参与，通过提问、反问、假设、推理等多种方式进行互动。指导教师应全程参与，对住院医师的论述进行及时反馈与指导，并在讨论结束时进行总结，评价住院医师的表现，并布置相关的课后任务。

此外，教学病例讨论还应注重医德医风教育，培养住院医师的职业精神和医者仁心。通过这样的教学活动，住院医师能够在实践中提升自己的专业能力和临床思维，为将来的医疗工作打下坚实的基础。

三、小讲课

在急危重症中心进行小讲课时，应当注重培养住院医师的临床思维和急救技能。

首先，住院医师需要掌握急危重症患者的病情评估与分级、常见急症的鉴别诊断及各种常用的急救技术和方法，这包括但不限于心肺复苏、气管插管、深静脉穿刺、动脉穿刺、心电复律、呼吸机使用等基本技能。此外，住院医师还应具备独立处理如高热、胸痛、呼吸困难等急症的初步诊断和处理原则的能力。

在小讲课中，应当强调急危重症中心的高度时效性特点，即在有限临床资料的情况下，用最快捷有效的方法挽救患者生命，稳定病情。小讲课可以围绕急危重症中心仪器设备及药品配置基本标准，如心电图机、除颤仪、心肺复苏机、简易呼吸器、呼吸机、心电监护仪等的使用进行，确保住院医师能够熟练操作这些设备，并在紧急情况下迅速做出反应。

急危重症中心的小讲课还应包括对急危重症患者的心理护理要点及沟通技巧的培训，以及对急危重症中心内的医院感染预防与控制原则的了解和掌握。通过这些培训，住院医师能够在保证医疗质量和安全的同时，为患者提供全面、高效的急危重症医疗服务。

（诸雪琪　乐元洁）

第三节　提升急危重症中心住院医师岗位胜任力

急危重症中心要求急诊医生能够在极短时间内对病情做出诊断及鉴别诊断，立即给予恰当处置。这就要求住院医师具备良好的心理素质，很强的沟通能力、专业能力和观察能力。同时，也要求住院医师在急危重症中心轮转期间全身心投入、沉浸式学习。急危重症中心负责人应统筹管理，组织实施相应的教学活动，确保本中心住院医师尽快达成岗位胜任力。

一、做好入科教育

为住院医师更好地适应急危重症中心的工作，在住院医师进入本中心前应做好入科教育。

（一）目的

1. 帮助住院医师了解急危重症中心的总体情况，明确培训目标，尽快融入新的学习和培训环境。

2. 对培训过程中的各个环节做好充分准备，为获得良好的培训质量打下坚实基础。

（二）形式

根据急危重症中心教育培训内容的特点，一般讲座与实践相结合。根据内容不同，可采用专题讲座、观看视频、参观、基本技能培训及座谈等形式；根据教学环境不同，可取现场教学、线上或线上线下结合等教学形式。

（三）内容

根据急危重症中心教学目标的要求，根据不同单位的实际情况及住院医师的不同背景，设计模块化培训内容。

1. 急危重症中心的环境和组织架构。
2. 急危重症中心医疗工作等相关规章制度及流程。
3. 急危重症中心培训目标、培训内容和轮转计划。
4. 住院医师在急危重症中心轮转期间需掌握的临床诊疗能力和技能操作要求。
5. 住院医师参加临床实践和教学活动、接受评价考核和日常管理的要求。
6. 急危重症中心医疗团队沟通和医患沟通的特点，以及本中心特色的医学人文素养。

二、住院医师操作技能

操作技能直接观察（direct observation of procedural skills，DOPS）评估是指在临床实践过程中，急危重症中心指导教师直接观察住院医师执行临床操作的过程，并且对住院医师进行评估、反馈的形成性评价方式。

（一）目的

1. 明确急危重症中心住院医师临床操作技能的评级、优点和不足之处等。
2. 根据急危重症中心住院医师临床操作技能的不足之处，指导教师给予改进的意见和建议。
3. 根据既往DOPS评估的记录，指导教师调整急危重症中心轮转中住院医师临床操作技能的培训重点。

（二）形式

DOPS评估由急危重症中心负责人统筹管理，教学秘书组织实施，指导教师和住院医师协商发起。在本中心实践过程中，以住院医师执行临床操作的过程为评估内容，指导教师通过直接观察法，按照统一的评估量表，对住院医师进行评估并给予反馈、指导。

（三）组织安排

1. **组织工作**　DOPS评估由急危重症中心负责人统筹管理，包括制订评估计划和教学督导要求、统一教学实施程序、开展指导教师及住院医师培训等。

2. **培训安排**　①指导教师培训：参加评估的指导教师必须接受DOPS评估前培训，掌握DOPS评估量表的指标细则、流程和规范实施的要求。②住院医师培训：教学职能部门组织住院医师的DOPS评估前培训，使住院医师充分理解形成性评价的目的和意义，熟悉DOPS的评估流程和要求。

3. **评估频次**　住院医师在急危重症中心培训期间应根据急危重症中心教学要求进行DOPS评估，建议至少每月1次，视住院医师能力的提升，可以适当减少频次，至少每2个月1次。

4. **评估时间**　每次20～30分钟。

三、住院医师病例汇报

主观－客观－评价－计划（subject-objective-assessment-plan，SOAP）病例汇报评估是住院医师以SOAP框架模式进行病例汇报，指导教师进行评估及反馈的形成性评价方式。

（一）目的

提高急危重症中心住院医师临床思维能力、训练语言表达能力、加强胜任力的培养。

（二）形式

SOAP病例汇报评估由急危重症中心负责人统筹管理，统一组织安排，急危重症中心指导教师和住院医师协商发起，住院医师以SOAP框架模式进行病例汇报，指导教师按照统一的评估量表，对住院医师病例汇报情况进行评估并给予反馈和指导。

（三）组织安排

1. **组织工作**　SOAP病例汇报评估由急危重症中心负责人统筹管理，统一组织安排。

2. **培训安排**　①急危重症中心指导教师培训：参加评估的指导教师必须接受SOAP病例汇报评估培训，掌握评估量表的指标细则、流程和规范实施的要求。②急危重症中心住院医师培训：建议组织住院医师进行SOAP病例汇报评估培训，使住院医师充分理解形成性评价的目的和意义，熟悉评估的流程和要求。

3. 评估频次 住院医师在急危重症中心培训期间，应根据专业基地教学要求进行SOAP病例汇报评估。建议对住院医师每2周评估1次，视住院医师能力的提升，可以适当减少频次为每月或每2个月1次。

总之，急诊医学临床教学的目的就是要培养学生理论联系实际、建立及时处理急危重症的诊疗思路。急危重症中心是急危重症患者就医的首诊科室，本中心的患者往往病情紧急，复杂并且危重。如何训练住院医师的快速诊断能力、观察能力、应变能力及沟通能力至关重要。通过以实际病例为教学内容，身临其境地教学实践，来提高住院医师的临床思维分析水平、操作能力及掌握与患者及其家属良好沟通的技巧。因此，急危重症中心在急诊医学的临床教学中发挥着不可替代的重要作用，应充分认识到其优点和特点，提高急诊医学的教学效率。

（乐元洁）

参 考 文 献

［1］国家卫生计生委，中央编办，国家发展改革委，等. 关于建立住院医师规范化培训制度的指导意见［EB/OL］.（2014-01-17）［2022-08-03］. http：//www.nhc.gov.cn/qjjys/s3593/201401/032c8cd-f2eb64a369cca4f9b76e8b059.shtml.

［2］中国医师协会. 中国医师协会关于发布住院医师规范化培训手术操作指导等教学活动指南的通知［EB/OL］.（2022-07-03）［2022-08-03］. https：//www.ccgmecmda/cn/news/14873/article.

［3］党晓燕，丁新爱. 危重症抢救室在急诊医学临床教学中的作用［J］. 医学教育研究与实践，2017，25（3）：476-478.

［4］齐学进. 全面推进毕业后医学教育质量提升工程促进住培制度持续健康发展［J］. 中国毕业后医学教育，2020，5（6）：481-484.

［5］中国医师协会.《住院医师规范化培训急诊科专业基地2018年度教学计划》.

［6］中国医师协会.《住院医师规范化培训教学活动指南》（2022年版）.